冲任新说

梁瑞宁 40 年
中医妇科临证心悟

梁瑞宁——主编

全国百佳图书出版单位
中国中医药出版社
·北京·

图书在版编目（CIP）数据

冲任新说：梁瑞宁 40 年中医妇科临证心悟 / 梁瑞宁
主编. —北京：中国中医药出版社，2025.8
ISBN 978-7-5132-9637-3

Ⅰ. R271.1

中国国家版本馆 CIP 数据核字第 2025DP3956 号

中国中医药出版社出版

北京经济技术开发区科创十三街 31 号院二区 8 号楼
邮政编码　100176
传真　010-64405721
万卷书坊印刷（天津）有限公司印刷
各地新华书店经销

开本 710×1000　1/16　印张 20.5　彩插 1　字数 308 千字
2025 年 8 月第 1 版　2025 年 8 月第 1 次印刷
书号　ISBN 978-7-5132-9637-3

定价　98.00 元
网址　www.cptcm.com

服 务 热 线　010-64405510
购 书 热 线　010-89535836
维 权 打 假　010-64405753

微信服务号　zgzyycbs
微商城网址　https://kdt.im/LIdUGr
官 方 微 博　http://e.weibo.com/cptcm
天猫旗舰店网址　https://zgzyycbs.tmall.com

如有印装质量问题请与本社出版部联系（010-64405510）

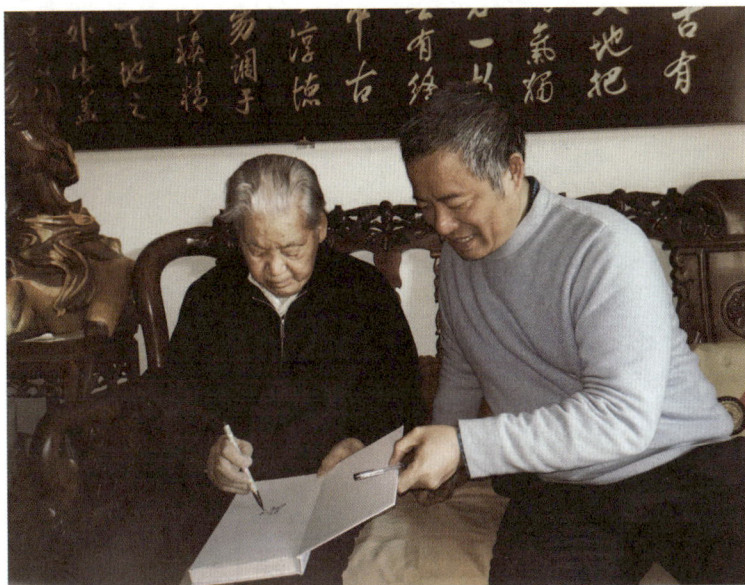

首届国医大师路志正教授题词勉励后学

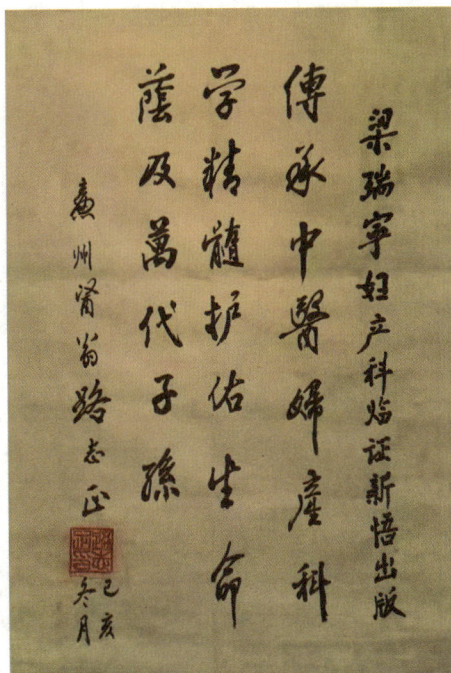

梁瑞宁妇产科临证新悟出版

传承中医妇产科

学精髓护佑生命

荫及万代子孙

广州肾苗路志正

己亥冬月

首届国医大师路志正教授为本书题词

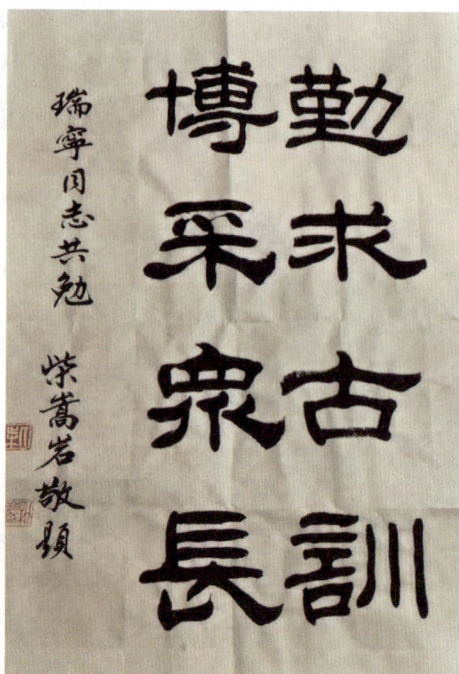

勤求古训 博采众长

瑞宁同志共勉

柴嵩岩敬题

国医大师柴嵩岩教授题词

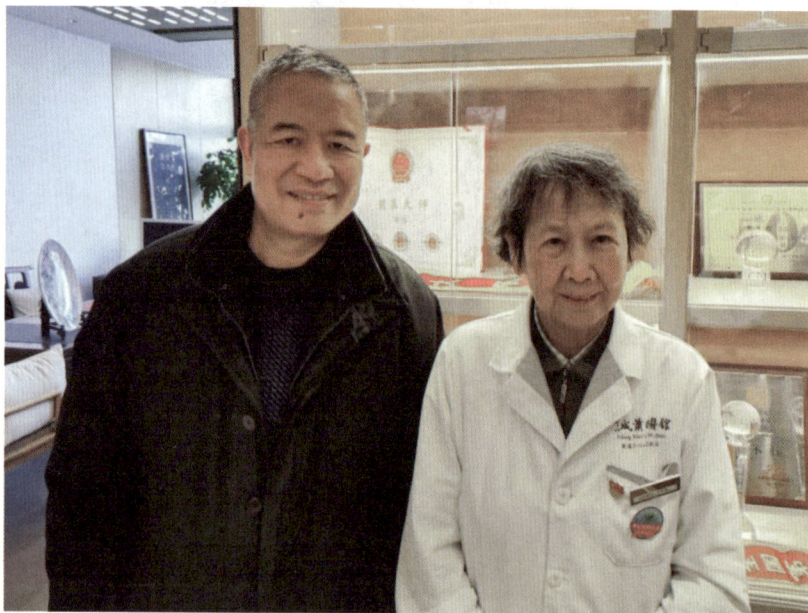

国医大师肖承悰教授与梁瑞宁教授合影

《冲任新说：梁瑞宁40年中医妇科临证心悟》

编 委 会

主　编　梁瑞宁

副主编　李佩双　范　培　徐　玲

编　委　（按姓氏笔画排序）

许雪玲　杨　媚　肖思雨　肖晓莉　邹亚峰

周世轩　徐梦丹　漆宇琳　戴金芳

肖序

我与梁瑞宁教授相识已有二十余年。他一直致力于临床一线工作，恪守"大医精诚"之志，坚持"勤求古训，博采众长"之道，对中医始终怀着一种虔诚的执着。

盱江医学妇科流派起于晋代，历史悠久，是我国重要的地方性妇科学术流派。作为盱江医学妇科流派的第五代传人，梁瑞宁教授汲取古籍理论，全面挖掘整理古代医家治疗妇科疾病临床经验，系统总结中医妇科冲任学说，继承与发展了中医妇科学术理论。梁瑞宁教授对妇科生殖内分泌疾病、不孕症等妇科疑难疾病进行了系统的临床与基础研究，形成独特的"冲任新说"理论体系。

梁瑞宁教授总结数十年从医以来的临证心悟、典型病案，形成"冲任新说"理论体系并撰写成书，囊括了对月经不调、多囊卵巢综合征、子宫内膜异位症等妇科常见疾病、疑难疾病的临床经验，有非常好的指导作用，是中医临床工作者不可多得的读本。

国医大师 肖承悰

2024 年 5 月

杜序

医者，仁术也，非但以救生灵涂炭为己任，更当垂教传学于后人，两者皆不可偏废。

近梁瑞宁教授为其新书《冲任新说：梁瑞宁40年中医妇科临证心悟》索序于予，此乃荟萃其学术思想及临床经验之肇始。尤其将自身对于女性"冲任理论"的独到见解写入书中，提出子宫内膜异位症新病机——"冲脉之气逆乱，离经之血成瘀"，形成了自身独特的冲任学说，阐前人之所未阐，为中医妇科临床所需，体现了中医妇科学术研究的传承、创新和发展，以临床疗效证实中医的科学性和合理性。

书中系统介绍梁瑞宁教授妇科理论见解、辨证心得、选方用药、疑难病案等，内容完备，搜集浓缩四十年临床经验于一书，已成精华。理论篇围绕冲任理论深入探讨，结合临床实践，揭示新的理论见解；临证篇包括调经门、助孕门、胎产门、杂病门等，各门通过具体医案，详细阐述辨证施治的要点与处方特色，所有病案以"保真"状态呈现，辨证明晰，治必效验；医论医话篇则娓娓道来，深入浅出。本书紧贴妇产科临床实际，简明易懂，精炼实用。读该书，可觅中医妇科堂奥之捷径，亦能推进中医妇科事业之蓬勃发展。

现在，步入花甲之年的梁瑞宁教授学术上已臻成熟，鉴于我对他的了解，故乐而为之序！

杜惠兰

癸卯年于石家庄

自序

冲任学说的形成与发展历经数千年，从春秋时期至明清时代，再到现代，众多医家对冲任的研究始终未曾间断。妇人之疾，冲任损伤为病机关键，已成为历代医家共识。自1983年起，我便投身中医妇科的临床与研究工作，至今已40年。自临床诊治之初，我常常尝试从"冲任"角度辨识女性疾病，并运用这一理论进行诊疗。然而，尽管中医学高度重视冲任的生理功能，临床实践中却鲜有充分应用。妇科临证辨证施治仍多以脏腑理论体系为核心，诸如《素问·评热病论》提到"月事不来者，胞脉闭也……心气不得下通，故月事不来也"，却未明确揭示"心—冲任—闭经"的关系。此外，《内经》明确指出胞宫为"奇恒之腑"，这意味着胞宫在某些情况下应具备"脏"的功能，但何时何因其变为"脏"，这一问题却始终未曾得到解决。这些困惑激发了我的思考，促使我广泛求证，最终渐入佳境，欣然成书。

基于此，我在继承古代冲任学说发展脉络的基础上，追本溯源，深入挖掘"冲任学说"的内涵，逐步形成了"冲任新说"。这一理论有效解决了传统冲任学说在现代疾病谱变化下，无法有效指导妇科重大难治性疾病的核心问题，明确了月经生理的原动力及冲脉气血运行规律等。以月经生理为例，过去对月经的认知多依赖"象思维"，但我尝试从回归胞宫"奇恒之腑"的定位出发，结合中医藏象学与经络学说，提出月经是女性在肾气（旺盛）主导下，处于"天癸"时态时，胞宫的"脏"与"腑"功能有序转化，最终形成定期藏泻的生理现象。

我以"冲任新说"为核心，将40年临证心得感悟著录于此。理论篇深入理论探讨，结合临床实践，提炼出新的理论见解，形成临证新悟；临证篇则通过具体医案，详细阐述辨证施治的要点与处方特色；医论医话篇则是妇科临床的一些闲言琐记。本书旨在传承中医妇科的学术思想，为推动中医妇科学术理论的进一步发展贡献绵薄之力。

特别感谢国医大师路志正老先生对中医妇产科事业的深切关注。记得当年，路老已95岁高龄，亲自登上我们医院五楼悉心指导；得知我们编写此书时，路老欣然为我题词，温暖的话语至今仍在心头回响。至此封笔定稿之际，谨向路老表达最深切的怀念。

感谢国医大师柴嵩岩老先生，尽管已90多岁高龄，依然为本书题词"勤求古训，博采众长"，鼓励我们后学，吾等必铭记大师教诲，笃行前进。

感谢国医大师肖承悰教授对我传承妇科理论并形成"冲任新说"理论体系的高度认可，并欣然为本书作序。肖教授指出："梁瑞宁教授总结数十年从医以来的临证心悟、典型病案，形成'冲任新说'理论体系并撰写成书……是中医临床工作者不可多得的读本。"此外，中华中医药学会妇科分会第六届主任委员杜惠兰教授也为本书作序，称赞道："本书紧贴妇产科临床实际，简明易懂，精炼实用。读该书，可觅中医妇科堂奥之捷径，亦能推进中医妇科事业之蓬勃发展。"

同时，对蒋力生教授为本书的成稿所给予的指导及帮助深表谢意。我也感谢我的学生们（袁江蓉、徐红梅、喻星星、谢云祥、廖雅娟、唐丽、赖逸菲、俞康、李温珏、胡雨珊、母玲）为本书的收集与整理所付出的辛勤努力。

希望本书的出版，能为广大中医妇科工作者提供新的诊疗思路，共同为百姓健康贡献更多力量，这也是我作为中医人的一片赤诚之心。尽管如此，书中难免存在不足之处，恳请读者提出宝贵的意见与建议。

共勉。

梁瑞宁

2024 年 11 月 15 日

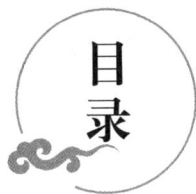

目录

理论篇

临证篇

医论医话篇

理论篇

第一章

冲任学说的形成与发展

　　自《黄帝内经》明言女子"七七之理",冲任学说也随之萌芽和发展。探究冲任学说的历史发展沿革有助于我们更加清晰地理解其科学内涵,进一步明确冲任学说的研究方向。在过去的两千多年中,历代医家对冲任督脉的论述众多,其中不少具有代表性的观点。文献记载,以《黄帝内经》《伤寒杂病论》为起点,至明清时期及近现代,各派医家、学者诸多争鸣,期间以宋金元时期的学术争鸣尤为突出,新的学术观点不断涌现。随之而来的是诊治方药推陈创新,理论水平与诊疗效果的提升。至明清时期,各类医论医著空前丰富,多对前朝的医说医述进行归纳总结,也不乏新观点论述,多本医著分纲别领地对冲任督带所致病症之概念、性状、病因病机、证候、证型、治法方药、预后转归进行归类分析,如《奇经八脉考》《临证指南医案》《医学衷中参西录》等,认识更为全面,更贴近临床实际，治疗的理、法、方、药趋于理论化和系统化，冲任学说的辨证论治体系逐渐形成，对后世医家产生了深远影响。近年来，中医冲任学说在妇科多囊卵巢综合征、子宫内膜异位症及不孕症等疾病的预防和治疗中，得到了显著的成效，使得冲任学说再次成为研究的重要议题和热点领域。

第一节　先秦两汉时期：萌芽奠基阶段

先秦至两汉时期是我国一个重要的历史变革期，诸子百家争鸣，形成了一个思想和学术极为活跃的时期。众多哲学学派和思想流派兴起，医学实践和理论研究显著进展，为后世医学发展奠定了坚实的基础。其中，经典古籍《黄帝内经》（简称《内经》）《难经》和《伤寒杂病论》的问世不仅为中医的传承和发展提供了重要的指导和依据，而且标志着经络学作为早期中医理论的核心内容之一的萌芽与形成。这三部著作可以看作是冲任学说奠基史上的三个重要的里程碑。《汉书·艺文志》曰："医经者，原人血脉经落（冲）骨髓阴阳表里，以起百病之本，死生之分。"这表明冲脉及冲脉所致之疾的基础理论在这一时期得到了较为初步的阐述。

一、《内经》构建冲任学说基本框架

作为战国至西汉时期的医学总结，《内经》的问世不仅奠定了中医学的理论基础，而且是冲任学说形成的理论基石和发展起点，为后世冲任学说的继续发展提供了坚实的基础，被视为中国医学史上的重要里程碑。

1. 创立经络学说，首次提及冲、任、督脉之概念　在《内经》成书之前，中医学中的经脉学说尚未完全形成，早期文献中多使用"脉"来描述相关的医学概念。《足臂十一脉灸经》和《阴阳十一脉灸经》作为早期的医学文献，记录了人体脉的循行路线及所主疾病。在《灵枢·邪气脏腑病形》中，提出了"阴之与阳也，异名同类，上下相会，经络之相贯，如环无端"，这是首次使用"经络"一词，并对经络的生理特性进行了概括性的叙述。此后，经络学说成为中医学术理论体系的核心组成部分之一，在研究中备受重视。正如《灵枢·经脉》曰："经脉者，所以能决死生，处百病，调虚实，不可不通。"经络学说的创立使得冲、任、督三脉得以首次提出。

2. 大致确定了冲、任、督脉的循行路线、生理功能 《内经》相对详尽地描述了冲、任、督脉的循行路线，如冲脉起止经过的穴位、沿途的分布路径、与其他经络的交叉连接等，揭示了三者在人体的重要位置和作用。《内经》对于冲脉的循行论述较多，总体概括其主要行于胞宫、肾下、脊背、脑部。《素问·骨空论》中对督脉的循行有详细论述："督脉者……上股内后廉，贯脊属肾……其少腹直上者，贯脐中央，上贯心。"关于任脉，《内经》有两处描述，一为《灵枢·五音五味》中曰："冲脉、任脉皆起于胞中，上循背里，为经络之海。其浮而外者，循腹右上行，会于咽喉，别而络唇口"；二是《素问·骨空论》云："任脉者，起于中极之下，以上毛际，循腹里，上关元，至咽喉，上颐循面入目。"

关于三者生理功能，《内经》所言甚多，代表性的有《素问·痿论》言："冲脉者，经脉之海也，主渗灌溪谷，与阳明合于宗筋，阳明总宗筋之会，会于气街，而阳明为之长，皆属于带脉，而络于督脉。"通过对冲、任、督脉循行路线和生理功能的确认和描述，加深了人们对人体生理结构的认识，为后世冲任学说研究和临床实践提供了理论基石。

3. 构建藏象学说，引入奇恒之腑胞宫之概念 《内经》依据当时的解剖知识，构建了藏象学说。《内经》根据生理功能特点的不同，对内脏进行了分类，首次提出了五脏、六腑、奇恒之腑的分类方法。奇恒之腑在形态上与六腑相类似，功能上又似五脏"藏而不泻"，即贮藏精气，有异于一般脏腑，故称之为"奇恒之腑"。《内经》称胞宫为女子胞，首见于《素问·五脏别论》，原文道："脑、髓、骨、脉、胆、女子胞，此六者，地气之所生也，皆藏于阴而象于地，故藏而不泻，名曰奇恒之腑。"这一命名沿用至今。

4. "七七理论"确定冲任在女子生理的重要作用 《素问·上古天真论》中记载："女子七岁，肾气盛，齿更发长；二七而天癸至，任脉通，太冲脉盛，月事以时下，故有子……七七，任脉虚，太冲脉衰少，天癸竭，地道不通，故形坏而无子也。"《内经》通过阐述女子不同年龄时期的生理变化，界定了女子生命中的不同阶段，至今仍被妇科医家们奉为圭臬，为提点后世之语。《内经》中关于肾、天癸、冲任脉与胞宫的描述，基本描绘出了现代中医学所定义的"肾－天癸－冲任－胞宫"生殖轴，后世医家对女子生殖主轴的建立皆以此为宗。肾为先天之本，肾气为女子先天之精所化，主吸纳封藏，肾气的"盛""衰"决定女子生、长、壮、老、已的生命过程。女子二七之年，肾气已盛，月事以时下，说明先天肾气在女子青春期发育启动过程中起着非常重要的作用。女子育龄期，肾精充足，精化气，则肾气旺盛，达到"天癸至，太冲脉盛"的状态，阴阳气血充足，气血、阴液、阳气等物质由冲任督脉所司汇聚胞宫，使之具备妊娠、产育等功能，为生殖奠定基础。再论天癸，实乃先天肾精充盛到一定程度所化的精微物质，是女子行经、蓄精、孕子、产乳的必要条件。在此二者正常的情况下，明确任通冲盛是女子生理的关键一环，肯定冲任在女子排泄月经和孕育胎儿的重要作用。肾气是维持女子正常生理功能的根本，天癸是先决条件，冲任所司气血阴液是女性生理的基本物质，《内经》对冲任二脉的肯定奠定了冲任学说在妇科领域的重要地位。

5. 开启冲任督脉病证诊断先河 对于冲、任、督三脉所主之疾，《内经》早有记载，多与妇科疾患有关。《素问·骨空论》云："冲脉者，起于气街……任脉为病，男子内结七疝，女子带下瘕聚，冲脉为病，逆气里急。"指出女子任脉为病多表现为带下瘕聚，冲脉为病多表现为逆气里急。又言督脉病证"督脉为病，女子不孕"，有"实则脊强反折，虚则头重高摇之"的虚实之分，可知《内经》早已发现冲、任、督脉的异常变化会直接或间接导致女性生殖系统疾病的产生，并指明冲、任、督病变特点和疾病变化趋势，为后世辨别冲、任、督、带脉病证提供了基础指向，以提高临床辨证的准确性，这也使得后世医家以冲、任、督脉作为诊疗女子之疾的主要辨证要点。

二、《难经》发展冲任督脉的"奇经"内涵

《内经》确实在中医理论体系中占有举足轻重的地位，它为中医学的发展奠定了坚实的基础。然而，由于其成书时间较早，部分理论阐释可能不够详尽或存在缺憾。在这方面，《难经》较好地填补了《内经》中的这些缺失，推动了冲任学说内容的完善和发展。

1. 首次提及"奇经八脉"一词，肯定了冲、任、督脉的独立意义和作用　奇经八脉的概念最早见于《内经》，但"奇经八脉"一词是在《难经》中首次提出的。《难经》在冲任督的循行分布、病候及其与十二正经之关系上均有所补充，深化了冲任学说的理论内涵。《难经·二十七难》记载："有阳维，有阴维，有阳跷，有阴跷，有冲，有督，有任，有带之脉，凡此八脉者，皆不拘于经，故曰奇经八脉。"《难经》以此建立了"不拘于十二经"的独立体系，肯定了冲、任、督脉的生理意义。

2. 确定冲任督脉的循行路径　相比于《内经》对冲任督脉生理、病理等方面的探讨，《难经》更加全面地阐释了冲任督三脉的含义、内容、循行、起止点、病症等，例如其对督病证论述为："督之为病，女子不孕"，解释了冲任督脉在女子病理改变中的影响，进一步促进了冲任学说理论与临床实践的发展。

三、《伤寒杂病论》奠定冲任学说证治基础

东汉时期张仲景的《伤寒杂病论》虽未直接论述冲脉，但通过对此书的挖掘与整理，可以发现张仲景的著作在确立内感外伤疾病辨证纲领的同时，也为冲任学说的辨证论治奠定了基础。《伤寒杂病论》在发展冲任学说的治疗方法和药物运用方面做出了贡献，对冲任学说的临床应用产生了深远影响。

1. 首开妇科辨证施治之门 《金匮要略·妇人杂病脉证并治》言:"妇人之病,因虚、积冷、结气,为诸经水断绝,至有历年,血寒积结,胞门寒伤,经络凝坚。"这段描述不仅首次明确了妇科病因病机与胞宫、经络的关联,而且为妇科疾患的辨证施治提供了理论依据。

2. 奠定后世冲任学说证治基础 《伤寒论》针对冲气上逆所用的平冲降逆治法,为后世冲任学说的证治奠定了基础。《素问·骨空论》中提到:"冲脉为病,逆气里急。"张仲景据此对冲气上逆的病因和治疗方法进行了深入探讨和实践。无论是外感疾病还是内伤杂病,无论是水气上冲还是寒气上冲所致的疾病,张仲景均采用平冲降气之法,此法也被视为后世调冲之始祖。

3. 创立冲任督脉病证临证处方纲领 张仲景对桂枝的应用可谓出神入化,《素问·阴阳应象大论》言桂枝有"和营、通阳、利水、下气、行瘀、补中"六大功效,临床应用甚广,又尤以张仲景《伤寒论》为著,《伤寒论》中含有桂枝的方剂共有 37 首,使用频率仅次于甘草。张仲景既用其辛温发散,更屡用其平冲降逆。他所创制的各种平冲降逆方,多以桂枝汤为基础,加减变化而成,如桂枝加桂汤、苓桂术甘汤以及苓桂甘枣汤等,均为沿用的典范。张仲景巧用辛温之药桂枝以平冲降逆的医案在《伤寒论》中有诸多记载,为后世诊疗冲脉之疾奠定了临床处方纲领。从气机升降理论来看,仲景用桂枝温通心阳,阳气得复,气机升降功能恢复,则浊阴自降。桂枝之所以能平冲降逆,当是其温通心阳作用的结果。由此可见,桂枝既能升散,又能降逆,温通心阳是关键。

第二节 晋唐时期:承前启后阶段

晋唐时期是冲任学说承前启后的阶段,诸多名家对晋以前医学名著的注释和整理,推动了中医学理论的继续发展。其中,贡献最大的当属对《黄帝内经》和《伤寒杂病论》的辑注,这些相关古籍的问世为后世积累了极为宝贵的资料。医学家们对中医学的理论体系进行了系统化的整理和全面深化，确立了中医理论的基本框架。他们从《黄帝内经》和《伤寒杂病论》中吸取了经络、针灸、药物治疗等方面的宝贵知识，为冲任学说在后世的理论研究和临床实践奠定了坚实的基础。晋唐时期的医学家们对古籍的整理和注释，使得历代医者得以继承和借鉴这些宝贵的经验和智慧。这些成果不仅对中医学的发展产生了深远的影响，而且也为后世医学史的研究提供了重要的资料和参考。因此，晋唐时期被认为是冲任学说承前启后、推动中医学发展的关键阶段。

一、皇甫谧《针灸甲乙经》完善针治冲任学说内涵

由西晋时期皇甫谧撰写的《针灸甲乙经》是对魏晋之前针灸成就的一次全面总结，是现存最早的一部针灸学专著。它将《黄帝内经》和《明堂孔穴针灸治要》纳为一册，首次全面类编《黄帝内经》，并保存《明堂孔穴针灸治要》，为腧穴类文献的保存做出了贡献。总结《针灸甲乙经》中《妇人杂病篇》对于妇科疾病诊治的论述，可知皇甫谧临床辨别发病之所多从冲、任等经脉入手，善用相应腧穴进行治疗，形成了独特的妇科辨证论治方法，发展了以针灸治疗冲、任病，丰富了冲任学说的治疗方法。

1. 冲脉病辨证论治　由于冲脉为"十二经脉之海""血海"，因此冲脉具有调节气血的功能，以冲脉气血失调为主要病机的病症，可以选择冲脉穴位进行治疗。《妇人杂病》篇中"月水不通""血不通""腹满""腹中绞痛""少腹痛""子脏中有恶血逆满痛""乳余疾""疝"及"乳难，子抢心，若胞衣不出众气尽乱""奔豚泄气"和"无子"等 11 种病症，分别选取阴交、会阴、气穴、石关、大赫、气冲 6 个冲脉穴位进行治疗。上述病症均可由冲脉气血失调引起，因此可以辨为冲脉气血失调证，进而选择冲脉穴位以调气血。

2. 任脉病辨证论治　由于任脉为"阴脉之海"，凡精、血、津、液等阴精都由任脉总司，因此以任脉精血亏虚及津液失调、水液停聚为主要

病机的女性病症，可以选择任脉穴位进行治疗。《妇人杂病》篇中"绝子""手脚拘挛""月水不通""乳余疾""内不足""经闭不通""阴中干痛""阴痒""腹满疝积"和"下赤白沃"等 10 个病症，分别选取神阙、阴交、石门、关元、中极、曲骨、会明 7 个任脉穴位进行治疗。

二、孙思邈《备急千金要方》丰富冲任学说灸治内涵

唐代著名医药学家孙思邈毕生治学严谨，博学多才，著《备急千金要方》三十卷与《千金翼方》三十卷，其中妇人篇三卷置于书中疾病之首，联系临床实践进一步丰富了对冲任督脉病证的诊疗方法，为妇产科独立分科和专著的出现打下了良好的基础。孙思邈在临床中善用艾灸的温通效应治疗冲任督脉病，如胞宫寒凝瘀阻、督脉阳虚、冲脉气血虚衰等诸疾，以达到调理冲任、温经散寒、祛湿化瘀的目的。孙思邈在经络应用上，任脉用穴数量和频次最多，肾经和肝经次之，常用穴有关元、气海、中极等，突出了任脉对女性脏腑功能的调节、气血的生成和转化、胞宫的生殖发育起到重要的作用，丰富和发展了艾灸治疗冲任督脉病的理论内涵。

三、巢元方《诸病源候论》开启冲任学说病因病机论述先河

隋代巢元方在《诸病源候论》中设妇人妊娠病、妇人难产病、妇人产后病、妇人杂病等门探讨了妇科疾病的病因病机及症候表现，强调冲任二脉对妇女生理、病理的影响，肯定了冲任与妇科疾病的密切关系："冲任之脉，皆起于胞内，为经脉之海。劳伤过度，冲任气虚，不能统制经血，故忽然崩下，谓之崩中。"《诸病源候论》中有关冲任在妇科方面的立论，对后世有很大的影响。在《诸病源候论》之后，通过对古籍文本的深入挖掘，我们发现无论是专门探讨妇科的著作，还是零散记载妇科内容的文献，都显露出《诸病源候论》的深远影响，为后世医家确立以冲任为法治疗妇科疾病的临床思路奠定了基础。

四、王冰《补注黄帝内经素问》推动冲任学说继续发展

《素问》一书，在汉朝、隋朝、唐朝等时期出现了各式各样的传本，但这些传本因战火袭扰大都亡佚，目前流传下来的主要是王冰在全氏注本的基础上，对该书进行了重新整理后的注本，称《补注黄帝内经素问》。王冰对《内经》的注释使得冲任学说得以流传，对冲任学说的继续发展和理论实践具有重要作用。

1. 首次对"太冲脉"进行注释 "太冲脉"一词本源于《素问·上古天真论》"太冲脉盛"，言其女性生、长、壮、老、已的生命过程中的一个重要环节，是女性生殖机制中的一个独特的调节体系。它既单独运转，也是相关脏腑、经络、组织综合作用的结果。故王冰注释太冲脉时指出："肾脉与冲脉合而盛大，故曰太冲脉。"强调了太冲脉与肾息息相关，太冲脉与肾的盛衰直接影响女性生殖功能。经文中所言"地道"，王冰认为指的就是循行于太冲之地，联系于胞宫、胞脉、胞络的太冲脉。

2. 首次提出"一源三歧"的理念 王冰在《补注黄帝内经素问》曰："督脉，亦奇经也。然任脉、冲脉、督脉者，一源三歧也……亦犹任脉、冲脉起于胞中也。"首次明确提出了"一源三歧"的概念，明确冲、任、督脉三者在解剖位置上的关联性以及与胞宫的密切关系。

3. 首次对天癸进行注释 王冰曰："癸谓壬癸，北方水干名也，任脉冲脉，皆奇经脉也。肾气全盛，冲任流通，今经血渐盈，应时而下，天真之气降，与之从事，故云天癸。"

第三节 宋元时期：百家争鸣阶段

在金元时期，频繁的战乱给人民带来巨大痛苦，不断的动乱和短暂的统一轮番交替让广大人民备受折磨。在这种背景下，人们被迫频繁迁徙，这也不可避免地推动了中医药的不断发展和演变。特别是在唐朝之后，宋

代特设太医局产科，规范化培养妇产科医生，妇产科领域因此取得了显著的成就，推动了宋代妇产科的进步。在中医学蓬勃发展的背景下，许多杰出的妇产科学家因此相继涌现，相应的著作也陆续问世，从而逐渐形成了独立的中医妇产科临床学科。宋朝是中医学发展的重要时期，医学家们结合古代医疗理论和临床实践经验，提出了诸多独到见解。在各家学派争鸣的讨论氛围中，中医学的冲任学说框架也迎来重要的发展突破。各家学派争相提出新的理论观点，对冲、任、督脉的认识逐渐深化，冲、任、督脉病证的诊断和治疗方法得到了系统化和规范化发展。在这个时期，中医学家们对冲任学说进行了深入研究，提出了更为丰富和全面的观点，并开展了大量的临床实践。他们通过探索和总结，丰富了冲任学说的理论体系，为中医学的进一步发展奠定了坚实的基础。

一、陈自明倡诊病必明冲任之理

陈自明在《妇人大全良方》中明确指出："夫妇人崩中漏下者，由劳伤血气，冲任之脉虚损故也。冲脉、任脉为经脉之海，皆起于胞内。而手太阳小肠之经也，手少阴心之经也，此二经上为乳汁，下为月水。"可知冲任二脉是女子病理改变的关键要素。又云："肾气全盛，冲任流通，经血既盈，应时而下，否则不通。"倘若"妇人月水不利者"则是"伤于冲任之脉故也"，又云："妇人冲任二脉，为经脉之海，外循经络，内荣脏腑，若阴阳和平，经下依时。若劳伤不能约制，则忽然暴下，甚则昏闷。"所以"妇人病有三十六种，皆由冲任劳损而致。"冲为经脉之海，又曰血海。冲脉又"渗诸阳""渗三阴"，与十二经相通，为全身气血运行的要冲，调节十二经的气血，具有促进生殖的功能。冲脉之气血旺盛则下注胞宫，使胞宫有行经、胎孕的功能。在临床实践中，陈自明注重冲、任脉的重要地位，提倡诊病应明冲任之理，治疗更是尤重冲任二脉，将其视为女子调经孕子的关键要素。

二、李东垣倡脾胃与冲任督脉病同调

李东垣的冲任思想主要体现在对于脾胃病的诊疗中，他十分重视冲气逆乱导致脾胃病的机制，并由此创制了对应的治法方药，强化了冲任督脉病与脾胃疾患之间会相互影响。李东垣在临床中重视冲任督脉病与脾胃同调，建立了冲任学说中女子疑难杂症的诊疗方法。

李氏《兰室秘藏》描述了逆气上冲引起的病理症状以及相应的治疗方法。书中提到了逆气上冲的表现，包括里急、躁热等症状。这是因为冲脉逆行导致气上冲，影响机体的正常气血运行。针对逆气上冲引起的症状，建议使用不同的方药治疗。对于内伤引起的情况，推荐使用补中益气汤，并加入炒黄连、知母等成分以泄冲脉之邪。如果肾火旺盛或三脉过盛，建议使用酒炒黄连、知母，但须注意不可长期服用，以免寒凉伤胃。对于血虚引起的症状，推荐使用当归。此外，针对逆气上冲导致的神经系统症状，建议使用神功丸进行治疗。文中还提到了一些特定症状的治疗方法，如腹中刺痛、里急可多用甘草，而对于逆气里急、噎膈不通、大便不行的情况，宜使用升阳泻热汤进行治疗。

李氏在《脾胃论》较早地提出治疗奇经归经药物。李东垣受其师张元素归经理论的影响，重视奇经引经药。如对于冲气上逆等症状如此记载："燥热及胃气上冲，为冲脉所逆，或作逆气而里急者，加炒黄柏、知母"，指出冲脉上冲胃腑的病理特点及治疗方法。胃脉受冲脉逆行的影响，导致气上冲，患者出现咽喉不舒服、呼吸困难、不能平卧等症状。

三、齐仲甫进一步阐发了月经、天癸与冲任的关系

齐仲甫《女科百问》在第四、五问中，进一步认识了月经生理。齐仲甫认为月经病乃妇科之常见病，治月经病，当明月经时下之机制。齐氏以《素问·上古天真论》为基础，在第四问中提出："女至二七，肾气全盛，冲任流通，经血渐盈，应时而下，天真之气殊降与之从事，故云天癸

也……然冲为血海，任主胞胎，阴静海满，二者相资，故令有子。"又在第五问中提出："女子十四天癸至，肾气全盛，冲流任通，血渐盈，应时而下，常以三旬一见……故一月一次行，平和则不失乎期，所以谓之经候，又名月水也。"在此，齐氏依据《内经》理论，进一步阐发了天癸与冲任的关系，以及月经产生的条件。他认为天癸乃是肾气充盛的产物，而天癸又是能够促进性功能成熟的一种重要物质。肾气全盛，天癸而至，使任脉通畅，冲脉血盛，乃是产生月经的重要条件，由此可以看出，肾气、天癸、冲任三者之间存在相互依存、相互资生的关系，是调节月经周期的中心环节。齐氏所述，是对《内经》女子月经产生理论的发挥，使后世对月经产生的机制有了更加明确的认识。

第四节　明清时期：渐趋成熟阶段

在此期间，各医家在对早期理论学说进行深入分析和评价的基础上，同时也进行了整合，提出了许多创新见解。其中以李时珍、叶天士、张锡纯等为代表，他们上承经典，下启诸家，对冲任学说的创新发展做出了贡献。这些努力持续提高了中医学对于正常人体和疾病的认知水平。通过不断的临床实践，冲任学说体系得以进一步完善和发展，医家们通过对病患的诊治和对冲任督脉的生理功能的剖析加深了与疾病的关联性，初步形成了较为完整的冲任学说的理、法、方、药理论体系。

一、张景岳倡冲任督脉病为女子发病之因

张景岳认为冲任二脉受损是导致妇科疾病的主要原因，他指出妇女的月经不调主要归因于冲脉病变，而孕育则主要归因于任脉病变。冲任的功能活动被视为维持妇女生殖生理功能的重要本源，冲任二脉在女性健康中的作用不可忽视，其功能失调可能导致诸多妇科疾病的发生与发展。

在《景岳全书·妇人规》中述："月经之本，所重在冲任。"若冲任损

伤，则可致月经不调。《景岳全书·妇人规》曰："妇人所重在血，血能构精，胎孕乃成。"说明妇人不孕，多由阴血不足，不能充养冲任二脉，或阴血凝滞，气血失调影响冲任而为病。冲任通盛既赖于脾胃气血的生化，又有赖于肾气之强弱。《景岳全书》曰："阴分日亏，则精血日涸，而冲任肾气竭矣，必有经血变化。"肾阴是产生月经的重要物质基础，"经本于肾""经水出诸肾"。若来源缺乏，冲任亏虚，则可致月经量少或闭经。《景岳全书·妇人规》曰："凡欲念不遂，沉思积郁，心脾气结，致伤冲任之源。"说明思虑过度，影响心脾生化、运化精血，致冲任空虚。又曰："肾气日消，轻则或早或迟，重则渐成枯闭。"心脾为精血之源，各脏受损最后必影响肾，肾之精气得不到脾胃水谷之精气供养，精亏血少，冲任血虚，血海不能满盈，而致闭经。因此《景岳全书·妇人规》中述："枯竭者，因冲任之亏败，源断其流也。""冲脉之血，又总由阳明水谷之所化生，而阳明胃气又为冲脉之本也。"可见若脾胃虚弱，不能化生精血，精枯血少，则冲任乏源，导致月经过少或闭经。《景岳全书》云："凡此摄育之权，总在命门，正以命门为冲任之血海……是以调经种子之法，亦惟以填补命门。"若肾气充盛，阴阳调和，冲任盛通，精血下注胞宫，则可孕育。张景岳指出两肾即命门，精血之都在命门，而冲脉为血海，故补命门即补冲任。若肾气不足，化生精血功能不足，天癸化生与泌至失调，则冲任失司或失畅，胞脉不充盈导致月经不调甚或不孕等症；若真阴肾水不足，冲任不充，血海失于满溢可见月经后期或闭经；若肾阳不足，命门火衰，冲任失于温煦，不能摄精成孕致不孕；或由于肾阳虚衰，脏腑失于温养，精血化源不足，冲任气血不足故月经延后，量少，渐至闭经。张景岳认为导致妇女闭经、不孕的关键因素是肾气的强弱、冲任的通畅与否。然妇人"十人九虚""虚多实少"，而虚者多为精血亏虚，从而导致冲任停滞，血海不充，胞宫无血可下，可见闭经、不孕等症。

二、李时珍开创奇经归经遣方用药理论

明代李时珍集先人之大成著《奇经八脉考》，为后世冲任学说理法方

药各个方面均做出了贡献，形成了自己的冲任学说思想。

1. 详细阐释冲任督脉生理功能 冲脉为"十二经之海"，又曰"血海"。李时珍认为，胞中为先天肾气所养，冲脉起自胞中，导先天肾气上行以交于胃，导后天阴血下行以交于肾。冲脉导气而上，导血而下，通于肾，丽于阳明，此"十二经之海""血海"之所由来。督脉为"阳脉之海"。李时珍认为，督脉是阳气所发，大抵供养诸阳之脉，并以其生化、输载之阳气，纲维诸阳之脉，故称"督乃阳脉之海"。任脉为"阴脉之海"。李时珍认为《素问·上古天真论》女子七七之言中"任脉通""任脉虚"之"通""虚"二字，乃相对成文。"通"则任脉脉气充盈，始有冲脉之旺盛，从而生殖功能达到旺盛；否则，任脉虚竭，则冲脉无源而衰，故生殖功能日趋衰退。盖天癸者，精血所化，其质属阴。"任为阴脉之海"，必赖脉气之通畅，精液之涵养，然后月事以时下。故曰任脉"循腹而行于身之前，为阴脉之承任"。因此，只有在任脉通、太冲脉盛的情况下，才能精气溢泻，阴阳和调，身强而能有子。此即"任为阴脉之海"。

2. 撰图说明了奇经脉诊具体分位 李时珍言："奇经之脉，世无人知，今撰为图，并附其说于后，以泄千古之秘藏。"并明确指出了奇经八脉脉诊在寸口，三部俱浮，直上直下者，督脉也；三部俱牢，直上直下者，冲脉也；三部俱紧，直上直下者，任脉也。李时珍之言为后世辨奇经病脉提供了理论依据。

3. 妇科善调奇经，尤重冲任督脉，开创了奇经归经遣方用药理论 李时珍融汇古代诸多医家临床经验于一炉，系统地论述了奇经八脉病证的治疗，尤重冲任督脉。李时珍认为，奇经八脉病证基本病机"不离乎阴阳营卫虚实之理"，治当"补其不足，泻其有余，调其虚实，以通其道，而去其邪"，并在继承张元素和李东垣师徒引经药理论的雏形下，开创了奇经药物归经理论。在临床思辨过程中，李时珍根据奇经病变主病均记载了相应的方药，对冲任学说在方药方面的选用做出了巨大贡献。

《奇经八脉考》言："若内伤病此，宜补中益气汤加炒柏、炒连、知母以泄冲脉。""若营血内伤，兼夫任、冲、手厥阴者，则宜四物汤、养营汤、妙香散之类。"关于任脉病证的针灸辨证论治，李氏认为："寸口脉来紧细实，长至关者，任脉也。动苦少腹绕脐，下引横骨、阴中切痛，取关元治之。"对于督病，李氏认为督脉气血贵乎流畅，故督脉治法重在通调气血，以通为法也。虚证宜以血肉之品通补督脉，则督脉气血充而不滞。实证宜以祛邪流动之药宣通督脉，则督脉气血通行无碍。虚证可用鹿角、鹿角胶以通补督脉气血，实证可少佐鹿角霜以宣通督脉阳气。《奇经八脉考》又云："鹿运尾闾，能通督脉。"因此，鹿茸助督脉之阳，鹿角胶补督脉之精血，鹿角霜通督脉之气。

三、叶天士开创奇经辨治体系

清代叶天士对冲任督脉病的诊治做了进一步发展与创新，其独到的见解和方法在当时颇具影响力。

1. 冲任督脉病治疗原则　叶氏在《临证指南医案》中对治疗冲任督脉病变的方法进行了深入研究，治疗方案以冲任督脉奇经为核心，并注重同时调理足少阴肾经和足阳明胃经。叶氏深刻认识到足厥阴肝经在病变发展过程中的重要作用，并对经典条文进行了深入的阐述。其在《临证指南医案》中提出："凡冲气攻痛，从背而上者，系督脉主病，治在少阴；从腹而上者，治在厥阴；系冲任主病，或填补阳明，此治病之宗旨。"叶氏还认为冲任督脉乃气血津液运行之通路，贵在通畅而不滞，故无论虚实之证治疗皆以通为用，恰如《临证指南医案》载："奇经为病，通因一法。"

2. 开创奇经辨治体系　叶天士博采诸家之长，深达经旨，在临床实践中对奇经病变的辨证颇具心得，尤重冲任督三脉，开创奇经辨治体系，使得冲任学说的辨证体系趋于兴旺。叶氏在《临证指南医案》曰："冲脉为病，男子内结七疝，女子带下瘕聚，故奇脉之结实者，古人必用苦辛，和芳香以通脉络。其虚者，必辛甘温补，佐以流行脉络，务在气血调和，病必痊愈。今产后体虚，兼瘀而痛，法当益体攻病，日期已多，缓治为宜。"

说明任脉为病重在疏通经络以使阴液流通，气血调和。此外，叶氏也指出冲脉为病，亦虚亦实，治法不同，应根据患者的个体差异和具体病情，选择不同中药配伍，以达到平衡虚实、调节冲脉的效果。对于由肝肾损伤引起的冲脉病证，取镇摄冲经、填补肝肾之法，常用肉苁蓉、鹿角胶、紫石英、紫河车和当归等具有滋养肝肾和调理冲脉的中药。对于实邪为病的情况，常常采用辛香入络、苦温通降的中药进行治疗。常用的药物包括吴茱萸、郁金、香附、小茴香、川乌头等，通过其辛散和温通的特性，能够疏散实邪，维持冲脉的正常功能。如果病情表现为虚实相交的情况，药物的选择需要相互配伍。

3. 完善奇经归经药理论 叶天士治疗冲任督脉病证时重视奇经引经药的使用，以期药少而力专，药寡而效宏，强调精准施治，避免过度用药。《临证指南医案》中载："冲脉为病，用紫石英以为镇逆；任脉为病，用龟板以为镇摄；督脉为病，用鹿角以为温煦。"还有以紫河车、覆盆子入任脉，紫石英入冲脉的记载。

四、张锡纯集冲任学说之大成

张锡纯是冲任学说的集大成者，他在冲任学说理、法、方、药诸方面均有深入研究和不凡的造诣，形成了较为完备的理论体系，标志着冲任学说的进一步发展和完善。

1. 妇科疾病多以冲脉立论 张锡纯在《医学衷中参西录》中对"冲脉为病"的病机及其证治作了详细的论述，并提出："冲气上冲之病甚多，而医者识其病者甚少，即或能识此病，亦多不能洞悉其病因，而施以相当之治法""女子不育，多责之冲脉""冲脉无病，未有不生育者。"张氏对妇科疾病多从冲脉论治，认为："女子癥瘕，多因产后恶露未净，凝结于冲任之中，而流走之新血，又日凝滞其上以附益之，遂渐积而为癥瘕矣。"对于恶阻，张氏认为若女子素体肝旺，冲脉隶于阳明，女子孕时冲气壅盛，易上干犯胃致恶阻。即所谓："素有肝气病，偶有拂意，激动肝气，恒作呕吐。至受妊后，则呕吐连连不止。"倒经一证，张氏认为"冲中之气即上干，冲中之血自随之逆，此倒经所由来也"，而肾气亏虚、肝气横恣、胃气上逆、脾气虚弱等均是引起冲气上冲的病因。对于女子崩漏下血之证，《医学衷中参西录》中言及"女子血崩，因肾脏气化不固，而冲任滑脱也"，重视肾气封藏摄纳功能，肾气衰，冲任失约；肾气盛，冲任流通。

2. 以辨证论治为基，习用各种调冲大法　张锡纯在《医学衷中参西录》中言："是以女子不孕，多责之冲脉。郁者理之，虚者补之，风袭者驱之，湿盛者渗之，气化不固者固摄之，阴阳偏胜者调剂之。"可见其遵因证立法之核心。张氏提出了调冲七法，包括安冲、固冲、敛冲、镇冲、摄冲、理冲、暖冲，并在临床实践中根据辨证灵活使用。张氏认为，若出现固摄不住的情况，表现为肾气不足，建议采用补肾敛冲之法。若冲气逆行，导致躁扰不安时，需要采取安冲、镇冲之法，临床使用薯蓣半夏粥。若出现崩漏，即月经过多或不受控制的情况，使用收涩固冲的方法，包括安冲汤和固冲汤。若出现虚寒症状，通过暖冲之法制约阴寒，其中提到了温冲汤。若出现肝气不和而导致的肝气横逆之证，建议通过疏肝、补肝以敛之的方法来调理，其中提到了镇摄汤。若出现癥瘕积聚、经闭和血枯，张氏则采取消坚化滞以理冲的方法。

3. 创制治冲四汤等经典方剂　张氏砥砺深耕，笃行致远，创制出治冲四汤，包括安冲汤、固冲汤、温冲汤、理冲汤。张氏善用理冲汤治女子经闭不行或产后恶露不尽致癥瘕结聚，以安冲汤和固冲汤固冲止血治崩漏，以温冲汤暖宫种玉治疗宫寒不孕。除此之外，张氏还在《医学衷中参西录》记载了 29 首方剂用于治疗冲气上逆等证，如镇肝熄风汤、参赭镇气汤等著名方剂，均以降逆为治，疗效显著。这些经典方剂至今仍广泛应用于妇科多种疾病的治疗中。

4. 善用调冲中药　张氏对于鸡内金的应用颇具心得，数次提到本品，不仅能开胃健脾，而且有活血化瘀之力，又不伤气分，善消癥瘕，通月信。牡蛎、龙骨更是其得意之品，最能摄冲敛冲，摄血之本源。取三棱、莪术破血逐瘀之效消冲中瘀血。除此之外，常用生黄芪以顾护冲脉气血。重用紫石英为君治疗相火虚衰，冲脉失于温煦所致宫寒而久不能摄精受孕之证，取紫石英气味甘温之性，借其"引诸药直达冲中，而温暖之"功效。

五、明清其他医家对冲任学说的发挥

明清时期，除以上医家对冲任学说之发展成熟颇具贡献之外，还有诸多医家对冲任学说进行了深入的探讨和实践应用。

1. 傅青主深化了冲任学说与脏腑的联系 傅青主，清代杰出的文学家、书画家和医学家，其医学造诣深厚，被称为"医圣"。其所著《傅青主女科》流传甚广，至今被中医妇科人视为枕下之书。傅青主尤重奇经辨证，开篇即提到："带脉者，所以约束胞胎之系也，带脉无力……必然胞胎不固。"深化了冲、任、督三脉与脏腑的联系，在涉及女性经、带、产诸疾上，重视安脏腑以调奇经，具体包括补脾肾以充带脉、温脾胃以固带脉、补脾胃以宽带脉、解肝郁以通任脉、去疝瘕以升任督，并主张攻补并用。用药方面"用巴戟、白果以通任脉；扁豆、山药、莲子以卫冲脉"。

2. 徐灵胎强调冲任督脉是妇科疾病的重要病机 徐灵胎在《医学源流论·妇科论》中言："凡治妇人，必先明冲任之脉……此皆血之所丛生，而胎之所由系。明于冲任之故，则本源洞悉，而后其所生之病，千条万绪，以可知其所从起。"徐氏的言论指明了女性疾病的诊疗方向，强调应总以调理冲任督为要，这一理论成为后世治疗妇科疾病的重要方法之一。

3. 严西亭系统总结冲任督脉药物归经 严西亭所写《得配本草》系承前人冲任督脉病证临证用药之心得，结合临床实践，系统总结出冲任督脉药物归经，很好地发展了冲任学说的临床应用。严西亭吸收张元素奇经药物归经理论思想，在《得配本草·奇经药考》中将冲任脉病证药物归经总结如下："巴戟、香附入冲脉；川芎、黄芩、鳖甲行冲脉；木香、黄柏、白术、芦荟、槟榔、吴茱萸主冲脉逆气里急；甘草和冲脉之逆，缓带脉之急；丹参益冲任。"

第二章

冲任新说概论

冲任新说是在中医历代医家及经典古籍所论的冲任理论基础上，深入研究女性的解剖、生理、病因病机、诊治规律中冲任督及胞宫等所形成的独特作用及价值，并且探究它们在女性月经生理及生殖生理中的独特地位。

冲任新说以冲、任、督及胞宫为基础，以肾气、天癸等所形成的物质及物质－能量运行、交换系统为架构，将其与脏腑理论、经络理论、气血理论等有机结合，创新月经生理、生殖生理理论体系，并据此展开月经病、带下病、妊娠病、产后病及妇科杂病的辨证论治及预防保健。

随着现代疾病谱的变化所带来的挑战，对传统冲任学说的创新与发展已刻不容缓，我们在传承传统理论及经验方法的基础上，以临床疗效为导向，形成新的学术内容。

第一节 传统冲任学说之不足

传统冲任学说在中医学中影响广泛且深远。冲任督脉的概念一经提出，便与女性月经及生殖紧密相关。历代中医名家均高度重视冲任督脉在女性经孕产乳过程中的重要作用，如张锡纯所言："女子不育，多责之冲脉。"陈自明则更为强调："妇人病有三十六种，皆由冲任劳损而致。"直到现代历版《中医妇科学》教材，均将冲任失调作为妇科疾病的主要病机。冲任学说作为一项古老而深刻的理论，虽具有重要意义，但也存在一些局限性。其理论体系繁杂且散乱，未能形成系统完整的学术框架，内涵较为模糊，外延不够明确，临床指导作用也显得不够清晰，导致许多妇科领域的科学问题至今悬而未解。

一、月经生理与生殖生理的内在动力问题

月经生理及生殖生理是女性生命活动的核心部分，其依赖于气血、津液及阳气等物质的有序运行，这一过程复杂且精细，表现为循环往复、持续不断的生命活动。系统哲学认为，生命体是一个复杂的系统，其各部分之间以及与外部环境之间存在着动态相互作用。生命活动的动力可以被视为维持系统稳定性和适应性的关键因素。从哲学的角度来看，生命活动的动力不仅仅是生物学上的能量转换问题，也涉及存在、变化、目的和体验等哲学层面的深刻问题。动力是生命体实现其本质、维持其存在和实现其潜能的必要条件。传统中医妇科理论，尤其是冲任学说，未能阐明月经生理及生殖生理的内在动力是什么，也未深入探讨这种动力的具体科学机制。

二、月经周期认识的局限问题

月经的初潮是女性青春期的重要标志，月经周期常作为临床辨证的主要依据。然而，传统中医妇科理论，包括冲任学说，对月经周期的认识偏重象思维。象思维主要包括形象思维、意向思维和应象思维三种方式。形象思维以具体事物或现象为基础，意象思维从中提炼本质特征，应象思维则通过类比推导。中医学通过观察自然界的变化来理解人体生理现象，虽然能够揭示月经的外在规律，但这种认识停留在月经周期的表象层面，未能深入挖掘其深层内涵。因此，冲任学说对月经生理过程的解释仍显片面，缺乏对月经生理本质及其内在机制的深入探讨。

三、冲脉所司气血运行规律的问题

传统中医妇科理论认为，"妇人纯阴，以血为本，以气为用"，并强调女性经、孕、产、乳等过程均以血为用，而冲脉则司十二经气血，任脉主阴液。冲任学说将两脉的功能机械地归纳为女性生殖生理的基础，然而对冲任督脉如何调节气血、津液、阳气等物质的运行及其如何灌注至胞宫的机制并未深入阐述。这使得中医妇科学专家在分析女性生殖生理及妇科疾病时，未能揭示冲任气血在妇科疾病发生中的规律及特点，从而影响了对妇科疾病的准确认识，也制约了临床疗效的提高。

四、传统学说的生殖生理局限问题

传统中医妇科理论虽然简要描述了生殖发生的生理过程，简单描述为"两神相搏，合而成形"，强调"神""精"与"形"的互动，但对于生殖发生的具体机制及其解剖学基础一直未能明确。从功能层面看，中医学过于关注"气"和"血"之运行，却缺乏对生殖器官及其发生过程的深入理解。这一局限性不仅阻碍了中医生殖学理论的进一步发展，也给当前生殖学科的临床研究和应用带来了挑战。

第二节　冲任新说研究范畴与临床指导作用

一、冲任新说研究范畴

女性生殖系统的核心功能在于孕育胎儿，而实现这一功能的具体器官是胞宫。胞宫是孕育胎儿和排泄月经的场所，冲、任、督三脉皆起于胞宫，并同出会阴。作为胞宫的附属旁支，冲任二脉源源不断地将气血、阴液汇聚于胞宫，为胞宫的生殖功能提供物质基础；督脉则汇聚全身阳气于胞宫，使其阴血充盈而不致寒凉，从而形成适宜孕育的环境。

冲任督脉不仅是沟通全身经络、脏腑、组织的重要桥梁，也是协调其功能运转的枢纽。冲任督脉的存在使胞宫不再孤立，而是与全身系统紧密相连，实现整体与局部的有机协调。胞脉、胞络密布于胞宫，形成复杂而精密的网格状结构，为冲任督调节气血、阴液及阳气提供物质交换的场所，使其正常发挥生理功能。由胞宫、冲任督脉及胞脉胞络共同构成的组织系统，确保女性月经的顺畅与生殖的实现，成为女性月经及生殖的结构基础。

"冲任新说"旨在研究以肾气与天癸为先导的核心要素如何在上述系统架构内协调并组织气血、阴液的有序运行，以实现女性的月经及生殖生理功能。进一步探讨这些核心要素如何在系统内部实现物质与能量的交换，从而保障生殖功能的实现。同时，"冲任新说"研究各种致病因素如何引发上述系统异常并导致月经病、带下病、妊娠病、产后病及妇科杂病等病症，从病因病机及其转化规律出发，指导临床辨证施治，最终建立"冲病"证治体系。

二、冲任新说临床指导价值

中医学术理论研究的最终目标是提高临床疗效，冲任新说作为一种理论创新，同样以此为宗旨。其研究的核心目标是提高妇科常见病与疑难病的临床疗效，避免理论研究与临床实践脱节。通过掌握冲、任、督三脉相关疾病的发病特点、病机变化、临床特征及治疗方药，冲任新说有望在治疗现代妇科难治性疾病方面取得突破，建立有效的辨证论治体系。

1. 月经病　月经病是妇科首要的多发常见病，而胞宫作为月经发生的场所，具有"脏"与"腑"的双重属性，其规律性转换完成了独特的生理节律与功能。胞宫体现"脏"属性时，蓄积精血以产生月经和孕育胎儿；体现"腑"属性时，排出经血和娩出胎儿。若"脏""腑"属性失调，可能导致月经失调、经量异常或崩漏等病症；若"脏"与"腑"属性转换失序，则可引发月经后期、稀发甚至闭经等各种病理变化。

冲任新说通过回归"脏""腑"理论，阐明月经周期本质，指导月经病的临床诊疗。在治疗上强调维护胞宫的"脏""腑"属性，注重冲任督脉调节气血、阴液及阳气功能，达成精准辨证施治。

2. 妊娠病　近年来，不孕及妊娠丢失等问题困扰育龄妇女，也推动了妇科学科的快速发展。在这一背景下，冲任新说对妊娠病的诊疗具有重要指导意义。妊娠期胞宫呈现"脏"的属性，在肾气主宰下，任脉司阴液充沛，冲脉聚全身之血，气血、阴液充足而阳气旺盛，方能孕育胎儿。若"脏"之功能失常，胞宫无法完成孕养胎儿的重任。

因此，在诊疗胎漏、胎动不安及滑胎时，冲任新说强调维持胞宫"脏"之属性，并以补益肾气贯穿妊娠全程，通过气血、阴液滋养，以审证求因、随证加减用药，确保胎孕安全。

3. 疑难杂病　随着疾病谱的变化，多囊卵巢综合征（PCOS）和子宫内膜异位症等现代妇科疑难病的发病率逐年攀升。加强疑难杂病本质的研究，运用系统有效的诊疗方法及个体化预防策略，成为亟待解决的任务。

在临床实践中，冲任学说理论被广泛应用于现代妇科疑难病的诊疗中。例如，在 PCOS 和子宫内膜异位症的研究中，冲任新说针对疾病的临床特征，提出符合疾病自身规律的病因病机新见解，解决了传统理论中的疑难点，明确了治则治法，并筛选出疗效优良的中药方剂。同时结合实验室研究，验证其合理性与有效性，形成规范化的诊疗方案，可在更大范围内推广应用。

"冲任新说"不仅为治疗妇科常见病和疑难病提供了新的理论支持，还在指导临床辨证施治及预防保健方面展现了重要的价值，为中医学术发展注入了新的活力。

第三章

冲任新说对女性生理的认识

"冲任新说"是研究女性生殖之"器"及诸要素内涵，并探究气血灌注于"器"的运行规律及在"器"内发生的"物质与物质，物质与能量"间转化的气化规律，从而实现女性生殖功能的系统理论。

第一节　月经生理

一、月经生理的核心要素组成

《素问·金匮真言论》曰："夫精者，身之本也。"精气是构成人体生命的本源物质，推动着人体的生命活动。精是气的物质基础，气是精的功能体现，肾气是生命活动及生殖的原动力。《黄帝内经》中即根据"肾气"的"盛"和"衰"描述了女性各年龄阶段生长发育的特征。因此，月经之原动力来源于肾气，肾气的"盛衰"决定着天癸的"至竭"、月经的"潮涸"，关系着女性的生长发育与生殖。

气血津液是维系人体生命活动的重要物质。在生理功能中，气扮演着推动和调节血的双重角色，尤其在女性月经周期中，气机的调达对冲脉所司气血的运行至关重要。具体而言，肾气的吸纳功能、脾胃之气机枢纽作用、肝气的疏泄功能以及心肺之气的肃降作用，均对月经周期的协调性发挥着不可或缺的作用。血液作为月经的物质基础，其充盈和循环状态直接关乎月经的正常来潮。此外，津血相互转化，津液的正常代谢对于气血的充盈和畅行至关重要。因此，气血津液的充足与和谐在月经生理中发挥着重要作用。

冲脉循序贯穿全身，能涵蓄和补充气血以维持人体各器官的正常生理活动，司十二经脉气血，被称为"十二经脉之海"。女子"太冲脉盛，月事以时下"，"太冲脉衰少，天癸竭，地道不通，故形坏而无子"。在女性月经生理中，冲脉与督、任一源而三歧，对"阳脉之海"的督脉和"阴脉之海"的任脉起着调节作用。冲脉统率十二经脉气血有序灌注于胞宫，为月经来潮提供物质基础。《景岳全书·妇人规·经脉之本》云："经本阴血，何脏无之？惟脏腑之血，皆归冲脉，而冲为五脏六腑之血海，故经言太冲脉盛，则月事以时下，此可见冲脉为月经之本也。"

"凡精血、津液均为任脉所司。"任脉司全身阴液，调节阴液的有序及流通，使得全身阴液各行其道，被称为"阴脉之海"。《难经集注》中言："任者，妊也，此是人之生养之本。"在女性特殊生理结构中，任脉起于女子胞，有"妊养"之意，"任主胞胎"。在功能上，任脉司精、血、津液等阴液物质汇聚于胞宫，为胞宫气血、阴液等物质满盈提供物质基础，也为生殖奠定基础。"任通"为"妊子"所必需，提供"不间断""不同质"的阴液，是"妊子"的必要条件。王冰《黄帝内经素问注》强调："所以谓之任脉者，女子得之任养也。"

督脉总督全身阳气的经脉，为"阳脉之海"，司男女生殖。在女性生理中，督脉与冲、任同起于女子胞，督脉所含命门之火，如太阳普照大地，温煦汇聚了一身气血、精、津等阴液物质的胞宫，使胞宫温而不寒，生机勃发，衍育生命，是女子妊娠的必要条件。

《素问·上古天真论》中指出："任脉通，太冲脉盛，月事以时下。"冲、任、督在女性月经生理中发挥着至关重要的作用。"任脉通""太冲脉盛""督脉煦"是女子月经来潮的基本条件。

因此，精、肾气、气血津液、冲、任、督是月经生理的核心要素。

二、月经生理核心要素的生成、维护及其效能

（一）女性肾精的获取与维护及其生理作用

《灵枢·本神》云："生之来，谓之精。"肾精的获取主要分为先天和后天。先天之精源于父母，是构成胚胎发育的原始物质。后天之精源于脾胃运化饮食水谷，是维持人体生命活动的营养物质。后天之精依赖于先天之精的滋养，得其资助，才能源源不断地化生，以流布全身，滋养脏腑及其形体官窍；而先天之精则依赖脾胃运化饮食水谷为精微物质而得到充养。先、后天之精相互依存，相互促进。

《素问·金匮真言论》中指出："夫精者，身之本也。"精气是构成人体生命的本源物质，也是推动人体生机勃勃的原动力。肾精作为维持人体生命活力的核心要素，是促进人体生长发育和生育繁殖的最基本物质。肾藏先天之精，是人体生命活动的根本，故称肾为"先天之本"。肾精化生肾气，肾气盛，肾气吸纳冲脉气血有序灌注于胞宫，是月经生理的必要条件；肾气盛，促使肾精化气至巅，逐步形成"天"之气态，为天癸，具有生殖、繁衍后代的基本功能，故称"肾主生殖"，为生殖繁衍之本。

（二）女性肾气的产生与维护及其生理作用

肾精是肾气的物质基础，肾气是肾精的功能体现。肾藏精，精化气，肾精足则肾气盛，肾精亏则肾气衰。因此，维护肾气的根本在于顾护肾精，肾精足，则肾气化生无穷。

肾主纳气，为冲之根，是维持胞宫"脏"之属性的主气。肾气盛，吸纳冲脉所司十二经脉气血有序灌注于胞宫。《校注妇人良方》言："肾气全盛，冲任流通，经血既盈，应时而下。"又有《傅青主女科》谓："经本于肾"，"经水出诸肾"。肾主生长发育与生殖，依赖肾气的调控，《素问·上古天真论》曰："年已老而有子者……此其天寿过度，气脉常通，而肾气有余也。"强调了肾气盛衰为生殖的先决条件。

（三）女性气、血、津、液的产生与维护及其生理作用

气、血、津、液的生成和代谢有赖于脏腑经络、形体官窍的生理活动，而脏腑经络、形体官窍的生理活动又依赖于人体气、血、津、液的濡养。体内之气，源自肾藏先天之气、脾胃化生的水谷之气，以及肺吸纳的自然清气，三者相互交融共生。血液的生成依托于水谷之精微的化生，其主要构成元素包括了营气、津液以及肾精，这一过程是在多个脏腑的协同作用下完成的。气、血、津、液之间相互依存和相互促进，共同维持人体正常生理功能。

"女子以血为本，以血为用"。冲脉司全身气血，气血灌注于胞宫，冲脉气血的充足是月经生理的先导。任脉司全身阴液，阴液汇聚于胞宫，任脉阴液盈满为"经调""妊子"提供"不间断""不同质"的阴液物质。此外，女子氤氲期过后，基础体温升高，是太冲脉气血充盛的表现，与气的温煦作用有关。因此，只有冲任二脉的本职功能正常，气血津液得以调畅，方能维持月经、带下以及胎孕等女性正常生殖功能。

（四）女性"阳气"的产生与维护及在胞宫中的独特功能

督脉总掌全身之阳，乃"阳脉之海"。督脉所含命门之火具有温煦之功，是女性生殖的必要条件。女子属阴，以血为养，冲任之阴血均汇聚于胞宫。督脉起源于胞宫，胞宫中的阴血、阴液等物质在督脉所含命门之火的温煦下涵养胎孕。若外感风寒、过食生冷或作息失当，皆有损于阳气，阳气虚弱，督脉命门火衰，无以温养胞宫之生发。如此一来，冲任不足、胞宫失于温煦致使不能聚精成孕或不能化气行水，使其陷于寒湿之困，宫寒而难以孕育。《求嗣指源·种子诸方》所载："子宫虚冷，不能受孕。"《女科精要》亦指出："若少阴微紧者（谓督脉），血即凝浊，经养不周，胎即偏夭。"

三、月经周期的本质：从象思维到回归"脏""腑"论

（一）肾气是月经生理的原动力

肾为封藏之本，主纳气，为冲之根。肾气盛，冲脉所司气血充足，肾吸纳冲脉气血有序下注胞宫。"肾气盛，天癸至，任脉通，太冲脉盛，月事以时下……肾气衰，天癸竭，地道不通，故形坏而无子也。"肾气的"盛衰"决定着天癸的"至竭"、月经的"潮涸"。因此，月经之原动力来源于肾气。

（二）月经周期的本质

月经是胞宫"脏""腑"有序转化的结果。女性月经的发生及胎儿的孕育均发生在胞宫，因而现代各医家往往只看到了胞宫作为一个容器承载的作用，却忽略了"奇恒之腑"功似五脏、形似六腑的特点。为了更深入地理解胞宫在女性生理中的具体作用，我们要回归其"奇恒之腑"的独特性质。

胞宫"脏"之属性，藏而不泻。女子在二七之年，脏腑气血方盈，肾气盛，天癸至，冲脉所司十二经脉气血、任脉所司全身阴液下注胞宫，胞

宫蓄藏而不开泻。若在胞宫蓄藏过程中，男女两精相搏，女子妊娠，则胞宫藏精以养胎，血留气聚，胞宫内实，月经不潮。可见，女子月经来潮、孕胎并顺利进行育胎与胞宫"脏"的属性功能正常发挥密切相关。其属性特点在于能够封藏，肾气旺盛是维持胞宫"藏而不泻"的主力。肾主纳气，为冲之根，能吸纳冲脉气血灌注胞宫，实现胞宫的"藏而不泻"。冲脉气血灌注于胞宫后，须受脾的约束而循行有道，以实现其生理功能。因此，胞宫"脏"之封藏属性，构成了冲脉气血灌注胞宫的外在条件；而脾的调控则是维护冲脉气血内在平衡的关键因素。

胞宫"腑"之属性，泻而不藏，以通泻为其所喜。若女子未孕，冲脉气血满盈胞宫后犹如月满则亏、水满则溢，胞宫转为"腑"的属性，排出月经；若妊娠，至胚胎足月时，胞宫发挥"腑"之属性，娩出胎儿。

因此，月经周期的发生是胞宫"脏""腑"属性有序转化的结果。我们回归胞宫"脏""腑"属性认识月经周期，突破了传统象思维的认识，更深入地了解月经发生的根本机制。

四、冲脉所司气血的运行规律

（一）冲脉所司气血运行的单向性

冲脉所司气血灌注于胞宫的运行具有方向性。女子发育成熟后，肾气盛，脏腑气血充盛，血海满盈，下注胞宫而为月经。其"下"字就揭示了冲脉气血流向具有方向性。但此非简单的地理学"上下"关系，而是流体力学压力差的方向关系。这种压力差是由肾气所为。因肾主纳气，血随气行，冲脉之气被泄入胞宫，而胞宫出纳精气。张锡纯《医学衷中参西录》谓："冲为血海……下连少阴。少阴肾虚，其气化不能闭藏以收摄冲气，则冲气易于上干。"若肾气不足，肾虚不能守藏于下而上逆，冲脉所司气血灌注胞宫的流向性被破坏，气血肆意奔流，冲气逆乱。因此，冲脉所司气血灌注胞宫的运行是单向有序的。

（二）冲脉所司气血运行的调节

冲脉所司气血灌注胞宫的过程受多个脏腑协调作用。肾气的吸纳作用是冲脉所司气血下注的基本力量，心肺的通降使冲脉所司气血向下流通，肝的疏泄调节冲脉所司气血有序注入，阳明气血为冲脉所司气血的充盛提供基础。此外，冲脉所司气血灌注于胞宫后，仍须遵循气血运行的基本规律。如在胞宫内气血亦受脾气的约束，使其行其道方能发挥功能。

1. 肾气的主导作用

《素问·上古天真论》云："肾气盛，天癸至，任脉通，太冲脉盛，月事以时下，故有子。"肾气充盛，天癸才能泌至，任通冲盛，经调才能有子。女性青春期生理发育是肾气充盛的结果。刘河间说："妇人童幼天癸未行之间，皆属少阴。"肾气盛，肾气发挥吸纳、封藏之功，吸纳冲脉所司气血灌注于胞宫，胞宫"脏""腑"有序转化而形成月经。肾气盛是月经来潮的关键。若某些原因导致肾气不足，肾气的功能失常，肾气不能吸纳冲脉所司气血灌注胞宫，胞宫蓄藏不盛，满溢延后，故月经来潮时间推后，严重者血无以下行，发为闭经等。

2. 肝及脾胃的协调作用

冲脉起于胞宫，循行广泛，与足少阴肾经并经而走，隶属于足阳明胃经，又与足厥阴肝经相通。冲脉与肾、胃、肝有着密切联系。

足阳明胃经为多气多血之经，足阳明胃经与足太阴脾经相表里，相互为用，为人体水谷之海、气血化生之源。月经以血为本，人体气血赖脾胃所化生，水谷的盛衰关乎气血的盛衰。因此，经血又可谓由水谷所化，阳明胃经之气是冲脉之源。若足阳明胃经功能异常，五脏六腑气血乏源，冲脉气血不充，则会出现月经量少、闭经、早衰等。此外，阳明胃经与足太阴脾经为气机枢纽，脾升胃降，阳明胃以降为和，协助冲脉所司气血灌注于胞宫的过程。

肝主疏泄，保持全身气血畅通无阻，气机协调平衡，维持身体正常生理功能的有序进行。冲脉所司气血在肝气的协调下有序注入胞宫，以防气血瘀滞而生逆乱。若肝失疏泄，或气机郁结，或肝疏泄过盛，肝气上亢，或肝气不足，疏泄不够，气机失畅，冲脉气血逆乱，则会出现痛经、癥瘕等。

3. 心肺的通降作用

《素问·评热病论》曰："月事不来者，胞脉闭也。胞脉者，属心而络于胞中，今气上迫肺，心气不得下通，故月事不来也。"心为君主之官，故称君火。心居人体上部，其气宜降。《素问入式运气论奥·本病论》曰："君火欲降，水运承之。"心主行血，心气充沛，血液正常布散全身。肺为气之本，主一身之气，心气的下降也得益于肺如常。

月经是在肾气的吸纳作用下，冲脉所司十二经脉气血单向有序灌气肃降。胞脉属心而络于胞中，心气不得下通故影响冲脉所司气血下注胞宫，如若邪气阻塞，或为水气，或为痰湿，或为寒气，导致胞脉闭塞，胞脉闭塞之邪上迫于心、肺，导致心气不通降，则月事不能注胞宫，胞宫进行"脏""腑"功能有序转化失常而为病。肾、肝、胃及心肺对冲脉气血的调节与月经产生密切相关。因此，在治疗女性月经病时，应综合考虑各因素对冲任气血的调节，采取相应的治疗措施，以恢复月经的正常周期和经量。

冲脉所司气血运行于胞宫图如下（图1）。

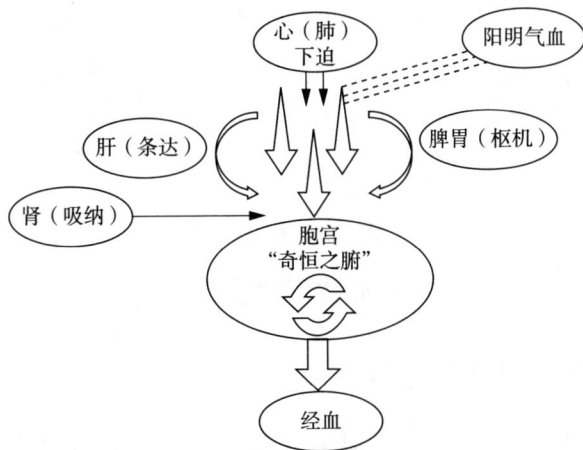

图1 冲脉所司气血运行于胞宫的调节

第二节　生殖生理

一、生殖生理的核心要素组成

天癸的概念最早载于《黄帝内经》，天癸具有促进人体生殖器官的发育成熟和维持人体生殖功能的作用。古人多从"一维观"认识天癸，如"水"说，清代高士宗云："天癸者，男精女血，天一所生之癸水也。""精"说，明代马莳云："天癸者，阴精也，盖肾属水，癸亦属水，由先天之气蓄极而生，故谓阴精为天癸也。""气"说，南宋陈自明云："天谓天真之气降，癸谓壬癸，水名，故云天癸也，所谓天真之气。"张介宾则将精、气、水三者统一起来，认知天癸不断变化的多元内涵。然而"统一论"在理念上实现了三者的统一，但缺乏具体架构，仍存在一定局限性。我们认为天癸是女性生殖基质，创新性以"三维观"认识天癸的本质，即天癸与胞宫形成一个功能上的统一体，赋予其全新的内涵。

肾吸纳冲脉所司气血向胞宫灌注，汇聚任脉所主之全身阴液于胞宫。《女科要旨》云："地则母之血也。"故胞宫厚重为地，就形成了天癸与胞宫之"天－地"构建。在这个"天－地"构建中，肾气促使先天之肾精转化为天癸之气态，聚成云雾，凝为雨露，形成癸水灌溉胞宫，如春雨浇灌禾苗，期待万物生发。胞宫中的血、精、液等物质，一方面在胞宫（地）涵养胎孕，另一方面在督脉所含之命门之火的温煦下，如水气蒸腾状，不断充养天癸，周期循环，衍育生发。

因此，生殖生理是女性生理的重要组成部分，其中，天癸、胞宫又是女性生理的核心要件，为女性的生殖健康发挥了重要作用。

二、女性"孕育之'器'"

《幼学琼林·天文》曰："混沌初开，乾坤始奠。气之轻清上浮者为天，气之重浊下凝者为地。"肾蕴藏先天父母之精，精化气，气如云雾，向上升至巅顶，逐步形成"天"之态，故"天癸"清扬为天，胞宫厚重为地。随着精气升腾达鼎盛之时，天之云雾化为雨露，降落到大地滋润万物，而孕育胎儿则犹如春季万物生长。如此，"天癸－胞宫"终成一"器"。

《素问·六微旨大论》言："故器者，生化之宇。器散则分之，生化息矣。故无不出入，无不升降，化有小大，期有近远，四者之有，而贵常守。"王冰注曰："器，谓天地及诸身也。宇，谓屋宇也。以其身形，包藏府藏，受纳神灵，与天地同，故皆名器也。"《素问·六微旨大论》另言："故非出入，则无以生长壮老已，非升降，则无以生长化收藏。是以升降出入，无器不有。"因此，"器"的基本特征是升降出入。

"天癸－胞宫"之"器"同样蕴含升降出入的气机运动。升降出入循环往复，犹如易经八卦之象，在女子不同的生殖生理周期起到不同的作用，形成立体结构，即构建出女性生育的"孕育之'器'"。"入"有两意：一是肾藏先天之精，肾气盛，精化气至巅，逐步形成"天"之混沌气态；二是冲脉气血、任脉阴液合后天之精等厚重之物在肾气主导下注入胞宫为"地"。胞宫若孕则待十月之后娩出胎儿，若未孕则排出月经，此为"出"。先天之精所形成的原始的天癸气态聚成云雾，凝为雨露，形成癸水，灌溉胞宫，如春雨浇灌禾苗，期待万物生发，此为"降"。胞宫中的血、精、液等物质在督脉所含之命门之火的温煦下，如水气蒸腾状，不断充养天癸，此为"升"。一个以"气化"为主要物质运动形式，上下交通、周期循环的小宇宙就此形成。

天癸为乾，天一癸水滋润地，以养地、养胎；胞宫为坤，地之气血、阴液化气充养天，天地互滋互润。雨旸时若，天地交泰，自成一"器"，气的升降出入运动又沟通、维持并调节着"器"的平衡及稳定，构成了女子月经及受孕的基础。女性"孕育之'器'"之"天－地"构建图如下（图2）。

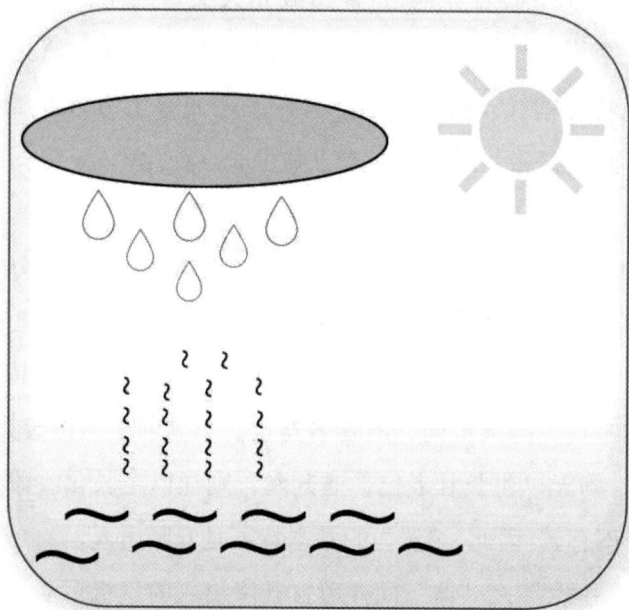

图2　女性"孕育之'器'"之"天－地"构建

三、生殖的发生

《灵枢·本神》提出："两精相搏谓之神。"《女科证治准绳》指出："凡妇人一月经行一度，必有一日絪缊之候，于一时辰间……此的候也……顺而施之，则成胎矣。"男女先天之精相搏，方能阴阳合而有子。但"的候"和受孕的环境并非任何时候都有，而是具有一定的规律性和特殊性。

《灵枢·邪客》云："地有四时不生草，人有无子，此人与天地相应者也。"女子受孕亦受到"天癸－胞宫"这一小"天－地"的影响，存在特殊的周期性，即孕育生命的雨露布施期。清代命理学家任铁樵评注《滴天髓》云："癸水……发源虽长，其性极弱，其势最静，能润土养金，发育万物，得龙而运，变化不测。"癸水是至阴之水，在天为雨露，在地为细水溪流，雨水滋润万物，无孔不入，故癸水有至阴至柔而且渗透的特性。因此，当内含精气的天一癸水下降至胞宫时，女子出现"清河之水"的雨露布施期，以供胞宫"种子"所需。故雨露布施亦有其周期性，应于大自然之四季变化，犹如谷雨播种万物时节。在女性"孕育之'器'"的小宇宙中，癸水周期性浸润胞宫，形成的候期，一遇时机成熟，则发挥出"功化斯神"之效，此时天地氤氲，男女媾精，生命孕育，实现了中医"生殖"理论的具体化。

四、气化规律

气化是指各物质间及物质－能量间的相互转化和运行。气化规律专指在女性"孕育之'器'"中，涉及的各物质间及物质－能量间相互转化和运行的规律。

天癸是先天父母之精，通过精化气，气至巅而为天，具有推动和促进人体生长发育及生殖功能的作用。随着人体生命活动的进行，先天之精逐渐被消耗，需要后天不断充养。在人体正常生理中，一方面，后天脾胃转化水谷精微物质充养先天；另一方面，乙癸同源，精血互相资生，从而实现对先天之精的充养。在女性特殊的生殖"天－地"构建中，先天之精所形成的原始天癸气态聚成云雾，凝为雨露，形成癸水降于胞宫，督脉所含之命门之火如普照大地之太阳，将胞宫中的血、精、液等物质如水气蒸腾不断升发，以充养天癸，形成了"天癸－胞宫"之上下交通、周期循环的小宇宙。在这个小宇宙中，充满着各物质间及物质－能量间相互转化和运行，形成了以"气化"为主的生生不息生命现象，也为运用"气化"规律指导生殖生理的临床实践提供了坚实的理论基础。

第四章

『冲病』病因病机

第一节　病因概论

　　在中医学的丰富理论体系中，对妇科疾病的成因有着深入的探讨和细致的分类，主要归结为内因、外因和不内外因三大类别。凡病从外来者为外因，病从内起者为内因，不属以上范围内的如意外创伤和虫兽伤害等为不内外因。"冲病"是以冲脉为代表的冲任督（带）及胞宫（胞脉、胞络等）发生异常改变导致女性月经及生殖障碍从而产生疾病的概括。月经生理与生殖生理既有区别又相互联系，月经不仅是女性生殖健康的重要标志，也是多种致病因素影响女性健康的关键环节，进而可能引发其他妇科疾病。月经是肾气吸纳冲脉气血灌注于胞宫，胞宫"脏""腑"有序转化而成。因此，在探讨"冲病"病因时，我们主要以影响女性月经生理过程中各个关键环节为切入点进行论述。

一、外邪袭扰

1.风

风邪气之所中，是人皆受之，妇人亦不能独善其身。《素问·风论》曰："风者，百病之长也，至其变化乃生他病也。"风邪是引起多种疾病的首要因素，为六淫之首，易与寒、热、燥、湿杂合而致病。风邪善行，能迅速而多途径地侵入人体。如《妇人大全良方》所云："夫妇人月水不调者，由劳伤气血致体虚，风冷之气乘也……若有风冷，虚则乘之，邪搏于血，或寒或温，寒则血结，温则血消。故月水乍多乍少，故为不调也。"风邪易夹寒、夹热直接侵袭胞宫，影响其气血运行和生理功能，从而影响女性月经。风邪又被称为"脏腑之风"，风性走窜，易中五脏六腑之俞，若风邪经肾俞入脏，致外邪内虚。肾气虚，肾失吸纳、封藏之功，影响胞宫"脏"的属性，无以吸纳冲脉气血的灌注，导致妇人经期提前、月经先后不定期等。

2.寒

寒性收引，寒主痛。妇人伤于寒，寒气收敛，经脉挛急，气血运行不通，冲脉气血运行受阻而逆乱。而经期经血下泄，与逆乱之冲相干，故导致经期小腹痛甚。即《素问·骨空论》所谓："冲脉为病，逆气里急。"此亦合理解释了妇人感受寒邪，平时无痛经现象，而经期痛甚也。《妇科心镜》亦有记载："妇人小腹为冲任之海，血气用事。凡遇寒冷则血气凝结，为之击搏，故作痛。"寒邪常伴随风邪之走窜侵袭胞宫。因此，妇人经期，若涉雨受凉，易感寒而小腹痛。

寒性凝滞。任脉主全身之阴液，以流通为本。寒邪凝滞经脉，气血运行迟滞，停聚于经脉，水湿内生，聚而为瘕。即《素问·骨空论》所谓："任脉为病……女子带下瘕聚。"因此，寒邪伤于妇人，亦致瘕病。

3.湿

湿性重浊，易困阻气机。湿胜而内困于脾土，致脾胃运化失常，影响全身气机及水液代谢。《素问·骨空论》言冲脉并于足少阴，隶属于阳明，附于肝。脾失健运，脾升胃降的气机枢纽失调，影响冲脉气血灌注于胞宫。胞宫"腑"的属性以通、泻为本，湿邪阻滞影响气血运行，经血下行受阻，致月经后期、量少。湿邪困阻，聚久而生痰，痰湿内结，停聚于经脉，聚久为癥。

《傅青主女科·带下》曰："带下俱是湿症。"湿性趋下，易下客于带脉以下，致气血凝滞，影响任脉司阴液及带脉约束之功能，故引发带下病。

4. 热（火）

热为阳邪，易"动血"。《金匮要略·妇人杂病脉证并治》记载："经水适断，此为热入血室。"《喻嘉言医学三书·尚论》曰："盖血室者，冲脉也。"故外邪余热乘虚而入，热迫于冲脉气血，冲脉气血运行失常，致月经过多，甚则崩漏等。热邪扰于胞宫，致使胞宫"脏""腑"属性失衡，失于藏匿，血行横溢，致月经先期等。

热易伤津，煎灼阴液。一方面热淫于内，迫津外泄；另一方面热邪煎灼津液，致阴液亏损。因此，热邪伤于任脉阴液，如见咽干、阴道干涩等。任脉所司的全身阴液亏耗，影响其正常生理功能，不能为女性生殖提供支持保障，导致不孕、带下量少、绝经前后诸症。

5. 燥

燥性干涩，易伤津液。《素问·阴阳应象大论》曰："燥胜则干。"燥邪伤人，津液损伤，进一步影响任脉所司之全身阴液。任脉阴液亏损，胞宫汇聚减少，督脉温煦蒸腾胞宫的阴液物质乏源，无以充养在天之癸；而天癸在不断消耗中得不到补充，更无癸水之下降，从而破坏了女性生殖的内在循环，导致带下量少及不孕等问题。

二、内伤七情

七情是指人体喜、怒、忧、思、悲、恐、惊七种情志变化，内伤七情则指这些情志过极影响脏腑生理功能，即"怒伤肝""喜伤心""思伤脾""忧伤肺""恐伤肾"。五脏过极，脾胃化生气血、运化水液失常，阻碍了全身气血、阴液的生成，从而导致冲脉气血、任脉阴液乏源，影响女性月经。《竹林女科证治》曰："妇女情欲不遂，沉思极郁，心脾气结，致伤冲任之源，而肾气日消，轻则或早或迟，重则渐成枯闭。"

五志过极，五脏不安，亦影响冲脉气血的运行以及阴液的流通。《素问·举痛论》中有言："怒则气上，喜则气缓，悲则气消，恐则气下……惊则气乱……思则气结。"如妇人情志抑郁或大怒，肝失疏泄，气机郁滞，阻碍冲脉气血有序灌注胞宫，致冲脉气血逆乱。《竹泉生女科集要》所言："其人体瘠，性躁，善怒，善烦……时或气逆，此乃大烁血室，冲气上逆也。"

五志过极易化火。《素问玄机原病式》中记载："若五志过度则劳，劳则伤本脏，凡五志所伤皆热也。"情志过极，伐伤脏腑，脏腑失和，气机失常，不循常道，致郁滞而化火，心易受之。若女子心烦失眠，舌尖红甚等，多见于心中实火；若感邪日久，妇人五心烦热、咽干、阴道干涩、带下量少等，乃火耗伤阴液，致心阴不足，为心中虚火。心中或虚、或实火者，心气不得下通，冲脉气血下注不畅，导致月经后期、闭经。正如《素问·评热病论》所云："月事不来者，胞脉闭也，胞脉者属心而络于胞中，今气上迫肺，心气不得下通，故月事不来也。"

三、痰瘀阻滞

1. 痰湿阻滞

痰湿是水液代谢异常的病理产物，亦是一种致病因素，影响水液代谢。任脉为"阴脉之海"，主司全身阴液，以通畅为本。全身阴液或受外邪侵袭，或水湿内生，痰湿阻滞，阴液停聚，聚久不化，而为瘕。即《素问·骨空论》所云："任脉为病……女子带下瘕聚。"

2.瘀血阻滞

瘀血阻碍气机运动,影响气血运行,亦碍于新血的生成。《医学准绳》有云:"夫人饮食起居一失其宜,皆能使血瘀滞不行,故百病由污血者多。"瘀血为有形之邪,易阻滞气机,影响冲脉气血的运行,冲脉气血上逆,胞宫满溢延迟,则月经后期。瘀血停于体内,气血运行受阻,脏腑失于濡养,影响新血的生成,冲脉气血乏源,胞宫无以满溢,导致月经量少、闭经。此外,冲脉气血灌注胞宫后,亦遵循气血运行的一般规律,若瘀血阻于胞宫,影响胞宫内气血的有序运行。胞宫"腑"的属性以通为用,"泻而不藏",若瘀血阻滞,阻碍经血下泄,则导致月经经期延长、量少、闭经。

四、病久入络

病久入络,多有瘀、痛的特点。《灵枢·终始》曰:"久病者,邪气入深。"病初邪留胞脉,久之则积于胞络。《临证指南医案》亦记载:"经几年宿病,病必在络。"《素问·评热病论》曰:"月事不来者,胞脉闭也,胞脉者,属心而络于胞中。"冲脉气血在肾气的吸纳作用下,乃假胞宫之胞脉胞络灌注于胞宫。然而,胞络是胞脉的下级分支,具有灌注、运行气血缓慢的生理特点,在病理上易出现瘀滞。正如叶天士曾明确指出,络脉的病理变化为络中气机瘀滞,络脉绌急。《素问·举痛论》曰:"脉寒则缩蜷,缩蜷则脉绌急,绌急则外引小络,故卒然而痛。"故妇人病久,邪气入络,多见于顽固性包块、顽固性疼痛、腺肌病等。

五、饮食、起居、跌扑、金刃损伤

饮食、起居对人体内气血的循环至关重要,尤其是对于女性这一特殊群体。随着现代生活方式的改变,人们往往过多摄入高脂肪、高热量等"肥甘厚味",导致"食积"。《素问》中亦有记载:"肥者令人内热,甘者令人中满。"再者现代脑力劳动者的比例很高,缺乏适当的运动,致使饮食的纳入与运动的消耗量不能达成正比，往往导致肥胖。胖者，痰湿内生，阻碍气机，影响冲脉气血的运行。

现代女性工作生活压力大，情绪、饮食、作息时间的改变或耗伤阴精，致使"阴脉之海"任脉损伤，导致不孕、带下量少、绝经前后诸症。

此外，女子多孕多产，往往伴清宫术或剖宫产史，伤于肾精，损伤胞宫胞络。或妇人因卵巢囊肿、子宫内膜息肉、子宫内膜异位症等，行病理组织切除，而增加损伤胞脉胞络的风险，影响胞宫生理功能，致月经不调，甚则不孕。

综上可见，各种致病因素致冲任督脉之功能异常临床可见多种病理状态发生，造成女子经、带、胎、产、杂各种疾病，因此，分析"冲病"病证的发病原因对于清晰认识"冲病"的病机特点及构建"冲病"的辨证体系具有重要的临床价值。

第二节　病机特点

一、气血易虚

冲脉统辖十二经脉之气血，是女性月经和生殖功能的关键调节者。"冲为血海"，女子经带胎产孕的特殊生理均以血为用。《素问·上古天真论》曰："太冲脉盛，月事以时下。"故女子月经的周期性下泄或孕后阴血下聚养胎，使得正常生理上，女子气常有余而血常不足，故冲脉所司气血相对虚弱。

冲脉所司气血之源与五脏六腑息息相关。《灵枢·逆顺肥瘦》曰："冲脉者，五脏六腑之海也，五脏六腑皆禀焉。"脏腑经络气血有余时，冲脉则加以蓄贮；脏腑经络气血不足时，冲脉则予以补充灌注。故冲脉气血之盈亏受五脏六腑的影响，或一脏或一腑功能失常，均能影响全身气血，进而影响冲脉所司之气血。

冲脉所司气血循行广泛，易受各种病邪的影响。《灵枢·海论》云："冲脉者，为十二经之海。"冲脉循行范围广泛，贯穿全身，阴阳表里无不所涉，为一身气血之要冲。因此，风、寒、湿、热等外感邪气或内伤因素，易多途径影响冲脉所司气血的灌注和运行，导致冲脉气血虚弱。

二、阴液易亏

阴液是精、血、津液等各种液体的统称，属阴分。任脉司全身阴汇聚于胞宫，是胞宫厚重之地的主要成分，为女性月经、生殖的必要条件。现代女性工作生活压力大，情绪、饮食、作息时间的改变或耗伤阴精，易致使"阴脉之海"任脉损伤，导致不孕、带下量少、绝经前后诸症。

三、气血易逆

冲脉所司气血的运行具有方向性。冲脉所司气血的运行规律是单向的，且非地理方位上下的关系，而是由肾气主导的流体力学压力差方向。因此，肾气的吸纳是冲脉气血下注的核心。如《素问·上古天真论》记载："肾气盛……月事以时下。"女子气常有余而血常不足，又多孕多产，或由金刃所伤，致肾气亏虚。肾气亏虚则不能潜藏于下而上逆，胞宫吸纳气血功能异常，则肾虚，冲气逆乱。如《医学衷中参西录》所言："是以肾虚之人，冲气多不能收敛，而有上冲之弊。"或复因肝郁气滞或寒邪直中等因素，阻滞冲脉气血灌注胞宫，致经脉气血逆乱更甚。经期冲脉气血下泄益盛，与逆乱之冲相干，故见妇人经行痛甚。即《素问·骨空论》所言："冲脉为病，逆气里急。"故妇人冲脉气血易逆。

四、气血易滞

冲脉所司气血有序灌注于胞宫是以肾气的吸纳为核心，并受其他脏腑的协调统筹，以调畅有序为用。"冲脉并于足少阴，隶属于阳明，附于肝。"故肝疏泄调节冲脉气血有序注入。妇人素有情志不舒，而致肝气郁滞，则气机不畅，冲脉气血运行受阻，气滞血阻。肝郁而乘脾，脾失健运，水液代谢异常，水饮停聚，痰湿内生，阻滞冲脉气血运行。脾失健运，则脾胃气机失常，气机阻滞，冲脉气血运行受阻。"月事不来者，胞脉闭也，胞脉者，属心而络于胞中，今气上迫肺，心气不得下通，故月事不来也。"故心肺的通降助使冲脉气血向下流通。心气宜降，肺主一身之气，若气上迫肺，心气不得下通，无以助使冲脉气血的向下流通，则冲脉气血易受滞。或又有风、寒、湿等外邪侵袭胞宫，凝滞胞脉，亦致冲脉气血下行不畅。故妇人冲脉气血易滞。

五、易积成形

任脉所司阴液，各行其道，无外溢、聚集，以流通为用。然而，痰湿、气滞和瘀血等病理状态极易影响全身阴液的流通，导致水液停聚。任脉起于胞宫，任脉所司阴液阻滞，病邪易积于胞宫，致下腹包块、瘕聚。即"任脉为病，带下瘕聚"。

第三节 常见病机

一、冲气不足

冲主司十二经脉气血。冲气不足，是冲脉组织协调十二经脉气血灌注胞宫的能力不足。外感风寒湿邪，或内伤情志，恐伤经脉经气。《临证指南医案》曰："悲忧惊恐，内伤情志，沐浴熏蒸，外泄阳气，络中不宁……盖冲脉动，而诸脉皆动，任脉遂失担任之司。"冲脉之经气不足，则冲脉统率无力，十二经脉气血循行无序，血行逆乱，而无以汇聚于胞宫，胞宫灌注乏源，致妇人月经后期、量少、闭经、不孕等。《景岳全书·妇人规》记载："凡妇人经水淋沥，及胎产前后下血不止者，皆冲任脉虚，阴气不守也。"

冲有"渗诸络而温肌肉"之功，张介宾云："冲脉为十二经之海，故能温肌肉，温足胫，皆冲脉之气也。"故冲气不足，则不能温分肉，妇人自觉四肢凉，但不畏寒。

二、冲气逆上

1. 寒邪

寒邪，其性凝滞，主痛。寒邪入侵，伤于血脉，直中胞宫，致胞宫胞脉气血凝滞，气血运行不畅，不通而痛。如《妇科心镜》所说："妇人小腹为冲任之海，凡遇寒冷则血气凝结，为之击搏，故作痛。"女性生理中，冲脉气血有序灌注于胞宫，胞宫血海满溢，为月经或藏养胚胎。若感寒邪，冲脉气血运行受阻，心阳不能镇安上逆之冲，则冲气上逆。又因经期，胞宫"腑"的属性"以通为用"，冲脉气血下泄益盛，下泄之经血与上逆之冲相干，故经行小腹痛甚。即所谓"逆气里急"。沈金鳌于《杂病源流犀烛》有言："冲脉病，一曰寒逆，阳不足也。"故寒邪直中，或心阳正常，或心阳不足，临床可再观辨。

寒性收引，使气机收敛，腠理、经络、筋脉收缩挛急，气脉不顺，冲脉气血运行受阻，不能下注胞宫而上逆，导致冲气上逆。如冲脉逆气至咽喉，腹痛的同时还伴有喘息。又如产后之人，感受寒邪，冲气逆急，抨击于心之络脉，则心痛。

《素问·举痛论》言："寒气客于冲脉，冲脉起于关元，随腹直上，寒气客则脉不通，脉不通则气因之，故喘动应手矣。"冲脉气血运行规律为单向，其流向为"下"，血海满盈，下注胞宫而为月经。当寒邪直中则阻碍其下行，冲脉气血不能溢泄，气脉不顺，则引起冲气上逆。崔嘉彦在《难经古义》释曰："冲脉动苦，逆气里急，气上冲咽喉不得息，喘息不得卧，腹中刺痛拘急，寒气客于冲脉，则脉不通，喘动应手，有寒疝痛，则上引胸中痛。"亦有陈无择在《三因极一病证方论》述产后心痛之缘由为寒邪直中，冲气上逆："心者血之主。人有伏宿寒，因产大虚，寒搏于血，血凝不得消散,其气遂上冲,击于心之络脉,故心痛。"

2. 心阳不足

心属火,是阳中之太阳,素有"阳脏"和"火脏"之誉。心阳者,温煦全身血脉,激发人体精气,使人体生命生生不息。女子以血为本,经水为血所化。心主血,故有"诸血者,皆属于心"之论。心居胸腔,横膈之上,胞宫借胞脉与之相通,胞宫依赖心血以产生月经。《素问·经脉别论》云:"经水者,阴水也,阴必从阳,故其色赤,禀火之色也。"因此,心阳不仅在经水化生中发挥重要作用,亦关乎气血的运行。心者,其气升已而降,君火下温肾脏,使人体上半身不感觉过热,下半身不感觉过冷。若冲脉气血因寒邪直中胞宫,运行受阻而不能下注胞宫,则冲气上逆。此时,若心阳充足,下降之心火既使寒邪散去,又能镇安上逆之冲。若心阳不足,心气推动作用减弱,血液运行迟缓,甚至瘀滞不行,冲脉气血亦瘀滞;同时,心阳无以镇安上逆之冲,则冲气上逆。如《素问·评热病论》曰:"月事不来者,胞脉闭也。胞脉者,属心而络于胞中,今气上迫肺,心气不得通,故月事不来也。"《女科经纶》谓:"女子不月,得之心气不通,故不治其血而治其心可也。"

3. 心火上炎

沈金鳌于《杂病源流犀烛》中言:"冲脉病,一曰火逆,阴不足也。"冲脉之病,非独阳虚寒逆所致,阴虚火逆亦为其源。如张志聪所言:"胞脉属心,得心气下通而为血,冲脉任脉皆起于胞中,上循背里,为经络之海……女子至胸中而下为月事。气上迫肺者,真气上逆,口苦舌干,惊则咳甚,是心气上炎而不下通也。"《女科经纶》引李东垣之论:"或因劳心,心火上行,月事不来,胞脉闭也,胞脉属心,络胞中,气上迫肺,心气不得下通,故不来,宜安心补血泻火,则经自行。此上焦心肺有热,而经不行也。"心,火也;肺,金也。心火乘肺,心火过旺则易损伤肺脏津液。气上迫于肺,心气不得下通,冲脉气血闭塞不行,无以灌注胞宫,胞宫吸纳气血失常,经血不潮。张志聪复言:"胞脉属心,得心气下通而为血。"

《女科经纶》引李东垣之论:"心火上行,闭经,若安降心火,则可恢复月经来潮。此心肺有热,而经不行也。"故心火上炎,亦致闭经。心阳须与心阴相互协调,以维持其正常生理功能。今心阴不足,阴不足以配阳,心阳欲降失常,也可引发冲脉病证。

4. 阳明(胃)气虚

足阳明胃经乃多气多血之经。胃,水谷之海,冲脉,血海也,十二经脉之海,二者皆被称作五脏六腑之海。冲胃气逆的病理基础与冲脉的循行及功能息息相关。冲脉与足阳明胃经在循行上相互交织连通,《黄帝内经太素》云:"胃盛水谷,故名水谷之海。胃脉,足阳明也……冲脉管十二经脉……巨虚上下廉,则足阳明脉所发之入。此等诸穴,皆是冲脉致气之处、故名输也。"《难经》亦谓冲脉:"起于气冲,并足阳明之经,夹脐上行,至胸中而散。"足太阴脾经、足阳明胃经在少腹部的气街穴(气冲穴别名)相通,因此"太冲脉隶属于阳明"。胃经"夹口环唇",冲脉上行分支"上络唇口";足阳明之筋"结于跗上",与冲脉分支相交。

冲脉所司气血之盛,赖于阳明谷气充养。《济阴纲目》记载:"太冲属阳明,为血之海。故谷气盛,则血海满,而月事以时下。"阳明水谷充盛,脾运化有源,脾胃纳运相得,气血生化无穷,心血充足,心气通明,肺气肃降,肝气疏畅,脾气升清举陷,胃气通降,肾气开阖有序等五脏六腑生理功能得以正常发挥。阳明胃主通降,以通为顺,以降为和。冲脉隶属于阳明,阳明经气血充盛,则充足之血充养冲脉气血,通降之气助运冲脉气血。《女科要旨》言:"阳明之脉,以下行为顺,上行为逆;冲任之脉,丽于阳明。"若阳明胃气衰,一方面,冲脉气血随之虚衰,冲脉气血灌注胞宫乏源;另一方面,影响脾升胃降气机,胃气下降之力不足,影响冲脉气血之运行,冲气易于上干。则如张锡纯所言:"冲为血海,居少腹之两旁。其脉上隶阳明,下连少阴……阳明胃虚,其气化不能下行以镇安冲气,则冲气亦易于上干。"叶天士在《临证指南医案》述:"又述咳频,冲气必自下上逆,夫冲脉隶于阳明,胃阳伤极,中乏坐镇之真气,冲脉动,则诸脉交动，浊阴散漫上布，此卧着欲起矣。"若冲脉气血失调，协阳明之气向上逆行，亦导致呕吐等表现，《金匮要略浅注》曰："胃主纳谷。其脉本下行。今反夹冲脉之气而上逆。名曰胃反。"

5. 肝郁

《格致余论》言："主闭藏者，肾也，司疏泄者，肝也。"肝者，五脏之一，司疏泄而藏血。《素问·五脏别论》云："所谓五脏者，藏精气而不泻也，故满而不能实。"《灵枢·本脏》亦云："五脏者，所以藏精神血气魂魄者也。"冲脉，血海也，隶于肝经。可见，冲脉之血赖以肝藏之血，受肝血盈亏的影响，属肝所司。肝脏若能正常行其藏血之职，则冲脉气血得以有序灌注胞宫，胞宫如月之盈亏、水之满溢，月事自如期而至。若肝血不足，冲脉气血亏乏，无以灌注于胞宫，则月事不至，见闭经。《妇人大全良方》有言："则内气竭绝伤于肝，使月水衰少不来。所以尔者，肝藏于血，劳伤过度，血气枯竭于内也。"

肝气若畅达，则气顺血行，冲脉气血有序灌注胞宫，月事得以按时而下。若肝气郁结，气机不畅，则气滞血瘀，冲脉气血运行受阻，血海蓄溢失常，冲脉之气血逆行而上。《丁甘仁医案》载："气滞血瘀，肝火载血，不能顺注冲任，而反冲激妄行，上溢清窍，有倒经之象。"《血证论》亦云："又有冲气上逆，其证颈赤头晕，火逆上气，咽喉不利，乳下动脉辟辟弹指，颈上动脉现出皮肤。冲脉原不上头项，咽干者，以冲为血海属肝，因肝脉而达于咽也。"此外，《金匮要略心典》亦言："奔豚为肾病也……亦有从肝病得者。以肾肝同处下焦。而其气并善上逆也。"

6. 肾虚失敛

肾为封藏之本，肾主纳气，为冲之根。《续名医类案》云："经本于肾，旺于冲任二脉。"足少阴肾经，可谓十二经中与冲脉联系最为紧密的一条经脉。冲脉之起源、循行、穴位均与足少阴肾经直接相关。《素问·骨空论》云："冲脉者，起于气街，并少阴之经。侠脐上行，至胸中而散。"《灵枢·逆顺肥瘦》云："夫冲脉者……其下者，注少阴之大络，出于气街，循阴骨内廉，入腘中，伏行骭骨内，下至内踝之后属而别。其下者，并于少阴之经，渗三阴，其前者，伏行出跗属，下循跗，入大指间，渗诸络而温肌肉。"肾气盛，肾气吸纳冲脉气血有序灌注于胞宫，胞宫"脏""腑"有序转化，而为月经，进一步为生殖奠定基础。若肾气亏虚，肾气摄纳无力，冲脉气血失纳，如张锡纯在《医学衷中参西录》所言："又肾之上为血海，奇经之冲脉也。其脉上隶阳明，下连少阴。为其下连少阴也，故肾中气化不摄，则冲气易于上干。"《血证论》云："冲脉本属肝经，然其标在阳明，而其根则在于肾，盖冲脉起胞中，而肾气即寄在胞中……是以冲脉每夹肾中之虚火，上逆而咳，喘促咽干，两颧发赤。"

三、冲气阻滞

胞宫又名女子胞，具有脏"藏而不泻"的属性和腑"泻而不藏"的属性。女子性易怫郁，若郁，郁结气机，肝失疏泄，气血运行失于调畅；若经期产后外感寒邪，寒气凝滞经脉，脉寒缩蜷，"寒气客于脉外则脉寒，脉寒则缩蜷，缩蜷则脉绌急"（《素问·举痛论》）。以上均导致冲气阻滞，血脉瘀阻，冲脉气血则不能有序下注胞宫。"腑"以通为用，以降为顺，使经血排出和胎儿娩出正常。若冲脉气血受阻，导致冲任所聚之经血堵塞，胞宫失其通降，则精血、带下难以按期排出，瘀血内生，阻滞络脉，久则痰瘀互结，则生癥瘕。如《景岳全书》中记载："妇人有鬼胎之说，岂虚无之？鬼气果能袭人胞宫而遂得成形者乎？此不过由本妇之气质，盖或以邪思蓄注，血随气结而不散，或以冲任滞逆，脉道壅瘀而不行，是皆内因之病，而必非外来之邪，盖即血癥气瘕之类耳，当即以癥瘕之法治之。"冲气阻滞不得下注，"物极必反"，冲气逆上而行，则表现为痛经。胞宫又为妇人藏胎之所，若脂满、痰湿、瘀血等邪犯冲脉，冲气阻滞，气血无法正常下达于胞宫，胎失滋养，正常生理功能无以维系，则致胎萎不长、滑胎等病。又或因瘀血阻滞胞宫，胞脉不畅，两精不能相合，而无法正常摄精形成不孕。由于冲气阻滞，后天生化之气血无以下行，先天精气阻而不通，呈现本虚标实之征象。

四、任、督、带失常

任脉荣，以充盛为本。任脉司一身阴液，统率各脏腑、组织、形体、官窍阴液之分布。若任脉虚，任脉经气不盛，所司功能失常，全身阴液不盛，无以汇聚阴液于胞宫，胞宫胞脉失于濡养，致女性"孕育之'器'"循环受阻，影响女性月经及生殖。任主胞胎，任脉所司阴液不足，胎不得滋养，亦影响胎儿的生长。任脉与胞宫相联系络属，"任通"为"妊子"持续不断提供各种阴液物质，"妊子"的必要条件包括任脉的"通盛"。任脉通，以流通为用。若任脉为病邪阻滞，阻碍全身阴液的流通，水液停、滞、聚而为痰，久则积为癥瘕。即所谓"任脉为病，女子……瘕聚"。任脉畅，以有序为基。任脉阴液应遵循其流通规律而不乱溢泄，遵其道而行之。若阴液输布异常，水湿内生，复而影响水液代谢，亦影响其生理功能。

督脉始于胞中，与任脉循行相反，其循于人体背部，向后由长强穴而上，入脊柱至风府穴，络于大脑。在冲任督一源三歧中，督脉发挥着关键作用。督脉为一身阳脉之海，汇聚全身阳脉经气，有温煦的功能。胞宫汇聚了全身阴液、气血、津液等厚重物质，须在督脉所含命门之火的温煦下，不断地如水气般蒸腾以充养天癸，为女性生殖提供支持保障。若督脉失于温煦，胞宫犹如失去阳光的大地，阴寒湿冷，无以生根发芽。即《素问·骨空论》所论督脉为病，女子不孕。

带脉主约束各纵行之脉，维系诸脉。带脉为病，大体上可分虚、实两证：虚证源于肾精亏损，经脉失养；实证则由外邪侵袭或湿热瘀滞所致。其病机表现为带脉失约和带脉不和。带脉失约，其病理表现为经气虚衰，带脉松弛。多因肝肾亏虚，带脉失肾精之充养，脾气无力，带脉失后天之支持，以及冲、任、督之内损，殃及带脉所致。临床常见子宫脱垂。带脉不和，其病理表现为经气阻滞，带脉紧束。《难经》云："带之为病，腹满，腰溶溶若坐水中。"其为病多系寒湿外侵，脾经受邪，继而累及带脉，以寒证居多。此外，由于带脉总束诸脉，"诸经上下往来，遗热于带脉之间"，以致客邪郁遏，湿热下注，则属热证。妇女之带下病，即以带脉为病而得名，冲、任、督三脉皆络于带脉，若湿邪郁遏，带脉失束，任脉不固，白带则连绵而下。

可见，任脉、督脉及带脉与冲脉共同构成女性月经生理及生殖生理的支持保障系统。

五、胞宫"脏""腑"属性失衡

（一）胞宫"脏"的属性失守

1.肾的封藏失职

肾为"先天之本"，是推动生殖功能的原动力，是维持正常月经规律及孕育胎儿的根本保证。肾气盛是维持胞宫"脏"的属性的主力。肾有封藏之功，能吸纳冲脉气血灌注于胞宫，胞宫"藏而不泻"，蓄灌直至盈满。若肾的封藏失职，肾摄纳无权，胞宫"脏"的属性失守，导致月经先期。或孕后，胞宫无以藏养胚胎，导致胎儿失固，引发流产。

2.邪扰胞宫

（1）血热失守：血热可由外感热邪，或素体精血不足，营阴偏虚，或过服炙煿辛辣肥甘之物，抑或精神情志偏亢导致气机郁结等产生。体内热势化生，热迫血行，破坏了胞宫"脏"的属性，亦可导致月经先期、崩漏，乃至滑胎等妇科疾患。对于复发性流产的患者，屡孕屡堕，逐渐消耗精血之余，阴亏内热渐显，《景岳全书·妇人规》言："凡胎热者，血易动，血动者，胎不安；故堕于内热而虚者，亦常有之。"《妇人大全良方》载："若经候过多，遂至崩漏，色明如水下，得温则烦，甚者至于昏闷……此由阴阳搏，为热所乘，攻伤冲任。血得热则流散，譬如天暑地热，则经水沸溢。"强调了因热邪侵袭，伤及冲、任，导致血热崩漏。

（2）肝郁失守：《类证治裁》记载："盖妇女善郁，木失条畅，枝时萎悴，肝不藏血，经之所由不调也。然不调之中，有先期，有后期，有错乱，有痛经，有倒经，有淋漓不断，有枯闭不通。"肝的疏泄和藏血功能井然有序，气血平和，调节血海蓄溢有度，月事如期，故能有子。若忿怒之情伤肝，肝失疏泄，肝气郁结，甚则过极化火，愈盛愈郁，阻遏气机流通，血积成瘀而致子宫藏纳无权，太过泄泻而无法蓄积，或泄泻不及而藏积不充，导致月经先期或后期。《女科撮要》云："若先期而至者，有因脾经血燥，有因脾经郁滞，有因肝经怒火。"又如《滇南本草》所言："遇月信时，有犯忿怒妒嫉则血逆，逆久则烧经血，盖郁怒伤肝，肝为血海，又主脏血，冲任之系，寄属肾肝，冲任伤，则肝血失守，气盛血逆，是涸血海之波，使滞不流行为病。"

（3）脾虚失守：《类证治裁》云："按东垣云，胃为卫之本，脾乃营之源。脾胃阳衰，纳运不旺，致胀满瘀停，宜乎营卫失度，冲任不调矣。"脾者，乃气血后天化生之源，胎元健固缘于阳精之化生、阴血之滋养。唯有气血充盛，冲任固托，方可安然如期而产。若脾元虚损，气血生成不足，冲任血虚，源泉耗竭，滋养不得，胞脉失养，影响胞宫"脏"的封藏，致使胎孕不固，易生滑胎之疾。《圣济总录》曰："妊娠将理无方，脾胃饮食减少，不能行荣卫，化精微，养冲任，故令胎脏内弱，子气不足，生化稍亏。"一方面，若脾气虚弱，则统摄无能，血液妄行，量或多或少，或淋沥不尽。另一方面，脾气虚弱，湿土之气下陷，而产生湿、痰、饮等致病因素，痰湿阻滞，痰湿阻于冲任，胞脉不通，导致经期延后。

（二）胞宫"腑"的属性失常

1."腑"之瘀滞

若胞宫"腑"的功能异常，胞宫闭塞，冲任所聚的经血停滞，则经血、带无以按期排出。胞宫"腑"的功能还有利于胞宫藏养胎儿，若血瘀、寒凝、痰湿等侵袭胞宫，破坏胞宫的正常功能，胞内胎儿得不到滋养，则导致胎儿生长发育受限，胎儿无以维系，胎儿死于腹中或分娩困难。

《女科经纶》云："如积冷血寒，凝结胞门，冲任脉寒，而血泣不下，是风冷客邪，乘虚袭入。"胞宫精血渐臻充盈，进而推动胞宫属性由"脏"转"腑"的改变，使血室敞开，经血应时而流淌。若素体阳虚，脏腑失温养之道，气血生成不充，血海充盈延迟，影响胞宫属性的转换，遂致月事迟至；或外感寒邪、淋雨涉水，抑或过食寒凉，寒气凝结于血中，血海被寒固守，胞脉凝涩，难以及时溢流，遂致月经后期甚则闭经，如《医宗金鉴》曰："妇人经水先闭后病肿者，乃寒湿伤于冲任，血壅经隧也，名曰血分。"

《医宗金鉴·妇科心法要诀》曰："妇人产后经行之时，脏气虚，或被风冷相干，或饮食生冷，以致内与血相搏结，遂成血瘕。"此句指出形成瘀血之因由。素体不足，经产留瘀，或七情内伤，肝失疏泄，气滞成瘀；抑或外邪侵袭胞宫，邪气与血相凝结，瘀阻胞宫，致使胞宫泻下之道路乖阻不畅，乃至闭阻不通，导致血不循经，非时而下，呈现月经稀少、经期延长、崩漏等妇科疾患，如《妇人大全良方》记载："血崩乃经脉错乱，不循故道，淖溢妄行，一二日不止，便有结瘀之血，凝成窠臼。"

2. 血之失"约"

（1）气虚失统：胞宫发挥"腑"的功能属性排出经血的过程亦受"脾气统摄血行于脉中"的约束。若气虚失统或血热迫血妄行，均影响胞宫排出经血的生理过程。

《女科经纶》云："冲任气虚，则胞内泄漏，不能制其经血，故月水时下，名胞漏，血尽则毙。"血之生成、统摄与运行，有赖气的生化与调节，正如"气为血之帅，血为气之母"。若素体初弱，肾气不足，或病后体虚，或因劳役过度、饮食不当，导致气虚下陷，失去了正常的"腑"的生理功能，影响胞宫由"腑"向"脏"的转换，泻势无所依循，使得泻太过而藏不足，甚则泻而不藏，如《妇人大全良方》所载："若劳伤经脉，冲任气虚，故不能制经血，令月水不断也。"

（2）热迫血行：热气横流，不仅冲击胞宫"脏"属性之封藏，更扰乱"腑"属性之正常运转，搅动冲任之气，使血海翻腾不安，导致太过泄泻，出现月经过多、经期延长，如《妇科玉尺》所言："经来十数日不止者，血热也……经水过多不止，平日瘦弱，常发热者，由火旺也。"此外，阳盛血热，煎熬血液，血道燥涸，最终导致生化乏权，除旧生新失职，出现月经过少甚至闭经。如《景岳全书·妇人规》描述："其有阴火内烁，血本热而亦每过期限者，此水亏血少，燥涩而然。"

六、生殖相关病机

1. 天癸迟至

天癸是肾精及肾气充盈到一定程度而产生的一种精微物质，是女性生殖基质。女子二七，肾气本盛，则天癸泌至，任通冲盛，月经来潮，才能有子。天癸源于先天父母之精，若先天肾精匮乏，肾气不足，精无以化气，不能如期至巅形成"天"之气态，则天癸迟至。

2. 天癸早竭

天癸具有促进人体生殖器官的发育成熟和维持人体生殖功能的作用。因此，在生命的进程中，由先天之精所化之天癸会逐渐被消耗，必须得到后天源源不断的补充。女性在七七之年，肾气渐衰，天癸渐竭，冲脉气血亏虚，月经将断而至绝经，此不孕为正常生理。现代女性工作、生活压力大，情绪、饮食、作息时间的改变，五志化火，耗伤阴精。一方面，女性这种病理状态加速了天癸的消耗。另一方面，肾精亏耗，肾气亏虚，肾气不能吸纳冲脉气血灌注胞宫，胞宫精、血、阴液等物质乏源，阻断了女性"孕育之'器'"的循环，无以充养天癸。此外，乙癸同源，肝脏失其正常生理，藏血失职，不能化生肾精，肾精亦得不到滋养。故女性未到七七之年，天癸被逐渐消耗而得不到补充，天癸早竭，则不能孕也。即："天癸竭，地道不通，故形坏而无子也。"

第四节 "冲病"病机研究的整体观及理论特色

"冲病"是以冲脉为代表的以冲任督（带）及胞宫（胞脉、胞络等）损伤为核心的妇科疾病的概括。肾为先天之本，肾藏精，精化气，肾气的盛衰决定了天癸的至与竭；天癸源于先天，藏于肾中，受肾气的支配和制约；肾气和天癸的正常功能是女性经孕产育的先导。脏腑为气血化生之源，气血为月经和孕育的物质基础，经络是气血运行的桥梁，协调脏腑功能。肾、天癸、气血、脏腑和经络构成了一个相互联系、相互制约的病机整体观。

若脏腑功能异常，则影响全身气血、阴液及阳气等物质的生成，经络的生理功能受损，冲脉所司气血、任脉所司阴液失于调节，督脉所含命门之火衰惫，天癸失养，导致女性月经和生殖异常。若气血不足，脏腑、经络正常生理功能受损，则冲脉所司气血、任脉所司阴液乏源，胞宫胞脉气血不充，影响女性月经和孕育的物质基础。若经络损伤，则调控失职，冲任督脉失于调节全身气血、阴液及阳气等物质，全身气血、阴液及阳气等物质无以循其道而失其用，脏腑亦不得濡养而功能受损，致女性月经和生殖异常。因此，在女性月经和生殖体系中，"冲任新说"理论特色体现为以肾气、天癸为主导，各种病理因素破坏冲脉、任脉、督脉协调脏腑气血阴阳等要素的有序运作，从而影响月经的正常和生殖健康。例如，肾气不足，天癸迟至，导致女性月经初潮推迟，或月经不调，甚至闭经、不孕。肾气亏虚，冲脉气血、任脉阴液无以汇聚于胞宫以资胎孕，或督脉命门之火虚衰，致阴液凝固难以滋养，或气化不利，癸水乏源，女性"月经生理"和"生殖生理"生态系统遭受影响，则诸疾丛生。

第五章

『冲病』辨证

妇科疾病的传统辨证是以八纲辨证为纲领，以脏腑辨证和气血辨证为核心的辨证体系。这一体系与内科疾病的辨证相似，均基于五脏六腑和气血的生理功能，为理解女性生理提供了物质基础。"冲任新说"辨证体系在继承传统辨证体系的基础上进行了深化和细化，特别强调冲任督及胞宫等在女性月经生理及生殖生理中所形成的独特作用及价值。这一新体系以辨胞宫"脏""腑"属性为核心，以辨冲脉所司气血、任脉所司阴液灌注胞宫的运行规律，以及女性生殖"孕育之'器'"内孕之过程和育之过程中的气化规律为基础，构建了女性月经病、带下病、妊娠病、产后病及妇科杂病的辨证。

第一节 冲、任、督、带脉病的特点

一、冲脉病的特点

早在《古方汇精》中有云："凡闺女在室，行经并无疼痛，及出嫁后忽患经痛，服药罔效，此乃新婚不知禁忌，或经将来，或行经未净，遂再交媾，震动血海，损及冲任，以致瘀滞凝结，月逢行经，断难流畅，是以作痛，名曰逆经痛。"冲脉以顺为用，冲脉气血在肾气的吸纳作用下有序下注胞宫，为女子月经来潮及生殖提供物质基础。冲脉为病，冲脉气血逆乱，上逆之冲气与下泄之气血相干，致小腹痛；又因女子经期冲脉气血下泄益盛，故经期小腹痛甚。即《素问·骨空论》曰："冲脉为病，逆气里急。"

若肾虚不能敛冲，冲脉气血逆乱致绵绵作痛，小腹喜按，腰酸，月经量少，色淡质稀，面色晦暗，头晕耳鸣，失眠健忘。若肝郁气滞，冲脉气血运行不畅，气血上逆致小腹胀痛，小腹拒按，月经量少，经行不畅，色暗有血块，块下痛减，素性抑郁，胸胁、乳房胀痛。若寒邪直中，冲脉气血凝滞致冷痛，小腹拒按，得热痛减，恶寒肢冷，面色青白。

西医学的子宫内膜异位症、子宫腺肌病等所致痛经均可从冲脉为病辨证论治。

二、任脉病的特点

任脉为"阴脉之海"，精血津液皆属任脉所司，主一身之阴液，任脉通，其标志为排卵期宫颈黏液分泌增多（非湿热等炎症干扰作用）。早在《素问·骨空论》中就有关于任脉为病的记载，即："任脉为病……女子带下瘕聚。"任脉为病，其病机有虚、实两端。气滞、寒凝、痰湿、湿热等聚结于冲任、胞宫、胞脉，经脉不通，久而聚以成瘕；病久不愈，肝肾亏虚、津亏瘀阻等致阴液不充，任脉失养。

肝肾亏虚，阴液不充，任脉不能润泽阴道，致带下量少，甚则阴道干涩，咽干，烘热汗出，腰膝酸软。津亏瘀阻，冲任气血受阻，阴精不能抵达阴窍，任脉失养，则致带下量少，阴道干涩，情志不遂，烦躁易怒，或小腹疼痛，经少，甚或闭经。任脉失职，未能管束全身阴液，或生瘕聚，或致带下异常。

任脉不通，全身阴液循环不畅，体内津液代谢失常，聚结于冲任。寒邪侵袭，寒性凝滞，气血津液凝涩不行，症见小腹冷痛，喜温，形寒肢冷，手足欠温，或善太息，胸胁胀闷，肝气郁结，阻滞经脉，血行不畅；或素体脾虚，脾失健运，水湿不化，凝而为痰，痰湿内聚，见下腹包块按之不坚，胸脘痞闷。此外，癥、瘕往往并见，二者均指包块。"瘕聚"尚可移动，按之或有或无，亦聚亦能散，如有所假托，而"癥积"则坚不可移，正如《医宗金鉴·妇科心法要诀》所记载："癥积不动有定处，瘕聚推移无定形。"瘕聚进一步发展，气滞、寒凝、痰湿等聚结日久，瘀血内生，积聚成块，渐以成癥。

西医学卵巢早衰、双侧卵巢切除术后、绝经前后诸症、子宫内膜异位症、子宫腺肌病等可从任脉为病辨证论治。

三、督脉病的特点

督脉为阳脉之海，汇聚和统领全身阳气。在女性特有的生理结构中，督脉之阳气温煦女子胞宫，使汇聚了气血津液的厚重之地阴阳协调，气血和达而不至寒；同时胞宫中的血、精、液等物质如水气般蒸腾，不断充养天癸，维系女子月经和生殖生理。督脉病则一身阳气不足，温煦之功减弱或丧失，胞宫气血津液阴寒至极，不得充养天癸，女子"孕育之'器'"的循环中断，致不孕。如《素问·骨空论》所言："督脉者……此生病……其女子不孕。"《诸病源候论》中列"子脏冷无子"等"夹疾无子"病源。督脉病症见畏寒肢冷，小腹坠胀冷痛，腰膝酸软，宫寒不孕，舌淡，脉细弱。

西医学非器质性不孕症也可从督脉为病辨证论治。

四、带脉病的特点

李时珍曰："是故阳维主一身之表，阴维主一身之里，以乾坤言也。阳跷主一身左右之阳，阴跷主一身左右之阴，以东西言也。督主身后之阳，任、冲主身前之阴，以南北言也。带脉横束诸脉，以六合言也。"带脉汇聚上下、前后、左右诸经，外束其外，不仅加强了诸经横向的联系，而且使上下往来之经气不壅滞，经脉不迟缓。带脉生理结构位置偏下，湿邪亦趋下，故湿邪容易侵袭带脉。外感湿邪或脾虚生湿，湿困脾土，脾胃升降失常，浊气不降，故腹满；湿邪浸于带脉，带脉弛缓不收，故症见如坐水中。即《难经·二十九难》所曰："带下为病，腹满，腰溶溶若坐水中。"带下一词，有广义、狭义之分。广义带下泛指妇产科疾病而言，由于这些疾病都发生在带脉之下，故称为"带下"。狭义带下又有生理、病理之别，生理性带下即如《沈氏女科辑要笺正》所载："带下，女子生而即有，津津常润，本非病也。"如《傅青主女科》亦云："带下俱是湿症。"病理性带下可分为多种，若湿尚不过甚，则表现为白带；若外湿与内湿相搏，或内湿蕴久化热，则见黄绿如脓之带，为黄带；若湿毒过甚，或化热而伤血络，则带下见赤色，或夹血水，为赤带。甚或有肾虚之人，肾所含命门之火衰惫，不能蒸腾胞宫阴液化精养身，反变湿下泄。即《素问·至真要大论》所云："诸病水液，澄彻清冷，皆属于寒。"即曰水液病，又因阳不化气、化精、化血、化津液以养身，而从下泄，故也为湿。

第二节 "冲病"辨证要点

一、辨发病因素

引起冲病的主要因素有外感六淫、内伤七情、饮食劳倦所致脏腑气血失调，痰湿、瘀血内生，阻滞经脉，亦包括内外因素所致络脉、胞脉损伤等。病因不同，冲病临床表现各异，辨发病因素是冲、任、督、带辨证求因、审因论治的依据。

（一）外感六淫之邪

外感六淫先伤经脉，亦可直中胞宫。

1. 风邪

风邪所致之冲病，主要辨其夹寒、夹热。风性开泄，使腠理疏泄开张，寒邪、热邪遂乘风而入，影响冲脉所司气血的运行。

2. 寒邪

寒邪所致之冲病，主要辨其"痛"症。寒性收引，凝滞经脉气血，冲脉所司气血下注胞宫不畅，冲气上逆，与下泄之经血相干，故女子经期小腹痛甚。

3. 湿邪

湿性黏滞，易阻滞气机，致气血运行不畅，影响冲脉所司气血的有序灌注。湿为阴邪，湿性趋下，易伤于阴部，影响带脉约束之功，致经脉迟缓不收，出现带下量多，色白，质稀。湿邪郁久化热，灼烧津液，暗耗营阴，久而伤及任脉，常见咽干、阴道干涩等症状。

4. 热（火）、燥邪

火为热之极，热为阳邪，易灼伤血脉，热迫血行，血不循经，经脉气血逆乱，不能灌注胞宫，胞宫"脏""腑"功能失常，导致月经先期，经量增多，经色鲜红，经量过多者伴贫血。热久耗伤营阴，阴液不足，虚火内生，亦见女子五心烦热、盗汗、口渴咽干、舌红少苔、脉细数之症。

（二）内伤七情、饮食、劳逸

1. 内伤七情

内伤七情致病，主要辨脏腑功能紊乱致气机失常和情郁化火。肝失疏泄，气机郁滞，或心气涣散，心神不守，或脾运化失常，气血化生不足，或肺布叶举，上焦不通，荣卫不散，或肾气不固，肾封藏失职，均影响冲脉气血的灌注，见月经后期、量少等。情志过极，易郁而化火，暗耗阴液，见心烦、咽干、阴道干涩、带下量少等。

2. 饮食、劳逸、起居失常

饮食有四性五味之别，食入五脏，喜食肥甘厚味者，食物积滞于中焦，影响脾胃运化，郁久化热，导致脾胃湿热，全身水液代谢及气机运行失常，往往见形体肥胖、懒言少动、舌苔厚腻等。

劳逸失常包括"久视""久立""久行""久坐""久卧"。久视伤血而劳于肝，血不养肝，则影响肝的功能，肝疏泄失常，气机不畅，影响冲脉气血的灌注，亦见两目干涩等肝血失养症状；久立伤骨而劳于肾，肾主骨，久立伤及骨骼，损伤肾之精气，肾气亏损，吸纳冲脉气血失职，兼见腰酸背痛等肾气不足之症；久行伤筋而劳于心，心血不足，失于濡养，见筋脉拘急等；久坐伤肉而劳于脾，影响脾的运化功能，脾胃气机失常，协助冲脉气血灌注胞宫之力减弱，亦见腹满纳呆之象；久卧伤气而劳于肺，气机不畅，影响冲脉气血灌注胞宫，兼见乏力气短等症状。"肢体躯干穷劳于外，则五脏精气伤于内"，劳逸失常，五脏功能失常，影响冲脉所司气血灌注胞宫之势，导致月经周期、经量异常等症。

（三）痰瘀阻滞

痰浊和瘀血既是疾病过程中的病理产物，又是继发性致病因素。痰瘀互结，阻滞经脉气血，导致冲脉所司气血不能有序灌注胞宫，冲脉气血上逆，胞宫发挥"脏"的属性时无所以藏，胞宫满溢延迟；胞宫"腑"的属性以通为用，"泻而不藏"，瘀血阻滞，阻碍经血下泄。以上均可导致女性月经后期、量少、闭经。此外，瘀血阻滞，冲气上逆，与下泄之经血相干，致经行疼痛。

（四）跌扑、金刃损伤

外伤可致局部肿胀、疼痛、出血，若见于孕期，跌扑、撞击易导致流产；或有伤于人工流产术，金刃伤于肾气，影响月经，导致月经量少，周期不定，甚则痛经，舌质紫暗或有瘀斑，脉涩或弦紧。

女性跌扑损伤，局部气血不通，导致出血或气血瘀滞。金刃伤于肾气，肾气不足，吸纳冲脉所司气血之力减弱，致冲脉气血逆乱，离经之血成瘀，瘀结日久为癥，见痛经、子宫内膜异位症等。

二、辨冲、任、督脉病证

（一）辨冲脉为病

1. 冲脉气血逆上

（1）寒邪直中：寒邪直中导致的冲脉病证，主要辨冲脉所司气血之"逆"和"里急"。妇人伤于寒，寒气较甚，心阳不足以温散其寒，凝滞经脉气血，冲脉气血运行受阻而逆上；经期，逆上之冲气与下泄之经血相干，致经行小腹冷痛拒按。

（2）心阳不足：心阳不足导致的冲脉病证，主要辨心气的"不得降"、冲脉所司气血之"逆"和"痛"证。心阳不足，欲降之气不得下通，无以协助冲脉气血下注胞宫，冲脉气血逆乱；心阳温煦之功减退，寒气内生，气血凝滞，冲气上逆，亦见妇人痛经。

（3）心火上炎：心火上炎导致的冲脉病证，主要辨心火的"炎上"和冲脉所司气血之"逆"。心火旺，郁于胸中，顺势炎上，致口舌生疮、咽干等；心火上炎，心气不降，冲脉所司气血难以下注胞宫反逆上，胞宫灌注不足，致月经稀发或闭经。

（4）阳明（胃）气虚：阳明（胃）气虚导致的冲脉病证，主要辨阳明胃"虚"和冲脉所司气血之"逆"。阳明（胃）经为冲脉所司气血的充盈提供了基础，阳明（胃）气虚，中焦脾胃运化失常，水谷消化吸收异常，全身气血化生之源匮乏，冲脉气血不充；脾胃气机调节失职，脾升胃降异常，致脾胃枢机不利，冲气逆上，冲脉所司气血运行不畅。

（5）肾虚：肾虚导致的冲脉病证，主要辨肾"虚"和冲脉所司气血之"逆"。肾气为封藏之本，肾气虚，主要为肾气固摄无力的系列表现；肾为冲之根，肾气的吸纳是冲脉所司气血下注胞宫的主力，故肾气虚，冲脉所司气血无以灌注胞宫，冲脉气血逆乱，冲气上逆。

2. 冲脉气血阻滞

冲脉气血阻滞导致的冲脉病证，主要辨冲脉所司气血的"运行"和"痛"证。冲脉所司气血灌注胞宫的运行规律是有序、单向的，其运行易受寒或湿、瘀等病邪侵扰，导致气血运行受阻，无以灌注胞宫；冲气阻滞，邪留胞络，脉道不通，经血下泄受阻，"不通则痛"。

3. 冲脉气血不充

冲脉气血不充导致的冲脉病证，主要辨冲脉自身经气不足，"所司"功能减弱。冲脉司十二经脉气血是冲脉所含经气的功能体现，冲脉经气不足，统率无力，无以汇聚十二经脉气血下注于胞宫，影响月经来潮；冲有"渗诸络而温肌肉"之功，冲脉经气不足，无以温"足胫"，故见妇人手足欠温、但不觉畏寒之象。

（二）辨任脉为病

1. 任虚不荣

任虚不荣导致的任脉病证，主要辨任脉所司之阴液"不足"。任为阴脉之海，主司全身精、血、津液等阴液，任脉荣通则平素阴道润泽，有分泌物，氤氲之期分泌物明显增多。正常情况下，此时不是其他炎症干扰的结果，异于病理，其黏液质清如鸡蛋清，黏稠拉丝。任脉阴液不荣，阴液不充，阴精不能荣养阴窍，导致女子阴道分泌物量少，阴道无津液润泽，阴道干涩；任脉循达咽喉，任脉阴液不充，咽喉无以湿润，则见妇人咽干。

任虚不荣的临床表现与西医学卵巢早衰、双侧卵巢切除术后、绝经综合征等引起的阴道分泌物过少相似。后者主要病理为卵巢组织被破坏，影响卵巢功能，滋阴养阴之药具有濡养卵巢组织作用，对改善阴道干涩有效。

2. 任脉阻滞

任脉阻滞导致的任脉病证，主要辨任脉所司之阴液"停聚"。《灵枢·百病始生》云："若内伤于忧怒，则气上逆，气上逆则六输不通，温气不行，凝血蕴里而不散，津液涩渗，着而不去，而积皆成矣。"《灵枢·百病始生》云："积之始生，得寒乃生。"寒湿易客于胞宫，胞络、胞脉凝涩不行，任脉所司气血、津液等阴液停、滞、聚而不行，积而成癥。《素问·空骨论》云："任脉为病……女子带下瘕聚。"

西医的卵巢型子宫内膜异位囊肿与任脉为病之瘕聚相似，可参考此辨证论治。

（三）辨督脉为病

督脉不煦

督脉不煦导致的督脉病证，主要辨督脉失煦而导致的"宫寒"。督脉起源于胞宫，所含命门之火是胞宫温而不寒的必要条件。命门火衰，督脉不煦，无以将胞宫所聚之精微物质蒸腾上充天癸，天癸匮乏，致不孕；督脉失煦，温不化水，湿邪内生胞中，伤于带脉，则带下量多，质稀如水。

三、辨胞宫"脏""腑"失衡

（一）辨胞宫"脏"之属性失常

1. 辨肾的封藏失职

肾的封藏失职导致胞宫"脏"之属性失常，主要辨肾气"虚"及其对月经周期和载胎、养胎的影响。肾精是肾气的物质基础，肾气是肾精的功能体现。因此，肾的功能失职，主要是肾气之不足。肾气虚，肾封藏失职，胞宫"脏"的属性失于维系，进而胞宫"脏""腑"属性转化失序，影响月经周期；妊娠者，胞宫内实，本应藏匿精微物质以载胎、养胎，而肾气不足，胞宫"藏而不泻"失职，不能维系胎儿，致小腹坠痛，轻则伴阴道少量流血，重则无力维固胎儿，胎儿自陨。

2. 辨邪扰胞宫

邪扰胞宫导致胞宫"脏"之属性失常，主要辨胞宫内气血"运行"失序。冲脉所司气血灌注于胞宫后，胞宫内气血须运行有道，方能行使功能。风易夹寒、夹热走窜于胞宫，热又可分实热和虚热，炎热升腾，气血湍流，破坏胞宫"脏"之属性，甚或泻于外，导致月经先期、量多、色红等；气能行血、摄血，女子性情素易郁或易愤，气机疏泄不及或太过，均影响胞宫内气血的运行，气血妄行或迟滞，破坏胞宫"脏"之属性。

（二）辨胞宫"腑"之属性失衡

1. 辨"腑"的瘀滞

"腑"的瘀滞导致胞宫"腑"之属性失衡，主要辨寒凝、气滞、津亏阻塞胞宫"腑"之通泻属性。胞宫乃经血、带下所出之地，若胞宫闭塞不通，通泻失职，冲任所聚之经血壅塞，则精血、带下难以按期下行，气血久积胞宫之内，则生癥瘕、带下。胞宫亦为妇人藏胎之所，若脂满、寒痰、湿、瘀血等邪侵胞宫，正常生理功能无以维系，胎不得滋养，则胎萎不长、滑胎、子死腹中或难产。妇人产后，须及时排出恶露，胞宫被病邪阻塞，难以通泻，亦致妇人产后恶露不行。

2. 辨血之失控

血之失控导致胞宫"腑"之属性失衡，主要辨经血下泻失序而破坏"腑"之通泻有道。胞宫"脏""腑"有序转化后，经血下行亦有其一般运行规律。经血下行受脾气的约束，若脾气虚，血行失约，致经血横溢；经血下行易受邪气的干扰，若热迫血行，经血失控，亦致经血横溢。

胞宫"腑"的属性失常所导致的临床表现与西医学月经稀发、排卵障碍异常子宫出血所导致的月经量过多、胎儿生长受限、复发性流产等有相似之处，后者均可参此辨证而治。

四、辨脏腑相关失常致胞宫"脏""腑"属性失衡

胞宫，古称女子胞，在《黄帝内经》中被描述为"奇恒之腑"，出纳精气，具有"脏"与"腑"双重功能。辨脏腑相关失常致胞宫"脏""腑"属性失衡关键在于辨脏腑气机变化影响胞"脏"和"腑"的属性。肾气是维护胞宫"脏"属性的主气。冲脉气血有序灌注于胞宫是维持胞宫"脏"属性的基本条件。女子多孕多产，又或为金刃所伤，致肾精不足，精不化气，肾气亏虚，常见腰酸膝软、耳鸣；肾气亏虚，不能潜藏于下，冲脉气血逆乱，胞宫灌注不足，则见月经后期、量少、痛经等。冲脉气血的运行受各个脏腑的协调作用，若心气不得下通，肺气不能肃降反上迫，肝气不舒，脾胃气机失常，均会影响冲脉气血的灌注，进一步影响胞宫"脏"的属性，导致月经后期、闭经等。冲脉气血在肾气的吸纳下，灌注到胞宫后，也应遵循气血运行的一般规律，不可混乱。脾主统血，胞宫中的气血运行亦须遵循脾的统领。若脾气虚弱，不能有效统摄血液，胞宫中气血运行失常，亦可能破坏"脏"的属性，或离经之血在胞宫中成瘀，瘀久成积，导致子宫肌瘤等。胞宫"腑"的属性以"通"为用，经血下泄之时，亦受脾的约束，统摄血于其道而行，否则，经血瘀滞，导致经期延长，淋沥不尽。因此，胞宫的"脏""腑"属性平衡，与肝、脾、肾三脏的功能密切相关。肝的疏泄功能、脾的统血功能和肾的封藏功能，共同维系胞宫的正常生理活动。任何一脏功能失常，都可能导致胞宫"脏""腑"属性的失衡，影响女性的月经周期和生殖健康。故治疗胞宫疾病时，须综合考虑肝、脾、肾三脏的平衡，调和气血，以维护胞宫的正常功能。

五、辨气血相关失常致胞宫"脏""腑"属性失衡

气血失常对胞宫"脏""腑"属性的影响主要源于气血的虚实两个方

面。胞宫作为"奇恒之腑",既具有"脏"的贮藏精气功能,又具有"腑"的功能。气血的平衡对维持胞宫的这一双重属性亦至关重要。气血虚弱,致冲脉气血乏源,胞宫无以灌注,影响胞宫"脏"之属性正常发挥,表现为月经量少、色淡,还可伴随头晕乏力等症。气血的运行易受邪气的影响,或气滞,或血瘀,导致冲脉气血运行不畅,冲气受阻而逆乱,破坏胞宫"脏"的属性,表现为月经后期、痛经、色暗,还可伴有胸胁胀痛、情志不舒等。同时,在胞宫发挥"腑"的属性时,若气血逆乱,经血溢泄失其常道,离经之血亦致瘀,表现为月经量多、色暗红等;若女子怀胎十月,则表现为阻碍胎儿的排出,导致产程延长或难产等。因此,气血充足且运行正常是维持胞宫"脏""腑"属性平衡的重要基础。

六、辨女子生殖障碍

(一)辨天癸之"至""竭"

天癸异常导致的女性生殖障碍,主要辨天癸的"迟至"与"早竭"。先天肾精匮乏,精不化气至巅,天癸迟至,影响女性生长发育和生殖健康。天癸源于先天而赖于后天的充养。若肾精亏耗,肾气亏虚,胞宫气血难以灌注,或命门之火虚衰,不能蒸腾胞宫中的血、精、液等物质充养天癸,则天癸化生乏源,或脾胃虚弱,后天水谷精微充养不足,或肝肾阴血亏虚,精血无以转化,天癸亦得不到充养,致天癸早竭。

(二)辨肾气亏虚

肾气亏虚导致的女性生殖障碍,主要辨肾气影响女性"孕育之'器'"内气化规律。肾气亏虚,胞宫难以汇聚冲脉所司气血、任脉所司阴液,胞宫中阴液物质乏源,难以充养天癸,破坏了"天癸 - 胞宫"之上下交通、周期循环,致女性生殖障碍。

（三）辨冲任督脉之虚实

冲任督脉之虚实导致女性生殖障碍，主要辨冲任督"经气之虚""经气之实"和病邪阻滞。冲脉实证者，冲脉经气盛，十二经脉气血运行通畅，机体代谢加快，妇人身材高大，肌肉壮实，精力旺盛；冲脉血盛，淡渗皮肤，口唇生毫毛和胡须，若男子像，脉数有力，伴月经量多。冲脉虚证者，冲脉经气不足，冲脉无力统摄十二经脉气血，冲脉气血难以灌注胞宫，妇人月经量少，色淡；冲脉经气不足，无以渗诸络，不能温肌肉，故妇人觉肢凉而无畏寒。任脉实证者，气滞、痰湿、瘀血等实邪阻滞任脉阴液，任脉阴液停聚，聚而为瘕，则为妇人瘕聚。任脉虚证者，任脉失荣，"阴脉之海"损伤，导致不孕、带下量少、绝经前后诸症。督脉汇聚一身之阳，为阳脉之海，主温煦，督脉易虚而难实。督脉虚衰，则所含命门之火不温，不能温煦胞宫，妇人小腹感寒，宫寒不孕。

第六章

『冲病』治法

第一节 "冲病"治疗原则

冲脉为血海，气血旺盛，统率、调节十二经气血，是输送经脉气血的要道，上下通于全身。冲脉起源于胞中，出于会阴，上行至头，下行至足，与各经络之间存在着广泛的联系，行气血于全身，尤以支配女性之月事为重。其流向与状态直接映射出女性生殖系统的健康状况，气血之于妇科生殖至关重要，是冲脉维持胞宫正常生理活动的基本物质，《景岳全书·妇人规·子嗣类》中记载："凡男女胎孕所由，总在血气。"薛己在《校注妇人良方》注有："妇人以血为基本，苟能谨于调护，则血气宜行，其神自清，月水如期，血凝成孕。"盖胞宫者，女子受孕之器官，其功能之发挥，全赖冲脉气血之灌注。因此，冲脉的流向与调顺，直接影响着女性的生殖健康，冲脉的气血充足与否或通行畅达与否，是维系生命活力与生殖健康的关键。调理冲脉，便是保持女性生殖生理的和谐平衡，调之以顺，使不致于逆。医者当以"顺"为治则，顺其自然之理，调和气血，使冲脉通畅无阻，月事调匀，胞脉和畅。实现冲脉以顺为安要满足以下条件。

1. 肾气充足

肾为冲之根，当肾气充足，气血盈满，气血于冲脉中受肾气之吸纳，遂使其流向单一，自上而下，灌注至胞宫，故肾气充足是冲脉气血流畅的首要前提，陈自明《妇人大全良方·室女月水不通方论》中云："肾气全盛，冲任流通，经血既盈，应时而下，名之月水。"

2. 脏腑协调

除了肾气充足，还须脏腑合作，心肺、肝、脾胃等各司其职，相辅相成，共同调控和维持冲脉的生理特性。心肺位居人体上焦，肺气下降，辅以心阳（气）推动经血流注至胞宫，月经因之而降，若心阳不足或肺气不降，则血行迟缓。脾胃居中，主气升降之柄，影响全身气机，张锡纯《医学衷中参西录》言："阳明胃气以息息下行为顺。"故正常情况下协助冲脉气血下行。此外，冲为血海，隶于肝经，肝具有疏通、畅达全身气机之功，进而促进冲脉气血的运行疏布，使气血畅达，有序灌注胞宫而无瘀滞。总而言之，冲脉气血正常下注胞宫，仰赖肾气的吸纳为首位条件，同时也需心肺的肃降、肝气的疏泄、胃气的顺降。五脏各司其职而又相互为用，若有一端生异，皆可影响冲气之正常下注。五脏同调，方能使冲脉气血运行正常，灌注胞宫而无阻滞。

3. 防范外邪内伤侵扰

感受外邪、七情内伤等病理因素亦会影响冲气的正常下达，如外寒之邪直客冲任，或素体阳虚，寒从内生，或过食生冷，寒邪易与气血相搏，使冲脉气血运行不利；湿邪侵入可导致水湿停滞，气血运行不畅，影响冲脉功能；素体阳盛，或过食辛燥，或阴虚生热，则热伏冲任，火邪炽盛易耗伤气阴，导致冲脉气血不和，血海不宁。若脂满、痰湿、瘀血等邪气入侵冲脉，致使冲脉瘀滞，胞脉堵塞，气血无法通畅至胞宫，胎儿失去滋养，生理功能失调，导致胎萎不长、滑胎等疾病。若已感邪气，当及时辨证施治，或温通寒滞，或清泄热邪，或化痰导浊，或活血化瘀，使邪去正安，冲脉得以宣通，气血调和。

4. 冲脉所司之十二经脉气血充盛

冲脉本身经气充足，方能统摄调畅周身气血；经气不足，则其统摄气血的功能减弱，影响气血运行。冲脉气血充盈与否亦会影响其下行顺达：冲脉气血充盈，犹如江河之水，源源不断，方能濡养胞宫；若其源头干涸，则无以供养，胞宫失其濡润，诸疾随之而起。《素问·上古天真论》言："太冲脉衰少，天癸竭，地道不通。"即冲脉气血化源不足，则冲脉难以顺其自然之理，气血运行艰涩，胞宫失其濡养，诸多病症由此而生。故调理冲脉气血，须重视冲脉本身经气和气血之化源，使其充盈充足，以保健全。

总而言之，冲脉气血以顺为用，流通为宜，以自身气血充足为基本保障，以肾气的吸纳作为流通的原动力，同时依赖心肺的肃降、肝气的疏泄、胃气的顺降等脏腑功能的协助，同时防范外邪之侵扰，方能维持其正常运行。

冲任督脉一源三歧，皆与生殖相关，冲病理论以冲为首，涵盖任督脉，其精义在于阐明女性生殖系统之整体性及其各部的有机联系，尤以冲脉、任脉、督脉与胞宫间之密切关联最为关键。如《冯氏锦囊秘录》曰："任脉主任一身之阴血，督脉总督一身之阳气，而其原皆禀于冲也。"故"冲病"又会涉及任、督二脉。冲任督循行不同，主司之生理功能不同，却又有着密切的联系，依之而行，则可保障女子生育之道畅通无阻，使气血、阴液、阳气顺达胞宫。气血下注胞宫后，亦赖脾气固摄、肝气调畅等脏腑协调。胞宫具"脏""腑"双重属性：其"脏"也，肾为主气，须顾护肾气以维其藏守之职；其"腑"也，以通降为用，主司胎儿娩出与月经下行之功能。"脏""腑"功能之正常，皆须防范寒热等外邪入侵。

任脉在调节生殖系统功能、全身阴液平衡方面，承载重要之责，主一身之阴，故有"阴脉之海"之称。任主胞胎，为妊养之本。肾气充足，能将任脉精、津、液灌注于胞宫，从而发挥任脉在女性生殖体系中的作用。任脉功能一旦失调，不论虚实，均可致阴液失调，或因任脉所司阴液不足，或因任脉损伤致本身经气亏虚而无法调动阴液。故治任脉之病，当补任脉之虚，助其统摄阴液之能，既须充养本身阴液，又须培补经气，使阴液得以畅通无阻，灌注胞宫。若见带下、瘕聚等证，则当以开通任脉为要，使气血调畅，任脉通达而愈。

督脉主一身之阳，统摄全身阳气，为"阳脉之海"，有调整和振奋全身阳气作用，主司生殖，《内经》提出"督脉为病，女子不孕"一论。冲脉与任脉之阴血，须倚赖督脉阳气之温煦气化，方能有效充养胞宫。督脉之阳气若能和煦不断，则阴血流通顺畅、源源不断气化，为胞宫所用，从而保障胞宫之健康与孕育功能。督脉阳气不足，胞宫失去温煦，易致不孕，《女科精要》云："若少阴微紧者（谓督脉），血即凝浊，经养不周，胎即偏夭。"故治疗当以温通督脉阳气为要。督脉阳气源于命门之火，温补命门，则督脉阳气方能充盈顺畅。然补阳之时，当护养阴精，使阴阳调和，是以温通督脉、培育命门、调和阴阳乃为治本之策。

第二节　冲、任、督、带病论治

一、冲病辨证论治

（一）冲气虚弱

证候：手足常觉不温，月经后期，经量减少，月经稀发甚至闭经，经色淡，质清稀，舌淡，苔薄白，脉细弱，孕后胎萎不长。

证候分析：冲脉渗诸络而温肌肉，冲脉经气虚弱，司十二经脉气血功能不足，经络失于温煦，故出现手足不温，但不见畏寒；冲脉气血亏虚，无力运行十二经脉气血灌注胞宫，经血化而无源，则易致月经初潮来迟、月经量少、月经后期、闭经等；经色淡，质清稀，舌淡，苔薄白，脉细弱，均为冲气虚弱之象；孕后冲气虚弱，影响胞宫气血充盈，胎失濡养，胎元不健，故易出现胎萎不长。

治法：养血行气，补肾益冲。

常用方：毓麟珠（《景岳全书》）去川椒。

熟地黄 12g，菟丝子 12g，杜仲 10g，鹿角霜 10g，白术 10g，党参 10g，茯苓 10g，当归 10g，川芎 6g，白芍 10g，炙甘草 6g。

方义：方中熟地黄补肾气，益精血，养冲任；鹿角霜、菟丝子、杜仲温肝肾，助元阳，填精血，荣养冲脉气血；白术调冲脉之气，伍党参、茯苓健脾益气，以补冲脉之气；夫既生矣、敛矣，而不为流行之，则凝血而不通，故以当归、川芎活血行气，且川芎气性辛，下行可至血海，合以当归能补冲脉之血；当归、白芍养血柔肝调经；炙甘草益气，调和诸药。诸药合用，使阳生阴长、益气生血，共奏益盈冲脉之功。

冲脉为十二经脉之海，司十二经脉气血，协调十二经脉气血灌注胞宫，且冲气根于肾，故治疗上应补气养血，补肾益冲。毓麟珠出自《景岳全书》，内寓四君、四物，配菟丝子、杜仲、鹿角霜、川椒而成。方中四君（党参、白术、茯苓、炙甘草）补益脾胃之气，以滋养固护后天之本，使气血生化不息、源泉不竭，先天之本因得养而盛，冲脉得充而畅，经水充足，潮歇有时。四物（当归、白芍、川芎、熟地黄）补血行血，祛瘀生新，补而不滞，善调经血，菟丝子、杜仲、鹿角霜补肝肾，壮元阳，元阳旺盛，一身阳气皆充，气血化生有源，濡养冲脉，恐川椒过于辛热耗伤精气，故减之。我们在临床治疗上常用本方补益冲脉，养血调经，治疗月经失调、胎萎不长等能取得较好疗效。

（二）冲气逆上

冲脉气血以通为用，以降为顺，冲脉并于少阴，通于厥阴，隶于阳明，冲脉所司十二经脉气血要顺利灌注于胞宫，与心气的下通、肺气的肃降、脾升胃降、肝气的疏泄、肾气的摄纳密切相关。若肾气不足，肝气疏泄失常，心（肺）气不下，脾胃升降气机枢纽功能失常，则易致冲气逆上，出现月经初潮来迟、月经后期、月经量少、经行不畅，甚至闭经，或可见腹痛、咳喘、呕吐、心悸、奔豚等症状。治此证，宜以敛冲、平冲为主，或以固肾、和胃、调肝、温通心阳、清心泻火等药随证治之。

1. 寒气上冲

证候：经行小腹冷痛，痛甚，或痛引腰骶，得温痛减，甚至伴有恶心呕吐，冷汗自出，或月经后期，月经量少，经行不畅，甚至闭经，月经夹有血块，色暗，形寒肢冷，小便清长，大便溏稀，舌淡暗，苔白，脉细缓或沉迟。

证候分析：冲脉起于关元，随腹直上，寒气客则脉不通，脉不通则气郁之，故有经行小腹冷痛，疼痛明显，或痛引腰骶，得温痛减，甚至伴有恶心呕吐，冷汗自出；寒邪直中胞宫，循经上扰冲脉，引起冲气上逆，胞脉闭阻，经水不得下，故出现月经后期，月经量少，经行不畅，甚至闭经等；冲气上逆，血行不畅，又血为寒凝而瘀塞，故月经夹有血块，色暗，舌淡暗，苔白，脉细缓或沉迟等。

治法：温经散寒，平冲降逆。

常用方：桂枝加桂汤（《金匮要略》）合温冲汤（《医学衷中参西录》）去山药、附子、肉桂。

桂枝 15g，白芍 10g，紫石英 15g（先煎），鹿角霜 10g，补骨脂 10g，小茴香 6g，当归 10g，桃仁 6g，生姜 6g，甘草 6g，大枣 3 枚。

方义：方中桂枝辛散温通，上散外寒，温助心阳，下可温肾，可入气分平冲降逆，更能散寒邪以补心气；白芍酸敛益阴，可制约桂枝的辛温发散之气；白芍配甘草酸甘化阴，且白芍酸苦微寒，养血敛阴，可柔肝止痛；紫石英性温质重，能引诸药直达于冲中，而温暖之；鹿角霜可温补肾阳，且为血肉有情之品，可栽培身内之精血；补骨脂可温补肾阳，补冲脉之气；小茴香以辛润通络，通养奇经，久痛入络，小茴香可通络中气血，散寒止痛；当归、桃仁可补冲脉之血，生姜味辛性温，温中止呕；甘草和冲脉之逆；大枣益气调中。诸药合用，阳气得振，寒邪以祛，平冲降逆，冲气自平。

《素问·骨空论》云："冲脉为病，逆气里急。"寒气客于冲脉，导致冲气不顺则阻塞逆气，影响气血运行至胞宫，引发相关的一系列病症。故治应温经通阳，祛散寒气以达到平冲降逆之功。桂枝辛温，能温通心阳，使心阳振奋，助肾阳化气，以散肾中阴寒，从而平冲降逆。《神农本草经》谓紫石英"气味甘温，治女子风寒在子宫，绝孕十年无子"，故本方中重用紫石英，取其性温质重，能引诸药直达于冲中，而温暖之。临床常用此方治疗子宫内膜异位症、子宫腺肌病所致痛经属于寒邪直中、冲气上逆者。

2. 心阳（气）不足

证候：月经后期，月经量少，甚至闭经，经行腹痛，自觉有逆气上冲至心，心悸怔忡，胆怯易惊，气短自汗，手足不温，头晕寐差，疲乏无力，舌淡，苔薄白，脉细弱。

证候分析：胞脉者，属心而络于胞中，心阳之气下镇，共同参与推动冲脉司十二经脉气血运行于胞宫。若心阳不振，导致心气不足，不能协助冲脉气血运行，胞宫未满而不能溢，则出现月经后期，月经量少，甚至闭经等；心阳虚，神无所主，故心悸怔忡，胆怯易惊；心气不足，无力敛汗而致汗出异常；心阳不振，无力鼓动阳气通达四肢，故手足不温；心气不足导致心血生成乏源，无以濡养心神，心神失养，故见头晕寐差、疲乏无力等。

治法：温通心阳，平冲定悸。

常用方：桂枝甘草汤（《伤寒论》）加党参、制附子、炙远志、石菖蒲、酸枣仁。

桂枝 12g，炙甘草 6g，党参 6g，制附子 3g（先煎），炙远志 9g，石菖蒲 9g，酸枣仁 9g。

方义：方中桂枝入心，辛温助阳而降冲逆，甘草甘温益气，再助心中阳气复生，和冲脉之逆，二药合用，辛甘化阳，阳复而阴济，使心得以安宁；党参、制附子温阳行气；石菖蒲、炙远志、酸枣仁宁心安神，交通心肾。诸药共奏温通心阳、平冲定悸之功，心阳气充足，则冲气和顺，经血自调。

《素问·评热病论》云："胞脉者，属心而络于胞中。"有患者素体心阳不足，君火不能温养冲脉气血，导致下焦阴寒与冲脉之气上逆，可用此方，常取桂枝温通心阳，温经通脉。

3. 心火上炎（虚/实）

证候：月经后期，月经量少，经行不畅，甚至闭经、经行腹痛等，伴口舌生疮，口干口渴，面赤心烦，心悸怔忡，虚烦不得眠，多梦易醒，醒后不易入睡，尿黄而少，小便刺痛，大便干结，舌尖红，苔薄少津，脉细数。

证候分析：长期劳心过度，心阴暗耗，导致虚火炎上，心气不降，冲脉气血逆而上冲，胞脉闭塞，心气心阴不得下通胞中而致月经后期，月经量少，经行不畅，甚至闭经等；心火旺盛会导致心阴液不足，进而出现口舌生疮，口干口渴；心火旺盛，扰动心神，则见心悸怔忡，虚烦不得眠，多梦易醒，醒后不易入睡；心移热于小肠则尿黄而少、小便灼热刺痛等；舌尖红，苔薄少津，脉细数，均为虚火上炎之象。

治法：滋阴泻火，宁心调冲。

常用方：天王补心丹（《校注妇人良方》）去朱砂。

生地黄 15g，天冬 10g，麦冬 10g，玄参 10g，当归 10g，丹参 10g，党参 10g，茯苓 10g，酸枣仁 10g，五味子 6g，炙远志 10g，柏子仁 10g，

桔梗 6g。

方义：方中重用生地黄，一滋肾水以补阴，水盛则能制火，一入血分以养血，血不燥则津自润；玄参、天冬、麦冬甘寒滋润以增阴液，并清虚火；当归补冲脉之血，合丹参同用共奏补血、养血、调经之功；党参、茯苓益气宁心；酸枣仁、五味子酸以收敛心气而安心神；柏子仁、远志养心安神；桔梗载药上行，引药入心经。诸药配伍，一补阴血不足之本，一治虚烦少寐之标，标本并图，阴血不虚，共奏滋阴泻火、宁心调冲之功。

肾水不足，心火亢盛宜清心降火，补肾调冲，方用黄连阿胶汤（《伤寒论》）。

黄连 12g，阿胶 9g（烊化），黄芩 6g，白芍 6g，鸡子黄 2 枚（生用，于药液温度降至 40 ~ 50℃时搅入）。

方义：方中黄连苦寒降气，长于清心火，降心气，又善清中焦脾胃湿热，以斡旋中焦气机，使心气下交于肾；阿胶甘平升气，入肾经，升肾气，黄连、阿胶合用可交通心肾之气以助冲脉气血下通。黄芩佐黄连，则清火力大，取"阳有余，以苦除之"之意，且黄芩清肺热、降肺气以交接肝气，并清中焦湿热以调和中焦气机；白芍缓冲脉之逆，同时配合阿胶、鸡子黄养血益精，滋补肾阴，使肾水上济于心。全方降心气，升肾气，斡旋中焦气机，周转肝肺之气，共奏清心降火、补肾调冲之功。

《内经》载：胞络上系于心，"胞络者，系于肾"，言明胞络可连络心、肾两脏，且胞络为肾所主。可知心肾通过胞脉、胞络与子宫相连，心肾相交，共同协助冲脉气血的下行，主导子宫蓄溢阴血以主持月经。心属火属阳，主动；肾属水属阴，主静。下者以上升为顺；上者以下降为和。心火必须下降于肾，温煦肾阳，使肾水不寒；肾水必须上济于心，滋养心阴，制约心火使之不亢。临床有患者肾阴不足，不能上济心火，心火独亢，以致冲脉气血不调，如心理压力大，心火旺盛导致的月经失调、更年期患者等，可以运用以阴和阳、以阳和阴的理论治疗，使用上方有较好疗效。若月经后期、经闭较重，可以赤芍易白芍，取"芍药，白补而赤泻，白收而赤散"之义。

4. 脾胃枢机不利

证候：月经量少，或月经后期，甚至闭经，经前或经行吐血、衄血，经行小腹隐痛、喜按，经色淡，质清稀，胸腹满闷，时觉有气自下上冲，饮食不能下行，甚食入即吐，反胃吐酸，呃逆嗳气，痞满胃痛，喜按喜热，食欲不振，神疲乏力，倦怠嗜卧，舌淡嫩，脉沉涩无力。

证候分析：脾胃居于中州，是人体气机升降之枢纽，脾升胃降，胃气以息息下行为顺，以降为和，冲脉"上隶于足阳明经"，与胃气相贯通，冲气与胃气常相互影响并相兼出现"冲胃气逆"。胃气虚弱，胃失和降，"其气化不能下行以镇安冲气"，则冲气乘虚上逆，不能正常推动气血运行、灌注胞宫，导致月经量少，或月经后期，甚至闭经、经色淡、质清稀等；冲气上逆，胃府之气亦失其息息下行之常，转而上逆，阻塞饮食，不能下行，导致呕吐痰涎，呃逆嗳气，反胃吐酸，痞满胃痛，喜按喜热，食欲不振等；胃气虚弱，气血生化无源则神疲乏力，倦怠嗜卧，舌淡嫩，脉沉涩无力等。

治法：健脾和胃，安冲调经。

常用方：加味麦门冬汤（《医学衷中参西录》）加黄芪。

麦冬 15g，党参 12g，黄芪 12g，半夏 9g，生山药 12g，白芍 9g，丹参 9g，生桃仁 6g，甘草 6g，大枣 3 枚。

方义：该方借用《金匮要略》麦门冬汤。麦冬、党参、黄芪、甘草、大枣大补中气，大生津液；半夏和胃安冲；以山药代粳米，以补肾敛冲，于是冲中之气安其故宅，冲中之血自不上逆，而循其故道；经脉之所以上行，多因冲气之上干，同时下行之路也有所壅塞，故用白芍、丹参、桃仁以开其下行之路，使至期下行，毫无滞碍。诸药合用，共奏健脾和胃、安冲调经之功。

《医学衷中参西录》云："冲为血海，居少腹之两旁。其脉上隶阳明，下连少阴……阳明胃虚，其气化不能下行以镇安冲气，则冲气亦易于上干。冲中之气既上干，冲中之血自随之上逆。"本方旨在和胃安冲，使气机升降如常，则冲脉气血来去有时。我们在临床上治疗女性催乳素升高、月经失调等常用此方，可随证重用麦芽。

5. 肝郁火逆

证候：经行不畅，或月经后期，月经量少，甚至闭经，经前或经期吐血、衄血，或头晕，头痛，目胀面赤，胁肋不适，乳房胀痛，胸闷气结，恶心呕吐，吞酸嗳气，口苦咽干，不思饮食，精神抑郁，时有叹息，心烦易怒，急躁冲动，舌红，苔薄黄，脉弦而有力。

证候分析：冲脉隶于阳明而附于肝，冲气调顺，离不开肝气的疏泄，若肝气郁而不疏，导致冲气上逆，血行不畅，则出现月经后期，月经量少，甚至闭经等；血随气逆，故可出现经前或经期吐血、衄血；风火相煽，阳气亢于上，故见头晕，头痛，目胀面赤；肝气不疏，气机郁滞则胁肋不适，乳房疼痛，胸闷气结；木气乘土，肝气乘脾，故恶心呕吐，吞酸嗳气，口苦咽干，不思饮食；肝失条达，故精神抑郁，时有叹息；肝郁气滞，气郁日久化火，肝火夹冲气上逆，上扰少阴心神，可见心烦、失眠、焦躁等精神不安；舌红、苔薄黄、脉弦而有力均为肝郁火逆之征。

治法：疏肝清热，调冲降逆。

常用方：宣郁通经汤（《傅青主女科》）。

当归 10g，白芍 10g，郁金 6g，香附 6g，柴胡 6g，黄芩 6g，牡丹皮 10g，栀子 9g，白芥子 6g，甘草 6g。

方义：方中当归可入冲脉，调冲脉之气，行气调经以畅木气，同时补血和血以养木体；白芍可清敛胆经相火，清润肝经燥热，养血清风散郁，当归、白芍合用，寒温互制，敛散并举，养血和营而养肝木，滋养肝体而助肝用；柴胡、香附、郁金疏肝解郁；栀子、牡丹皮、黄芩以疏泄肝中郁火且凉血；白芥子理气散结，通络止痛；甘草调和诸药，且配白芍可柔肝止痛。诸药共奏疏肝清热、调冲降逆之效。

夫肝属木，其中有火，疏则通畅，郁则不扬，郁而化火，以致冲脉不调。治法则宜大泄肝中之火，然泄肝之火，而不解肝之郁，则热之标可去，而热之本未除也，故方用宣郁通经汤清解肝中郁热。傅山在《傅青主女科》中指出该方："补肝之血，而解肝之郁，利肝之气，而降肝之火，所以奏功之速。"临床上女子高催乳素血症、月经不调、子宫内膜异位症出现的鼻衄、咯血诸症，肝郁导致冲气上逆是其重要病机，使用本方每有良效。

6. 肾虚失敛

证候：月经初潮来迟，或经行吐衄，月经后期，月经量少，甚至闭经，经色淡暗，质稀，可伴有腰膝酸软，头晕耳鸣，面色晦暗，四肢倦怠，小便清长，夜尿频多，舌淡暗，苔薄白，脉沉细无力等症状。

证候分析：冲为气街，气根于肾，故肾为冲之根，肾虚之人，冲气多不能收敛，而有上冲之弊，影响冲脉司十二经脉气血灌注胞宫，一则血随气升，则发为经行吐衄，二则血不下行，则出现月经初潮来迟，月经后期，月经量少，甚至闭经、经色淡暗、质稀等症状；肾虚则可出现腰膝酸软，头晕耳鸣，面色晦暗，四肢倦怠，小便清长，夜尿频多，舌淡暗，苔薄白，脉沉细无力等症状。

治法：补肾敛冲，养血调经。

常用方：归肾丸（《景岳全书》）。

菟丝子 12g，熟地黄 10g，枸杞子 10g，杜仲 10g，山茱萸 10g，山药 10g，茯苓 10g，当归 10g。

方义：方中菟丝子补肾益气；熟地黄益精补血，滋肾补阴；枸杞子、杜仲有补益肝肾、填精养血之效；山茱萸涩精固气；山药补脾益阴，滋肾固精，茯苓能益气健脾，山药、茯苓合用，补后天养先天以固命门；当归入冲脉，养血活血，补冲脉气血，又可发挥活血化瘀、促进血行的作用。诸药合用使肾气充足，吸纳冲脉气血灌注胞宫，共奏补肾敛冲、养血调经之功。

《医学衷中参西录》云："冲者，奇经八脉之一，其脉在胞室之两旁，与任脉相连，为肾脏之辅弼，气化相通。是以肾虚之人，冲气多不能收敛，而有上冲之弊。"故治宜补益肾气以摄冲、敛冲。临床上常用于治疗肾虚导致的月经不调、子宫内膜异位症性不孕等。

（三）冲气阻滞

证候：经行不畅，月经量时多时少，月经后期，月经量少，甚至闭经，经期延长或缩短，经期或经期前后小腹疼痛，经色暗而有块，舌紫暗或有瘀斑、瘀点，苔薄白，脉涩。

证候分析：冲脉起于胞中，气滞、寒凝、痰浊、湿热等阻滞冲脉，导致血行不畅，气血灌注胞宫受阻，故月经后期，月经量少，经期缩短，甚至闭经等；"不通则痛"，故出现经期或经期前后小腹疼痛；冲气阻滞，气血停于血海，日久成瘀，新血不得归经，故经期延长，月经量或多或少，甚至崩漏；气滞、寒凝、痰浊、湿热之邪阻滞冲脉，久而化瘀，故经色暗而有块，舌紫暗或有瘀斑、瘀点，苔薄白，脉涩均为冲脉瘀滞之象。

治法：活血化瘀，补肾理冲。

常用方：理冲丸（《医学衷中参西录》）合小菟丝子丸（《太平惠民和剂局方》）去知母、莲子。

水蛭3g（研末冲服），三棱9g，莪术9g，桃仁10g，当归10g，黄芪6g，菟丝子15g，山药10g，茯苓6g。

方义：方中水蛭通冲脉，活血通经，破瘀血而不伤新血；三棱、莪术行气以消瘀血；桃仁能入血分，又善通气分；当归行冲脉之血，助冲脉气血下注；黄芪益气健脾，助后天以养先天；菟丝子补肾益气，助肾气吸纳冲脉气血下行；山药既补肾又入冲脉；茯苓合山药健脾益气。诸药合用化冲脉瘀血，佐以补益肾气，肾气盛则吸纳冲脉气血有序灌注胞宫，冲脉气血顺畅，瘀血得去。全方共奏活血化瘀、补肾理冲之功。

若乳房、胸胁胀痛，伴情志抑郁，胸闷叹息，用膈下逐瘀汤；若小腹冷痛明显，得热痛减，可用少腹逐瘀汤；若形体肥胖，头晕，肢体沉重，胸闷纳呆，可用苍附导痰丸；若身热口渴，头身、肢体沉重，腰部胀痛，小便不利，便溏不爽，可用清热调血汤加减。

三棱、莪术二者相须为用，共奏破血逐瘀、消癥止痛、行气散积之功。众多医家都认为三棱、莪术治疗女子血瘀，虽坚如铁石（癥瘕、异位灶）者亦能徐徐消除，而猛烈开破之品无此功效，故用以治疗女子血瘀，如经行不畅、血块量多等疗效显著。

二、任病辨证论治

（一）任脉失荣

证候：口渴，阴道干涩，分泌物少，性欲减退，月经量少，不孕，胎萎不长，胎漏，滑胎，舌淡少津，苔薄白，脉细。

证候分析：任脉，阴脉之海也，总司全身的精、血、津、液等阴液，任脉不荣，全身阴液失司，故可表现为口渴；任脉统调精血津液，任脉不荣，任脉调节阴经气血功能不足，影响月事及孕育，故出现月经量少、不孕、胎萎不长、胎漏、滑胎等症状；任脉不荣，导致全身之阴液不足，无法充盈溢于胞宫，润泽阴道、外阴，可表现为带下量少，阴道干涩；气血津液不足，阴液无法充盈于胞宫，胎失濡养，故导致孕后胎萎不长；有子之道在于精满和血足，任脉不荣，气血津液匮乏，故可出现不孕。

治法：滋任益阴，养胎调经。

常用方：滋任益阴煎（《重订通俗伤寒论》）。

龟甲 12g（先煎），熟地黄 12g，知母 9g，黄柏 6g，猪脊髓 10g，白果 10 粒（盐炒），炙甘草 6g。

方义：方中龟甲、熟地黄入任脉，滋阴养血；知母、黄柏直清肝肾之火，滋肝肾之阴，诸药合用，补阴而不滋腻，泻火而存阴；佐以猪脊髓滋阴填髓；白果引诸药入任，又收敛以使阴液循道而行而不外溢；炙甘草健脾益气以滋阴血化生之源。全方滋任益阴、养胎调经效佳。

先天禀赋不足，或后天失于调摄，阴血不足，任脉失养则形成任脉虚弱证。治宜养阴填精，填补任脉，常用药物有龟甲、紫河车、覆盆子、枸杞子、桑椹、当归等。龟甲为入任脉之主药，言"龟体阴，走任脉"。本方可用于卵巢功能下降所致的阴道分泌物减少、月经失调、不孕等。

（二）任脉瘕聚

1. 痰瘀互结

证候：少腹部结块，小腹或胀或满，月经后期或闭经，经质黏稠，伴血块，不孕，胎萎不长，堕胎，滑胎，舌暗苔白，舌边有瘀点或瘀斑，脉涩。

证候分析："任脉为病……女子带下瘕聚。"任脉气虚不运，津液不通，易停聚为痰饮，与瘀血相并，则易生癥瘕结聚，故有少腹包块；任脉总任一身之阴经，在肾气充足前提下，任脉通盛，任脉调节全身阴液，各种阴液之间互生互化，周流营养全身。任脉为病，若气不往来，水液代谢异常，痰湿停聚，任脉阻滞，阴液之道闭塞不行，难以下达入胞宫，不能备精受孕，或孕后无津液以灌溉胞胎，胎元失养，故出现不孕、胎萎不长、堕胎、滑胎等。

治法：行气散瘀，化痰通任。

常用方：香棱丸（《严氏济生方》）加浙贝母、薏苡仁、半夏。

三棱 15g，莪术 15g，木香 10g，丁香 10g，小茴香 10g，青皮 10g，枳壳 10g，川楝子 10g，浙贝母 6g，薏苡仁 12g，半夏 8g。

方义：方中三棱、莪术行气破血，消癥散结；木香、丁香、小茴香芳香通络，温经理气；青皮消积行气化痰；川楝子、枳壳除下焦之瘀结；浙贝母化痰散结；薏苡仁健脾除湿；半夏燥湿化痰。诸药合用，则阴液流行顺畅，任脉通达，共奏行气化瘀、化痰通任之功。

叶天士《临证指南医案》云："冲脉为病，男子内结七疝，女子带下痕聚，故奇脉之结实者，古人必用苦辛和芳香，以通脉络。其虚者，必辛甘温补，佐以流行脉络，务在气血调和，病必痊愈。"故有任脉痕聚，用药上多以芳香通络药为主。三棱气味俱淡，微有辛意。莪术味微苦，气微香，亦微有辛意。三棱、莪术性皆微温，为化瘀血之要药，以治男子癖，女子痕，月闭不通，性非猛烈而建功甚速。其行气之力，又能治心腹疼痛，胁下胀痛，一切血凝气滞之证。若细核二药之区别，化血之力三棱优于莪术，理气之力莪术优于三棱。

我们认为卵巢子宫内膜异位囊肿的核心机制为任脉为病，即任脉不通，不通则痛，气不往来，阴液聚而为痰，与瘀血相并。故治宜以活血化瘀为要，随证加减行气化痰之品，可用本方治之。

2. 湿热蕴结

证候：小腹包块质硬，下腹或胀或痛，有灼热感，不孕，胎萎不长，堕胎，滑胎，月经量多或经期延长，色暗红，质稠有血块，或伴低热，小便黄赤，舌红，苔黄腻，脉滑数或濡数。

证候分析：湿热滞于任脉，导致阴液停聚，积结日久，结为痕聚，故可见小腹包块质硬，下腹或胀或痛，伴灼热感；任脉阻滞影响阴液运行，月经量多或经期延长，色暗红，质稠有血块，可出现不孕，或孕后无津液以灌溉胞胎，胎元失养，故出现胎萎不长、堕胎、滑胎等。

治法：清热除湿，化瘀消癥。

代表方：清热调血汤（《古今医鉴》）。

当归12g，白芍12g，川芎12g，延胡索6g，桃仁9g，红花9g，香附9g，蓬莪术6g，牡丹皮9g，生地黄9g，黄连6g。

方义：当归补血活血，白芍养血敛阴，柔肝止痛；川芎、延胡索行气，活血，止痛；桃仁、红花活血散瘀，通络止痛；莪术行气破血，消积止痛；香附疏肝理气，调经止痛；生地黄、黄连、牡丹皮清热养阴。全方共奏活血散瘀、清热除湿之功。本方常可用于湿热瘀结所致的盆腔炎性包块等。

三、督病辨证论治

督脉不煦

证候：宫寒不孕，项背、腰骶、尾闾、肛门等部位畏寒，酸楚不适，畏寒怕冷，四肢不温，精神倦怠，小便清长，大便溏泄，或伴有月经后期，月经量少，甚至闭经，舌淡，苔白，脉沉迟。

证候分析：督脉，阳脉之海也，统率全身阳脉经气，督脉不煦，故经脉所及之处如项背、腰骶、尾闾、肛门等部位畏寒，酸楚不适，畏寒怕冷，四肢不温，精神倦怠，小便清长，大便溏泄等；督脉阳气不舒达，胞宫失于温煦，阳气化水过程失调，精卵不能得以温煦生长成熟，故宫寒不孕；督阳不温达布，任脉不通，冲脉气血壅滞，脏腑之血归于冲任无以顺达而下，故月经后期、月经量少，甚至闭经等。

治法：温督扶阳。

常用方：青囊斑龙丸（《临证指南医案》）。

鹿角胶 6g（烊化），鹿角霜 15g，菟丝子 12g，补骨脂 12g，熟地黄 10g，柏子仁 10g，茯苓 10g。

方义：方中鹿角胶、鹿角霜通督脉，补骨脂补命门，大补精髓，最能补精生血而益元阳；菟丝子、补骨脂助肾阳；熟地黄滋补肾阴，益阴以配阳；柏子仁凉心益肾，茯苓健脾助运。诸药合用，共奏温督扶阳之功。

督脉为诸阳之纲，为阳脉之海。"督脉为病，脊强反折……女子不孕，癃痔遗溺嗌干。"然女子为病，有因经期涉水或感寒伤阳，阴寒直中胞宫，又因督脉阳气不足，则易导致气血失于温煦，影响胞宫实现月经与生殖功能，出现一系列病证。故我们在临床上常用此方治疗宫寒不孕的患者，月经失调有督脉命门不足者亦可随证用之。

四、带病辨证论治

带脉失约

证候：子宫脱垂，下腹部隐痛下坠，后背如泼凉水而发沉，腰部发沉，腹部肥胖，全身倦怠乏力，带下量多，孕后胎漏、胎动不安、堕胎、滑胎等。

证候分析：带脉约束十二经脉，带脉虚弱，提系乏力，则易导致腹内脏器下垂，故若带脉失固，气机升降失调，会使膏浊囤积于腹部，故腹部肥胖，全身倦怠乏力。带脉环腰腹一周，约束所有纵行经脉，带脉"束带胎之系也"。妇人无此，则难以系胎，带脉虚损则"胎易堕""胎必不牢"，故孕后易出现胎漏、胎动不安、堕胎、滑胎。

治法：升阳举陷，固提带脉。

常用方：升带汤（《傅青主女科》）。

白术 30g，党参 9g，肉桂 3g，莪荸 9g，鳖甲 9g（先煎），茯苓 9g，北沙参 10g，制半夏 6g，炒神曲 6g。

方义：方中重用白术大补中气，傅氏曰白术最利腰脐，腰脐利而带脉宽；党参补元气，又助白术共补脾胃；肉桂暖脾肾，通血脉，温补命门之火，与党参"补任督之虚"；莪荸以祛积，茯苓健脾利湿，《本草再新》中记载莪荸"消食化痰，破积滞，利藏血"；鳖甲滋阴，消坚散结，"主心腹癥瘕坚积"；北沙参养阴消疝，《药性本草》谓本药疗"疝气下坠"，《神农本草经》记载其治"血结惊气"；配半夏、神曲化痰消积滞。诸药脾肾同补，标本同治，元气得脾胃而不绝，肾气得元气、肾阴的资助而充盛于任督带脉，带脉气血充盛而不拘挛，任督强健则带脉有力，脾主升阳举陷，带脉亦得提升，诸药合用，共奏升提带脉之功。

带脉病之所以以"带"命名者，因带脉不能约束而有此病，故治以固提带脉。其病理机制，主要是由于带脉的弛缓，产生各种下陷的症状，这些症状可以分为两大类。一类是带脉虚弱，提系乏力，例如带脉虚惫后，任脉也受影响，任主胞胎，于是胎元不固，能导致胎漏；又如带脉弛缓后，小腹内的部分脏器也因而下陷，如肠下垂成为颓疝、胞宫下垂成为子宫脱垂等。此外，如带脉失去约束阳明经脉的能力，宗筋弛纵，会形成足部痿弱不用的症状。而另一类是痰、湿、寒、热等各种致病因素影响带脉，以致它的约束能力减退，导致带下的疾患。若带下量多，色黄而稠，质黏腻，腥臭味大或带下色白质黏如豆腐渣状，伴发外阴瘙痒，舌质红，苔黄腻，可用易黄汤。或带下量多，色白质稀无臭味，终日淋沥不断，面色晦暗，四肢不温，小腹冷痛，小便频数，舌淡苔白或薄腻，可用完带汤。

第三节　胞宫"脏""腑"属性失常论治

一、胞宫"脏"之属性失常

（一）肾的封藏失职

1. 肾气虚

证候：经血非时而下或淋沥不净、经期提前、月经过多、月经先后不定期、经期延长等，经色淡红，质清稀，或不孕，孕后胎漏，胎动不安，滑胎等；伴腰酸腿软，精神不振，头晕耳鸣，畏寒肢冷，面色晦暗，小便清长，舌淡红，苔薄白，脉沉细。

证候分析：肾气虚衰，封藏失职，影响气血在胞宫内的有序运行，胞宫"脏"的封藏属性失职，故出现经血非时而下或淋沥不净，经期提前，月经过多，月经先后不定期，经期延长，经色淡红，质清稀；孕后血不养胎，胎失所系，故出现胎漏、胎动不安、滑胎等；肾气不足，无力推动阳气通达周身，故畏寒肢冷，面色晦暗；肾虚无力故腰酸腿软，精神不振；膀胱气化失常，故小便清长；舌淡红，苔薄白，脉沉细，均为肾气虚衰之征。

治法：补肾益气，填精养血。

常用方：归经汤《竹林寺女科秘方》。

熟地黄 12g，山茱萸 10g，续断 10g，杜仲 10g，当归 9g，白芍 9g，荆芥炭 3g。

方义：方中熟地黄滋肾填精养血；杜仲、续断、山茱萸补肾益精固冲；当归、白芍养血调冲；荆芥炭收敛固涩止血。全方合用，使肾气健旺，胞宫"脏"的功能协调，气血得安。

古人有"经水出诸肾"，肾为月经之本。现在我们提出"肾为冲之根"，且肾在维持胞宫"脏"之属性中承担了必不可少的重要角色，其中肾气的充盛又尤为关键，因此临床中应时时注重补益肾气。临床上常用此方治疗肾气虚所致月经失调、不孕、胎漏、胎动不安等诸多疾病。

2. 肾阴虚

证候：经血非时而下或淋沥不净，经期提前，月经过多，月经先后不定期，经期延长，出血量少或多，血色鲜红，质稠，或不孕，孕后胎漏、胎动不安等，伴头晕耳鸣，腰酸膝软，手足心热，颧赤唇红，舌红，苔少，脉细数。

证候分析：肾阴不足，虚火内炽，导致肾气固摄失司，又热迫血行，胞宫气血运行失序，胞宫"脏"之封藏属性被破坏，故经血非时而下，出血量少或多，淋沥不断；阴虚内热，故血色鲜红，质稠；肾阴不足，精血衰少，不能上荣空窍，故头晕耳鸣；精亏血少，不能濡养外府，故腰腿酸软；阴虚内热，则手足心热；虚热上浮，则颧赤唇红。舌红，苔少，脉细数，也为肾阴虚之征。

治法：滋肾养阴，清热调经。

常用方：补肾地黄汤（《陈素庵妇科补解》）。

熟地黄 10g，麦冬 10g，知母 10g，山药 10g，炙远志 10g，茯苓 10g，牡丹皮 10g，酸枣仁 10g，玄参 10g，桑螵蛸 10g，山茱萸 10g，竹叶 6g，龟甲 12g（先煎），泽泻 6g，黄柏 6g。

方义：本方系知柏地黄汤（知母、黄柏、熟地黄、山药、山茱萸、牡丹皮、泽泻、茯苓）合增液汤（玄参、麦冬、熟地黄）加远志、酸枣仁、龟甲、桑螵蛸、竹叶而成。知柏地黄汤滋肾阴，泻肾火；增液汤滋阴生津；龟甲滋阴潜阳；竹叶清心火；远志、酸枣仁养心血安心神；桑螵蛸涩精固津。妙在熟地黄配山茱萸滋肝肾之阴；配酸枣仁滋心阴；配龟甲、知母、黄柏泻火滋阴；配玄参、麦冬滋心、肺、胃阴，麦冬且可补肺启肾。诸药配合，能滋五脏之阴，补全身之液，润枯濡燥，补益肾脏，使胞宫正常实现"脏"的功能，藏泻有度，同时使血海得濡，则月水盈满胞宫，月经自通。临床上常用于治疗肾阴虚所致的月经失调、胎漏、胎动不安等。

3. 肾阳虚

证候：经血非时而下或淋沥不净，经期提前，月经过多，月经先后不定期，经期延长，或不孕，孕后胎漏、胎动不安等，经色淡，质稀，腰痛如折，畏寒肢冷，小便清长，大便溏薄，面色晦暗，舌淡暗，苔薄白，脉沉弱。

证候分析：肾阳虚衰，血失封藏，故胞宫气血失司，运行失常，经乱无期，经血量多，淋沥不断；肾阳不足，经血失于温煦，故色淡质稀；肾阳虚衰，外府失荣，故腰痛如折，畏寒肢冷；膀胱失于温化，故小便清长；肾阳虚不能上温脾土，则大便溏薄。面色晦暗，舌淡暗，苔薄白，脉沉弱，均为肾阳不足之征。

治法：暖宫助阳，补肾调经。

常用方：温胞饮（《傅青主女科》）。

白术 30g，巴戟天 20g，党参 9g，补骨脂 6g，杜仲 9g，菟丝子 9g，芡实 9g，山药 9g，肉桂 3g，制附子 1.5g（先煎）。

方义：方中白术补气健脾，滋养化源，以利腰脐之气血，且土炒后，同气相求，更增其入脾补土之力；巴戟天温肾暖宫，二药均重用至，一培后天之土，一补先天之火；党参、山药助白术补气健脾；杜仲、菟丝子、附子助巴戟天补肾益精，温肾壮阳；芡实甘平，补肾益精，收敛固涩，明代缪希雍谓其"得水土之阴者能抑火"，故可抑肉桂、附子等辛热之品耗伤精气；肉桂入肾，补命门真火且益心阳，益火消阴，祛沉寒痼冷；补骨脂苦温入心肾，温肾壮阳，清代黄宫绣谓其"能使心胞之火与命门之火相通"。十药相合，共奏暖宫助阳、补肾调经之功。

《本草正义》谓："巴戟隆冬不凋，味辛气温，专入肾家，为鼓舞阳气之用。温养元阳，邪气自除。"盐水浸后，更增其入肾补火之力。本方常用于肾阳虚所致的月经失调、不孕等病症。

（二）邪扰胞宫

1. 血热

证候：经血非时暴下、月经先期、月经过多、月经先后不定期、经期延长等，或不孕，孕后胎漏、胎动不安等，伴唇红目赤，烦热口渴，大便干结，小便黄，舌红苔黄，脉数；或经血非时而下或淋沥不尽，经期提前、月经过多、月经先后不定期、经期延长，或不孕，孕后胎漏、胎动不安等，血色鲜红质稠，心烦潮热，伴小便黄，大便偏干，舌红，苔薄黄，脉细数。

证候分析：阳盛血热，或阴虚血热，热迫血行，气血在胞宫内运行失序，故经血非时而下，经期提前、月经过多、月经先后不定期、经期延长等，血色深红或鲜红；热灼阴津，故质稠；唇红目赤，烦热口渴，大便干结，小便黄，舌红苔黄，脉数，为实热之征；心烦潮热，小便黄，大便偏干，舌红，苔薄黄，脉细数，为虚热之征。

治法：清热降火，凉血养阴。

常用方：清经散（《傅青主女科》）。

地骨皮 15g，熟地黄 9g，牡丹皮 9g，黄柏 6g，青蒿 6g，白芍 9g，茯苓 6g。

方义：方中熟地黄、地骨皮清血热而生水；黄柏、青蒿、牡丹皮清热降火凉血；白芍养血敛阴；茯苓行水泄热。全方既有"清火之品"，又有"滋水之味"，使"火泄而水不与俱泄"，使热去而阴不伤，血安而经自调，使胞宫内气血有序运行。共奏清热降火、凉血养阴之功。

热伤阴液宜滋阴补血，清热凉血，方用两地汤（《傅青主女科》）。

生地黄 15g，玄参 15g，麦冬 10g，地骨皮 9g，阿胶 6g（烊化），白芍 10g。

方义：方中生地黄、玄参、麦冬养阴滋液，凉血清热；地骨皮泻肾火，除骨蒸；阿胶、白芍养血益阴。配合成方，共奏滋阴补血、清热凉血之功。我们临床上用上方治疗血热所致的崩漏、月经先期、经间期出血、胎动不安等病，常取得满意疗效。

2.肝郁横恣

证候：经血非时而下，经期提前、月经过多、月经先后不定期、经期延长等，经量或多或少，或不孕，孕后胎漏、胎动不安等，色暗红，有血块，伴胸胁、乳房、少腹胀痛，精神郁闷，时欲太息，舌暗红，苔薄白，脉弦。

证候分析：肝藏血，司血海，主疏泄，肝郁气滞，影响肝之疏泄，疏泄太过，气机横逆，导致胞宫气血蓄溢失常，胞宫"脏"之属性失司，故经血非时而下、经期提前、月经过多、月经先后不定期、经期延长等；肝郁气滞，经脉涩滞，故胸胁、乳房、少腹胀痛；气机不利，故精神郁闷，时欲太息；舌暗红，苔薄白，脉弦，为肝郁之征。

治法：平肝顺气，调经和血。

常用方：顺经汤（《傅青主女科》）。

当归 12g，白芍 10g，熟地黄 10g，牡丹皮 10g，茯苓 9g，沙参 9g，黑芥穗 9g。

方义：方中当归、白芍养肝补血以柔肝体，补血以制火；沙参养阴止血；熟地黄滋肾养肝，清热养阴，更助胞宫"脏"之封藏；牡丹皮清热凉血，活血散瘀；茯苓健脾宁心；黑荆芥清热散瘀，引血归经。诸药合用，共奏平肝顺气、调经和血之功。

"夫肝之性最急，宜顺而不宜逆，顺则气安，逆则气动，血随气为行止，气安则血安，气动则血动。"故临床上常用柔肝之法以开肝郁。用药多疏补并进，以补为主，补中有散，散不耗气，补中有泄，泄不损阴，补以通之，散以开之。此方于补肾调经之中，而用引血归经之品，是和血之法，实寓顺气之法也，使肝不逆而肾气自顺，肾气既顺，则经调不逆。对于肝郁所致的月经失调、异常子宫出血等运用此方往往能取效。

3. 气虚失统

证候：经血非时而下，经期提前、月经过多、月经先后不定期、经期延长等，经量或多或少，或不孕，孕后胎漏、胎动不安等，经色淡，质清稀，气短懒言，神疲乏力，小腹空坠，纳少便溏，面色㿠白，舌淡，苔薄，脉细。

证候分析：脾主中气而统血，阳明气血充盛，向下传至冲任胞宫，月经有血充溢则行，胞宫蓄溢有度，若脾胃气虚，统血无权，胞宫气血封藏失司，"脏"之属性失衡，故可出现经血非时而下，经期提前，月经过多，月经先后不定期，经期延长，经量或多或少，或不孕，孕后胎漏、胎动不安等；脾虚中气不足，故神疲肢倦，气短懒言，小腹空坠；脾胃运化失职，故纳少便溏；舌淡，苔薄，脉细，均为脾虚之征。

治法：补气健脾，摄血调经。

常用方：归脾汤（《正体类要》）。

党参 10g，黄芪 10g，白术 10g，当归 10g，龙眼肉 10g，茯苓 10g，炙远志 10g，酸枣仁 10g，木香 5g，炙甘草 6g。

方义：方中以党参、黄芪、白术、甘草大队甘温之品补脾益气以生血，使气旺而血生；龙眼肉心脾两脏俱益，养血安神；当归养血益阴，行血中之滞，既助人参、黄芪补气，又助龙眼肉养血补心；茯苓（多用茯神）、酸枣仁、远志宁心安神；木香辛香而散，理气醒脾，与大量益气健脾药配伍，复中焦运化之功，又能防大量益气补血药滋腻碍胃，使补而不滞，滋而不腻。诸药共奏补气健脾、摄血归经之效，使胞宫蓄溢有度，胞宫"脏""腑"功能属性如常实现。

临床上常用本方治疗因脾不统血导致的月经先期、月经过多、崩漏等血证，如若患者经期血量过多可酌情增加茜草、血余炭、侧柏叶或牡蛎（煅）、紫石英、龙骨（煅）等药物。另外，此方用以治疗失眠、缺乳等多种妇科杂病，亦疗效显著。

二、胞宫"腑"之属性失常

胞宫乃经血、带下所出之地，若胞宫闭塞不通，藏泻失职，冲任所聚之经血壅塞，则经血、带下难以按期下行，气血久积胞宫之内，则生癥瘕、带下。实邪如寒凝、气滞、血瘀或热灼津伤等阻碍气血下泄，阻滞"腑"的"通""泻"属性，则易致月经量少、痛经等，胞宫为妇人娠胎之所，故可出现子死腹中或难产等。

（一）"腑"之瘀滞

1. 寒凝胞宫

证候：经行不畅，月经量少，月经后期，经期延长，甚至闭经，或癥瘕、带下、子死腹中或难产等，伴小腹冷痛拒按，得热则痛减，形寒肢冷，面色青白，舌紫暗，苔白，脉沉紧。

证候分析：寒邪客于胞宫，寒凝血瘀，阻滞胞宫气血有序转化运行，胞宫"腑"之属性失司，胞宫内气血不能按时满溢，故可出现经行不畅，月经量少，月经后期，经期延长，甚至闭经等；不通则痛，故伴小腹冷痛拒按，得热则痛减，形寒肢冷，面色青白；舌紫暗、苔白、脉沉紧为寒凝之征。

治法：暖宫散寒，祛瘀通腑。

常用方：温经汤（《妇人大全良方》）。

肉桂 6g，党参 9g，当归 10g，川芎 6g，莪术 6g，牡丹皮 6g，川牛膝 10g，白芍 6g，甘草 6g。

方义：方中肉桂辛热助阳，能温经散寒，通脉调经；党参甘温补气，助肉桂通阳散寒；川芎为血中气药，能"下调经水，中开郁结"，与当归配伍活血止痛，养血调经；莪术破血行气，牛膝活血通经，牡丹皮活血散瘀，三者助当归、川芎行血养血调经；白芍养血调经，与甘草配伍又起缓急止痛之功。诸药共奏暖宫散寒、祛瘀通腑之功。

本方乃《金匮要略》温经汤去吴茱萸、麦冬、生姜、半夏、阿胶，加莪术、牛膝而成，为治寒实血瘀之证专属，以血寒积结胞门为甚，治疗宜温经散寒而活血消积，功专于破，故常用于治疗寒凝胞宫所致的月经失调，尤其是月经不畅、闭经等，既能温经散寒，又能活血通脉，助胞宫实现"腑"的正常属性，泄而有时。

2. 气滞血瘀

证候：经行不畅，月经量少，月经后期，经期延长，甚至闭经，或癥瘕、带下、子死腹中或难产等，伴精神抑郁，烦躁易怒，嗳气叹息，小腹胀痛拒按，胸胁胀痛，舌暗或有瘀点，脉沉涩。

证候分析：肝郁气滞，气机不畅，阻于胞宫，影响血之通泄，故可出现经行不畅，月经量少，月经后期，经期延长，甚至闭经等；肝经不疏，故小腹胀痛拒按，胸胁胀痛；肝气不疏，故精神抑郁，烦躁易怒，嗳气叹息；舌暗或有瘀点，脉沉涩，均为气滞血瘀之象。

治法：行气活血，化瘀通腑。

常用方：膈下逐瘀汤（《医林改错》）。

五灵脂 6g，当归 9g，川芎 6g，桃仁 9g，牡丹皮 6g，赤芍 6g，乌药 6g，延胡索 6g，香附 6g，红花 6g，枳壳 5g，甘草 6g。

方义：方中当归、川芎、赤芍养血活血，与逐瘀药同用，可使瘀血祛而不伤阴血；牡丹皮清热凉血，活血化瘀；桃仁、红花、五灵脂破血逐瘀，以消积块；配香附、乌药、枳壳、延胡索行气止痛；川芎不仅养血活血，更能行血中之气，增强逐瘀之力；甘草调和诸药。诸药共奏行气活血、化瘀通腑之功。临床上用本方治疗子宫腺肌病、子宫内膜异位症痛经、原发性痛经、不孕、闭经等疾病，均有显著疗效。

3. 热灼津伤

证候：经行不畅，月经量少，月经后期，经期延长，甚至闭经，或癥瘕、带下、子死腹中或难产等，经色暗，伴口渴心烦，大便干结，舌暗红或有瘀点，苔薄黄，脉涩。

证候分析：血之津伤则运行失利，甚至易生瘀，瘀热之邪蕴阻胞宫，胞宫气血运行受阻，故可出现经行不畅，月经量少，月经后期，经期延长，甚至闭经等；血为热灼，故经色暗；热盛伤津，故口渴心烦，大便干结；舌暗红或有瘀点、苔薄黄、脉涩均为瘀热之征。

治法：养阴益津，化瘀调经。

常用方：小营煎（《景岳全书》）加麦冬、生地黄、石斛。

熟地黄 10g，白芍 6g，炒山药 6g，续断 6g，当归 6g，枸杞子 6g，麦冬 10g，生地黄 10g，石斛 10g，炙甘草 6g。

方义：方中熟地黄养血滋阴，益精填髓；白芍养血敛阴；山药益气阴，补脾肺肾，资气血生化；续断补脾肾，填精血；当归补血养营；枸杞子滋补肝肾；麦冬、生地黄、石斛养阴清热生津；甘草调和诸药，并配伍白芍酸甘养阴，兼能缓急止痛。诸药共奏养阴益津、化瘀调经之功，使血热尽去，引血归经，血脉畅达，血止病除。本方用于治疗经间期出血患者常有显著疗效。

（二）血之失控

1. 气虚失统

证候：月经过多，经期延长，或癥瘕、带下、子死腹中或难产等，伴神疲肢倦，食少纳呆，脘腹胀满，大便溏薄，面色淡黄，舌淡胖、有齿痕，苔白腻，脉缓弱。

证候分析：脾主统摄全身血脉，脾虚统摄无力而气血逆乱，胞宫内气血运行失序，胞宫"腑"之属性失常，故可出现经血非时而下，月经过多、经期延长等；血虚则面色淡黄；脾虚运化失司，湿浊内生而渐盛，故食少纳呆，脘腹胀满，大便溏薄；脾主四肢，脾虚中阳不振，故神疲肢倦；舌淡胖有齿痕，苔白腻，脉缓弱，均为脾气虚之征。

治法：补气摄血，固冲调经。

常用方：安冲汤（《医学衷中参西录》）。

生黄芪 15g，炒白术 15g，生地黄 15g，白芍 10g，川续断 12g，生龙骨 15g（先煎），生牡蛎 15g（先煎），海螵蛸 12g，茜草 10g。

方义：方中重用黄芪补气摄血；白术健脾益气统血，扶脾助胃使冲任血海宁静；白芍、生地黄补冲清任，滋肝肾，补阴血，凉血敛阴；川续断益肾止血；龙骨、牡蛎潜阳固阴，收涩止血；海螵蛸补肾固涩；茜草、乌贼骨（海螵蛸），《内经》名四乌贼骨一芦茹丸，张锡纯谓之为治崩之主药。诸药配伍，标本兼顾，先、后天同调，共奏补肾益气、固冲止血之功。临床常用于治疗异常子宫出血、月经过多等，瘀滞明显者可酌情加用活血化瘀之品。

2. 热迫血行

证候：经血非时暴下、经期提前，月经过多，月经先后不定期，经期延长，或癥瘕、带下、子死腹中或难产等，色深红或鲜红，质稠，或有血块，唇红目赤，烦热口渴，大便干结，小便黄，舌红苔黄，脉数。

证候分析：阳盛血热，或阴虚血热，热迫血行，气血在胞宫内运行失序，故经血非时暴下、经期提前、月经过多、月经先后不定期、经期延长等；热灼阴津，故血色深红或鲜红，质稠，唇红目赤，烦热口渴，大便干结，小便黄；舌红苔黄、脉数均为血热之征。

治法：清热化瘀，凉血止血。

常用方：逐瘀止血汤（《傅青主女科》）。

生地黄 10g，大黄 9g，赤芍 9g，牡丹皮 3g，当归 15g，枳壳 15g，龟甲 9g（先煎），桃仁 10g。

方义：方中生地黄清热凉血止血；当归、赤芍养血活血；桃仁、大黄、牡丹皮活血逐瘀；枳壳行气，使气行则血行；龟甲为血肉有情之品，滋阴潜阳止血。全方共奏清热养阴、凉血止血之功效。"腑"以通为用，血热扰动胞宫，与瘀血内结，胞宫气血运行不畅，则可导致胞宫"腑"的属性失常，易致月经量少、经血淋沥不断、痛经等一系列病症。治疗时亦须遵循以通为用的原则，本方功能清热养阴，凉血止血，活血化瘀，以消胞中阻滞之瘀血，气血正常有序运行则血止，常用治月经淋沥不尽、经血骤然暴下等。

第四节　女子孕育障碍类疾病论治

一、孕之障碍

（一）天癸迟至

证候：头发稀疏，初潮延迟，超过 16 岁，经少或闭经，婚久不孕，腰膝酸软，足痿无力，头晕耳鸣，健忘，或见小便频数，夜尿频多，舌淡苔白，脉沉弱。

证候分析：先天肾精匮乏，精不化气，肾气不盛，天癸迟至，肾气不足，吸纳无力，不能汇聚冲脉气血灌注胞宫，则初潮延迟，月经量少甚或闭经，经不调而无子；肾虚腰府失养，故腰膝酸软；肾虚不能生髓，则髓海空虚而头目耳鸣，健忘；精不化气，固摄无力，故见小便频数，夜尿频多。

治法：填精养血，充养天癸。

常用方：龟鹿二仙胶（《医方考》）合五子衍宗丸（《医学入门》）加阿胶。

鹿角胶 10g（烊化），龟甲胶 10g（烊化），阿胶 6g（烊化），枸杞子 10g，党参 10g，菟丝子 12g，覆盆子 10g，五味子 6g，车前子 10g。

方义：方中鹿角胶填精补血，龟甲胶滋阴养血，二药俱为血肉有情之品，能填精补髓，滋养阴血，且鹿角胶通督脉而补阳，龟甲胶通任脉而养阴，阿胶入任脉而滋阴养血，三药同用则胞宫阴血、阴液充盛，督脉命门之火使其蒸腾于上以滋养天癸；枸杞子补肝肾，益精血，助龟甲胶、鹿角胶之力；党参补脾益气，滋养后天生化之源，补后天以养先天；合五子衍宗丸以增补肾益气之功，肾精充，肾气盛，阴血、阴液助养天癸。全方共奏填精养血、充养天癸之功。

我们认为天癸的生成得益于父母先天之精，精化气而成，后天充养一般一为水谷精微，二遵精血同源，乙癸同源。但在"冲任新说"理论下，我们认为阴血、阴液得督脉阳气的温煦而蒸腾充养天癸同为重要。在治疗此类患者时常用龟甲胶、鹿角胶、阿胶等填精养血，滋养阴液，可适当配伍温补命门之火的药物。在临床上常用本方治疗月经初潮延迟、排卵障碍型不孕。

（二）天癸早竭

证候：女子未至七七，月经后期或闭经，月经量少，色红质稠，婚久不孕，头发干枯，形体羸瘦，头晕耳鸣，腰膝酸软，失眠多梦；或面色少华，少气懒言，神疲乏力，纳呆，便溏；或畏寒肢冷，腹中冷痛，带下清稀；舌淡或红，苔白滑或少苔，脉沉迟弱或弦细。

证候分析：肾精耗伤，肾气亏虚，或脾胃虚弱，后天水谷精微和气血充养不足，或肝肾阴血亏虚，或阴液损伤，或命门之火虚衰，不能蒸腾胞宫中的阴血、阴液以充养天癸，天癸化生乏源，而致天癸早竭，天癸不能凝聚为雨降于胞宫，而致不孕；肾气亏虚，吸纳冲脉气血乏力，则月经延后、量少，甚或闭经；精血不足，则头发干枯，形体羸瘦，头晕耳鸣，失眠多梦；腰为肾之府，肾精不足则腰膝酸软；脾胃虚弱，无力运化水谷精微，气血亏虚，则面色少华，少气懒言，纳呆，便溏；阴虚血少，清窍失荣，血不养心，故头晕耳鸣，失眠多梦；阳虚不能外达，故畏寒肢冷；火不暖土，故见腹中冷痛，带下清稀。若阳虚可见舌淡，苔白滑，脉沉迟弱；阴血亏虚可见舌淡红，少苔，脉弦细。

治法：补肾益精，温阳化气。

常用方：补天丸（《丹溪心法》）合龟鹿二仙胶（《医便》）。

紫河车 10g（研粉，装入胶囊口服），龟甲 10g（先煎），杜仲 10g，枸杞子 10g，怀牛膝 10g，黄柏 6g，鹿角胶 10g（烊化），党参 10g，陈皮 6g。

夏季加五味子 6g，冬季加干姜 2g。

方义：方中紫河车、龟甲为血肉有情之品，补肾益精，滋阴养血，《医方考》云："已生之后，天癸虚损，补以草木之药，非其类也。卒难责效。人胞名曰混沌皮，则亦天耳。以先天之天，而补后天之天，所谓补以类也，故曰补天。"杜仲、枸杞子、怀牛膝补益肝肾，黄柏补肾坚阴，共助肾气旺盛，冲任二脉所司阴血、阴液盈聚胞宫；鹿角胶温通督脉，补益命门之火，助阴血、阴液气化以充养天癸；党参健脾益气，以益气血生化之源；陈皮于补血之中兼调其气。全方共奏补肾益精、温阳化气之效。冬月寒水用事，故加干姜以助阳，夏月火旺烁金，故加五味子以保肺敛阴。

我们在临床治疗卵巢储备功能减退、卵巢早衰的患者时常用本方，以补益肾精、阴血、阴液为主，使胞宫中物质充足，同时可酌情使用温补命门的药物以蒸腾胞宫中的阴血、阴液如水气上升以充养天癸。

（三）肾气亏虚

证候：月经先期或后期，或闭经，量多或少，色淡暗，质稀，婚久不孕，性欲减退，头晕耳鸣，精神疲倦，腰酸膝软，小便清长，或伴有须发旺盛，舌淡，苔薄白，脉沉细，两尺尤甚。

证候分析：禀赋素弱，肾气不足，或久病、房劳，损伤肾气，肾气亏虚，难以吸纳冲脉气血汇聚胞宫，影响胞宫"脏""腑"属性有序交替，致月经后期，量少，甚至闭经，经不调而无子；若肾虚不固，胞宫"脏"

的属性失常，可见月经先期、量多；冲脉气血不能灌注胞宫而逆盛，澹渗皮肤而致女子须发旺盛；肾主骨生髓，腰为肾之府，肾虚则头晕耳鸣，精神疲倦，腰酸膝软；气化失常，则小便清长，经色淡暗，质稀；舌淡，苔薄白，脉沉细，为肾气虚之象。

治法：补益肾气，养血调冲。

常用方：归肾丸（《景岳全书》）。

菟丝子12g，杜仲10g，熟地黄10g，山茱萸10g，枸杞子10g，山药10g，茯苓10g，当归10g。

方义：方中菟丝子、杜仲温补肾气，伍以熟地黄、山茱萸、枸杞子滋肾益精，肾精足，精化气，则肾气盛，使胞宫"脏"的属性得以维持，又助阴血、阴液灌注胞宫；山药、茯苓健脾益气；当归养血活血，使冲脉气血旺盛。全方滋肾填精，补益肾气，胞宫纳冲任所司气血、阴液，月事以时下，胎孕乃成，共奏滋阴补肾、养血调冲之功。

我们在治疗肾气亏虚导致不孕的患者时，常用菟丝子为主药补益肾气，配伍补肾填精之品，助肾气化生。常用本方治疗肾气亏虚型月经失调、不孕症等。

（四）任脉失荣

证候：月经周期正常，量少，色暗，质稠，婚久不孕，咽干口燥，阴部干涩，分泌物少，性交涩痛，舌红少津，少苔，脉沉细。

证候分析：素食肥甘厚味，胃肠积热，燥伤胃津，或情志不畅，肝郁化火，劫伤阴液，或压力过大，心火旺盛，耗伤阴液，致任脉失荣，任脉无以汇聚全身阴液于胞宫，胞宫失于濡养，而致不孕；任脉所司阴液不足，不能下达以润泽阴道，发为分泌物少，阴道干涩，性交涩痛；任脉起中极之下，以上毛际，循腹里，上关元，至喉咙，若阴液不足，不能上承，则口干咽燥；舌红，少苔，脉沉细，为阴液亏损之征。

治法：养阴生津，充养任脉。

常用方：补阴再造丸（《陈素庵妇科补解》）去银柴胡、焦栀子。

龟甲 10g（先煎），阿胶 6g（烊化），熟地黄 10g，生地黄 10g，知母 8g，天冬 8g，麦冬 10g，白芍 6g，川贝母 6g，白术 6g，党参 10g，秦艽 6g，当归 8g，川芎 6g，牡丹皮 6g。

方义：方中龟甲、阿胶入任脉，滋阴养血，充养任脉，伍以生地黄、知母、麦冬、天冬养阴生津，熟地黄、白芍滋养肝肾阴血，诸药合用以补益津液精血，阴液充足，任脉司阴液功能正常，方能汇聚全身阴液至胞宫。当归、川芎、牡丹皮活血，疏通经脉；白术、党参健脾助运，促进水谷化生精微，滋养阴液，同时助津液输布；秦艽一味，专升阳，入阳明经以鼓舞胃中生发之气，以助生津液；川贝母清肺润燥，而喉为肺之门户，可滋润咽喉。原书记载（银）柴胡、牡丹皮、栀子以祛内热而清之，任脉阴液亏损主要表现为不能上承咽喉、下泽阴道，未致阴虚生热，故去银柴胡、焦栀子。全方共奏养阴生津、充养任脉之效。

我们临床上常用于治疗卵巢储备功能减退、卵巢早衰、卵泡发育不良性不孕症等。阿胶可以补任脉之虚，龟甲可以通任滋阴，我们在治疗阴液亏损、任脉失荣的患者时，常以龟甲、阿胶、鳖甲等入任脉药物，充养任脉，伍以滋养全身阴液诸药。阴液充足，任脉得以汇聚全身阴液灌注至胞宫，为生殖提供基础。临证治疗时可加山药、芡实，既补任脉之虚，又能利水，促进阴液流畅运行。

（五）督脉失煦

证候：久无子息，下腹冷痛，得热则舒，月经量少，后期，带下清稀，量多，小便清长，伴全身畏寒，四肢不温，腰背凉，可见项背、腰骶、尾闾等督脉循行部位冰冷、酸痛，舌淡，脉沉迟。

证候分析：督脉疏布命门之火于脏腑、形体、官窍，若命门火衰，督脉失煦，胞中阴血、阴液得寒而凝，气血不通，天癸失养，而致不孕；胞宫寒凝，故见下腹冷痛，得热则舒；胞宫气血凝滞，不能顺畅运行，故月经后期，量少；督脉失于温煦，故见循行部位冷痛；督脉不能疏布命门之火于脏腑、形体、官窍，故见全身畏寒，四肢不温；命门之火不足，不能蒸腾化气，故带下清稀，量多，小便清长；舌淡、脉沉迟为阳虚之征。

治法：温补命门，暖宫助孕。

常用方：温胞饮（《傅青主女科》）。

巴戟天 30g，白术 30g，杜仲 10g，菟丝子 12g，党参 10g，山药 9g，芡实 6g，补骨脂 6g，肉桂 3g，制附子 1.5g（先煎）。

方义：方中巴戟天温肾助阳，温煦督脉；白术补气健脾，滋养化源；补骨脂、肉桂、制附子助巴戟天专补命门之火，督脉所含命门之火旺盛，温煦胞中阴血、阴液等物质以充养天癸；杜仲、菟丝子助巴戟天补肾益精，温肾壮阳；党参、山药助白术补气健脾；芡实既补肾益精，又收敛固涩，可抑肉桂、附子等辛热之品耗伤精气。全方共奏温补命门、暖宫助孕之功。

我们临床上治疗宫寒不孕，重视温补命门之火，温煦督脉，蒸腾胞宫中的阴血、阴液以充养天癸，以达到暖宫助孕的目的，常用巴戟天、补骨脂、肉桂、仙茅、淫羊藿等药物配伍。附子为大辛大热之品，临床上为防其伤阴，故用量宜少。

二、育之障碍（流产、复发性流产）

（一）肾气不足

证候：屡孕屡堕，甚或应期而堕，平素月经后期，经色淡暗，腰膝酸软，夜尿频多，性欲淡漠，孕后胎动下坠，腰酸腹痛，或见阴道少量出血，色暗淡，小便频数，舌淡，苔薄白，脉沉弱滑。

证候分析：肾气不足，不能吸纳冲脉气血下注胞宫，平时表现为月经后期；肾虚封藏失本，胞宫"脏"的属性失常，不能维系胞胎，胎元不固，故见屡孕屡堕，甚或应期而堕，孕后腰酸腹痛，或见阴道少量出血；肾虚则性欲淡漠，气化无力故小便频数，腰府失养，则腰膝酸软；舌淡、苔薄白、脉沉弱滑皆为肾气虚之征。

孕前治法：补益肾气，固摄胞宫。

常用方：毓麟珠（《景岳全书》）去川椒。

菟丝子 12g，杜仲 10g，鹿角霜 10g，党参 10g，熟地黄 10g，当归 10g，川芎 6g，白芍 8g，白术 8g，茯苓 8g，炙甘草 6g。

方义：方中菟丝子、杜仲补养肾气，肾气充足则胞宫"脏"的属性得以维持，并助胞宫纳冲任之阴血、阴液，为生殖奠定基础；党参、白术、茯苓、炙甘草补中益气，促进水谷精微的化生，以后天养先天；当归、川芎、熟地黄、白芍滋阴养血；鹿角霜温督脉，以温煦胞宫。全方既温养肾气，又培补后天脾胃以化生气血，气血充盛，在肾气的主导下灌注胞宫，维持胞宫"脏"之属性，胎孕乃成。

我们在治疗肾气虚型不孕、复发性流产患者时，强调孕前补益肾气，常用菟丝子以维持胞宫"脏"的属性，并配合补益气血。

孕后治法：补肾益气，养血安胎。

常用方：寿胎丸（《医学衷中参西录》）合白术丸（《妇人大全良方》）。

菟丝子 15g，桑寄生 20g，续断 10g，阿胶 3g（烊化），生地黄 10g，黄芩 10g，白术 10g，川芎 6g，当归 5g。

方义：方中菟丝子、桑寄生、续断补肾益气；当归、生地黄、阿胶滋阴养血；当归、川芎补血活血，使冲脉气血运行顺畅；辅以白术补气健脾以益气血生化之源；黄芩清热，以防邪热扰动胞宫，共助安胎之功。肾气足，则胞宫安，气血充，全方共奏补肾益气、养血安胎之效。

我们在临床常用本方治疗肾气亏虚型先兆流产患者，若见出血可去当归、川芎，阿胶改阿胶珠以增强止血功效；以气虚为主可加太子参 20g、黄芪 12g；血热为主加入苎麻根 12g、仙鹤草 10g；血瘀为主可加茜草 10g；若见腰酸甚者可加杜仲 10g。

（二）血热失守

证候：屡孕屡堕，甚或应期而堕，平素月经先期，量多或少，色深红或鲜红，孕后腰酸腹痛，或见阴道少量出血，色鲜红或深红，或口渴喜冷饮，便秘溲赤，舌红，苔黄，脉滑数；或伴口干咽燥，手足心热，心烦不安，舌质红，少苔，脉细滑数。

证候分析：若血热炽盛，热扰胞宫，血热妄行，胞宫失守，破坏了其"脏"之属性，则表现为月经先期，量多，色深红；若孕后则胎元不固，屡孕屡堕，腰酸腹痛，阴道出血；热灼津液，故渴喜冷饮，便秘溲赤；阳盛血热可见舌红，苔黄，脉滑数。

若阴血不足，阴虚生热，虚火扰动胞宫，致"脏"的属性失常，而致平素月经先期，量多，若阴血不足，血海空虚，则见月经量少，孕后见腰酸腹痛，阴道下血色红；虚热扰动心神，则出现心烦，手足心热；舌质红，少苔，脉细滑数，均为阴虚血热之象。

孕前治法：清热凉血，泻火养阴／滋肾养阴，清热生津。

常用方：清经散（实热）（《傅青主女科》）／上下相资汤（虚热）（《石室秘录》）玉竹改石斛。

清经散：牡丹皮 9g，青蒿 6g，黄柏 6g，地骨皮 15g，白芍 9g，熟地黄 9g，茯苓 3g。

方义：方中牡丹皮、青蒿、黄柏清热泻火凉血；地骨皮凉血退热；熟地黄、白芍滋阴养血，使泄热而不伤阴；茯苓利水渗湿，可助泻火，又健脾益气，以增统血之功。全方共奏清热凉血、泻火养阴之功。

本方既有清火降火之效，又有滋水之功，泻火不忘救阴，使邪热得去而胞宫"脏"的属性得以维持。我们常用本方治疗血热型月经失调、不孕症、复发性流产等。

上下相资汤：熟地黄 15g，山茱萸 8g，石斛 10g，党参 10g，玄参 10g，北沙参 10g，当归 8g，麦冬 10g，北五味子 6g，牛膝 8g，车前子 5g。

方义：方中熟地黄、山茱萸滋肾养阴；玄参、麦冬、石斛养阴清热；党参、北沙参润肺生津，取金水相生之义；牛膝补肝肾，引热下行；五味子收敛生津。全方既滋肾阴，助肾气维持胞宫"脏"的属性，又清虚热，以防虚热扰动胞宫，共奏滋肾养阴、清热生津之效。石斛味甘，性微寒，归胃、肾经，既能滋阴生津而养胃，又能滋肾阴而退虚热，故我们在临床上治疗阴虚血热的患者时常用石斛以增滋阴清热之功。

孕后治法：清热泻火，凉血安胎／清热养阴，固肾安胎。

常用方：凉胎饮（实热）（《景岳全书》）去枳壳，加黄柏／保阴煎（虚热）（《景岳全书》）。

凉胎饮：生地黄 10g，黄芩 8g，石斛 3g，白芍 10g，当归 6g，甘草 3g，茯苓 8g，黄柏 6g。

方义：方中生地黄、黄芩、石斛清热凉血，黄芩又有清热安胎之效；白芍、当归养血敛阴，使泻火而不伤阴；茯苓、甘草健脾以增统血之功，使胞宫内气血循序而行，正常滋养胎元；加入黄柏助黄芩以增清热泻火之力；恐枳壳行气动血，故去之。血热去而胞宫得安，"脏"的属性得以维持，全方共奏清热泻火、凉血安胎之功。

保阴煎：生地黄 10g，熟地黄 10g，白芍 10g，山药 10g，川续断 10g，黄芩 10g，黄柏 6g，生甘草 6g。

方义：方中生地黄清热养阴；熟地黄、白芍养血敛阴；黄芩、黄柏清热泻火，黄芩有清热安胎之功；山药、续断补肝肾，固胞胎；生甘草清热兼能调和诸药。全方共奏清热养阴、固肾安胎之功。

在临证中若见血热导致出血，无论虚热实热，可加苎麻根 12g、仙鹤草 10g。

（三）冲脉瘀滞

证候：屡孕屡堕，甚或应期而堕，平素月经后期，量或多或少，经血色暗有块，孕后腰酸，或见阴道少量出血，小腹疼痛或刺痛拒按，舌质紫暗，边有瘀点，脉弦涩。

证候分析：瘀血阻滞冲脉，冲脉司十二经脉气血功能失常，气血下注胞宫运行不畅，胞宫不能按时满盈，故平素表现为月经后期，量少，或瘀阻冲脉，血不归经，则月经量多；胞宫、胞脉失养，不能维系胞胎，故致孕后流产、屡孕屡堕；气血阻滞，故小腹疼痛，或刺痛拒按，经血色暗有块；舌质紫暗，边有瘀点，脉弦涩，均为瘀血阻滞之征。

孕前治法：活血化瘀，补肾理冲。

常用方：理冲丸（《医学衷中参西录》）去知母合小菟丝子丸（《太平惠民和剂局方》）。

水蛭 3g（研成粉末冲服），当归 10g，桃仁 10g，三棱 9g，莪术 9g，黄芪 6g，菟丝子 12g，莲子 10g，茯苓 6g，山药 10g。

方义：方中水蛭通冲脉，主太冲脉过盛；当归、桃仁入冲脉，活血化瘀；三棱、莪术破血行气，助诸药化冲脉瘀滞；黄芪、当归补气养血，使瘀去而不致气血损伤；菟丝子补益肾气；山药、莲子既补肾又入冲脉；茯苓合山药健脾益气，肾气盛，吸纳有力，助冲脉气血顺畅运行。诸药合用既补益肾气，又化冲脉瘀血，肾气盛，冲脉气血顺畅，所司全身气血有序灌注胞宫。

水蛭善破冲任中之瘀，为治疗瘀血阻滞冲任的要药，我们在临证治疗冲脉瘀滞的患者时常以水蛭与桃仁、当归等通冲脉药配伍，化冲脉瘀滞，以使冲脉司全身气血运行的功能正常。肾为冲之根，肾气盛有助于吸纳冲脉气血，故常配合补益肾气之剂。

孕后治法：活血调冲，固肾安胎。

常用方：芎归胶艾汤（《金匮要略》）合寿胎丸（《医学衷中参西录》）。

川芎 6g，当归 9g，阿胶 6g（烊化），白芍 12g，生地黄 12g，菟丝子 12g，桑寄生 20g，续断 10g，甘草 6g，艾叶 3g。

方义：方中川芎、当归入冲脉以活血，助冲脉之气顺畅运行不受阻，灌注胞宫以养胎元；白芍、阿胶、生地黄滋阴养血，祛瘀而不伤正；菟丝子、桑寄生、续断固肾安胎，肾气充盛则吸纳冲脉气血下注胞宫，亦可助化冲脉瘀滞；艾叶有止血安胎之效。全方共奏活血调冲、固肾安胎之功。艾叶性温，有温经散寒之效，若舌质偏红，可去艾叶。

（四）（脾）气虚失固

证候：屡孕屡堕，甚或应期而堕，平素月经先期，或经量多，色淡红，质清稀，孕后见阴道少量出血，色淡质稀，腰酸，下腹坠胀，头晕眼花，神疲肢倦，纳呆便溏，舌淡胖，苔白腻，脉滑无力。

证候分析：气血灌注胞宫后仍要有序运行，才能正常行使功能，若脾气不足，不能统摄气血，平时表现为月经先期、量多；气血运行失常，不能正常滋养胎元，孕后表现为胎元不固，阴道流血，甚或屡孕屡堕；气虚不能升提，故下腹坠胀；脾气不足，气血生化乏源，清气不升，故神疲肢倦，头晕眼花；脾虚气机失常，故纳呆便溏；舌淡胖，苔白腻，脉滑无力，皆为脾虚之征。

孕前治法：补气健脾，益肾固胎。

常用方：举元煎《（内外伤辨惑论》）合大补元煎（《景岳全书》）。

党参 10g，黄芪 15g，白术 6g，升麻 3g，山药 10g，熟地黄 10g，杜仲 10g，当归 10g，山茱萸 5g，枸杞子 10g，炙甘草 6g。

方义：方中党参、黄芪、白术、山药、炙甘草补中益气，脾气充足，统摄有权，胞宫中的气血有序运行则孕育正常；升麻助黄芪补气升提；当归、熟地黄滋阴养血；山茱萸、枸杞子、杜仲补益肝肾，以先天养后天，脾肾之气盛则固摄之力足。全方共奏补气健脾、益肾固胎之功。

孕后治法：益气健脾，养血安胎。

常用方：泰山磐石散（《景岳全书》）。

党参 10g，黄芪 10g，白术 8g，炙甘草 6g，当归 5g，续断 10g，川芎 6g，白芍 8g，熟地黄 10g，黄芩 10g，砂仁 6g（后下）。

方义：方中党参、白术、黄芪、炙甘草补气健脾；当归、白芍、熟地黄、川芎补血养血，以资冲脉气血；续断补肾安胎，助胞宫维持"脏"的属性，肾气足则吸纳冲脉气血下注胞宫，滋养胎元；砂仁补养脾胃以助运化；黄芩清热安胎。全方共奏益气健脾、养血安胎之效。

有热者，倍用黄芩，少用砂仁；脾胃虚弱者，多用砂仁，少加黄芩。

（五）湿热瘀滞

证候：屡孕屡堕，甚或应期而堕，带下量多、色黄，下腹部结块质软，平素经行时间延长，量不多，色暗，质黏稠，孕后腰酸，阴道少量出血，下腹刺痛，脘腹胀闷，纳差，便溏，小便黄，舌红，苔黄腻，脉细滑数。

证候分析：素食肥甘厚味，胃肠积热，湿热内生，阻滞水道，或脾虚失运，湿邪停聚，水道不畅，影响任脉司阴液之功能，出现带下瘕聚，致湿热瘀滞，阻碍任脉所司阴液汇聚于胞宫，平素表现为带下量多、色黄、下腹部结块等；湿热蕴结，血海不宁，故经行时间延长；血为热灼，故经色暗，质黏稠；孕后则胞宫阴液缺乏，不能孕育胎儿，胎元不固，故见屡孕屡堕，孕后腰酸，阴道出血；湿热瘀滞胞脉，故下腹刺痛；湿热瘀阻气机，故脘腹胀闷，纳差，便溏；小便黄，舌红，苔黄腻，脉细滑数，为湿热之象。

孕前治法：通利任脉，清热利湿，活血化瘀。

常用方：易黄汤（《傅青主女科》）合大黄牡丹汤（《金匮要略》）去芒硝。

山药10g，芡实10g，黄柏8g，车前子10g，白果10g，大黄8g，牡丹皮6g，桃仁9g，瓜子仁10g。

方义：方中山药、芡实补任脉之虚，又能利水以推动任脉所司阴液流通；黄柏清热燥湿；车前子清热利湿；白果可引诸药入任脉，统摄阴液循水道顺畅流通，而又不至外溢；大黄泄热逐瘀；桃仁活血化瘀，牡丹皮凉血散瘀，瓜子仁利湿泻浊，助大黄清利湿热瘀滞。全方共奏清热利湿、活血化瘀之功。

本方既补任脉之虚，又清利湿热瘀滞，使任脉所司阴液循水道流通，我们常用治卵巢储备功能减退、卵巢早衰、卵泡发育不良性不孕症、复发性流产等。

孕后治法：清热祛湿，调血安胎。

常用方：保阴煎（《景岳全书》）加当归、川芎。

黄芩 9g，黄柏 6g，生地黄 10g，熟地黄 10g，白芍 8g，山药 10g，川续断 10g，生甘草 6g，当归 5g，川芎 6g。

方义：方中黄芩、黄柏清热祛湿，湿热去，任脉所司阴液流通不受阻，下注胞宫以养胎；生地黄清热养阴；熟地黄、白芍滋阴养血以滋养胎元；续断补肾以助维持胞宫"脏"的属性；当归、川芎养血活血；甘草调和诸药。全方共奏清热祛湿、调血安胎之功。

三、其他妊娠病相关论治

（一）胎萎不长

肾气盛、冲脉气血充盈、任脉通、督脉温煦构成了女子生殖的保障系统。肾气充盛，任脉所司阴液充足，冲脉气血足，肾吸纳冲脉气血下注于胞宫，汇聚任脉所司阴液滋养胎元，督脉之气温煦则温养胞宫，诸要素有机整合构成了受孕的胞宫内环境。若肾气亏虚，冲脉气血不足，任脉阴液失荣，督脉失于温煦，生殖保障系统不能维持，胎元失养，则发育受阻，出现胎萎不长。治疗上以补益肾气、补益冲脉气血、滋养任脉阴液、温煦胞宫为主。

1. 肾气亏虚

证候：妊娠腹形小于妊娠月份，胎儿存活，头晕耳鸣，腰膝酸软，倦怠无力，夜尿频多，舌质淡，苔白，脉沉迟。

证候分析：肾气不足，不能吸纳冲脉气血下注胞宫，胎失所养，故妊娠腹形小于妊娠月份；肾虚髓海不足，故头晕耳鸣；腰府失养，故腰膝酸软；肾气不足，精血乏源，故倦怠无力；舌质淡、苔白、脉沉迟为肾气不足之征。

治法：补肾健脾，养血安胎。

常用方：寿胎丸（《医学衷中参西录》）合当归散（《金匮要略》）。

菟丝子 12g，桑寄生 20g，续断 10g，阿胶 6g（烊化），当归 5g，黄芩 10g，白芍 10g，川芎 6g，白术 10g。

方义：菟丝子、桑寄生、续断补益肾气，助胞宫维持"脏"的属性；阿胶养血补血；当归、川芎养血活血，促进冲脉气血运行；肾气充足，冲脉气血充盛，肾吸纳冲脉气血汇聚胞宫，使胎元得养；白术补气安胎，促进气血生化，以后天养先天。全方共奏补肾健脾、养血安胎之功。

我们常用本方治疗肾气虚型胎儿生长迟缓。临证治疗时除补益肾气以吸纳冲脉所司气血以外，还常配伍当归、川芎等活血而不至于过于峻猛的药物，使血脉通畅，汇聚于胞宫以养胎。

2. 冲脉气血不足

证候：妊娠腹形小于妊娠月份，胎儿存活，身体羸瘦，头晕心悸，少气懒言，面色萎黄或苍白，舌淡，苔少，脉细滑弱。

证候分析：素体或孕后虚弱，冲脉所司气血不足，无以汇聚气血灌注胞宫，胞宫失于濡养，胎儿生长迟缓，故妊娠腹形小于妊娠月份；素体气血虚弱，机体失养，故身体羸瘦；气血不足，故少气懒言；肌肤失荣则面色萎黄或苍白；心神失养则头晕心悸；舌淡、少苔、脉细滑弱为气血虚弱之征。

治法：补气养血安胎。

常用方：胎元饮（《景岳全书》）加阿胶。

党参 10g，杜仲 10g，白芍 10g，熟地黄 10g，白术 10g，当归 5g，陈皮 6g，炙甘草 6g，阿胶 6g（烊化）。

方义：方中党参、白术、陈皮、甘草健脾益气，脾气充足则气血生化有源，当归、熟地黄、白芍补血养血，其中白术调冲脉之气，当归荣冲脉之血，与诸药合用，则冲脉气血得以荣养，当归、陈皮行气活血，助冲脉所司气血运行顺畅；杜仲补肾，助肾气吸纳冲脉所司气血下注以养胎；加入阿胶以养血补血。全方共奏补气养血安胎之效。

我们常用本方治疗气血不足型胎儿生长迟缓。治疗中既要补益冲脉，益气养血，使冲脉司十二经脉气血功能正常，同时也要行气活血，使冲脉气血灌注胞宫的运行顺畅，以养胎元。

3. 任脉失荣

证候：妊娠腹形明显小于妊娠月份，胎儿存活，口干舌燥，皮肤干燥，阴道干涩，头晕耳鸣，舌红少津，少苔，脉沉细。

证候分析：阴液缺乏，任脉失荣，不能汇聚阴液濡养胞宫，胎元失养，故胎萎不长，妊娠腹形明显小于妊娠月份；阴液亏损，不能濡润肌肤、咽喉、阴道等，故见皮肤干燥、口干咽燥、阴道干涩；清窍失养，故头晕耳鸣；舌红少津、少苔、脉沉细为阴液亏损之象。

治法：滋养阴液，润燥安胎。

常用方：润燥安胎汤《傅青主女科》去益母草加龟甲、紫河车、石斛。

熟地黄 10g，生地黄 10g，炒山茱萸 10g，麦冬 10g，五味子 6g，阿胶 6g（烊化），黄芩 8g，龟甲 10g（先煎），紫河车 10g（研粉，装入胶囊口服），石斛 10g。

方义：方中熟地黄、山茱萸、阿胶补益肝肾精血；生地黄、麦冬、五味子滋养阴液；龟甲、紫河车、阿胶入任脉，滋阴养血，荣养任脉；水亏火旺，黄芩清热润燥安胎。全方使任脉所司阴液充足，得肾气吸纳下注胞宫，以滋养胎元，共奏滋养阴液、润燥安胎之功。

石斛甘凉入胃，既能滋阳明胃津，又滋养肾阴，我们在临床中治疗阴液缺乏患者常以石斛配伍北沙参、麦冬、百合等生阳明津液，滋肺胃之阴，以滋养全身阴液。

4. 督脉失煦

证候：妊娠腹形明显小于妊娠月份，胎儿存活，下腹冷痛，腰背冰冷、酸痛，小便清长，全身畏寒，四肢不温，舌淡，脉沉迟。

证候分析：命门火衰，督脉阳气不足，不能温煦胞宫，胞宫失于温养，气血凝滞，不能荣养胎元，故胎萎不长，妊娠腹形明显小于妊娠月份；胞宫寒凝，故下腹冷痛；督脉阳虚，故见循行部位冰冷，全身畏寒，四肢不温。

治法：补火助阳，温养胞胎。

常用方：温胞饮（《傅青主女科》）。

巴戟天 30g，白术 30g，杜仲 10g，菟丝子 12g，党参 10g，山药 9g，芡实 6g，补骨脂 6g，肉桂 3g，制附子 1.5g（先煎）。

方义：方中巴戟天温肾助阳，温通督脉，补益命门；肉桂、补骨脂、制附子入命门，专补命门之火，命门之火旺盛，督脉得以温煦胞宫；杜仲、菟丝子助巴戟天补肾益精，温肾壮阳；白术补气健脾，滋养化源；党参、山药助白术补气健脾；芡实补肾益精，收敛固涩，可抑肉桂、附子等辛热之品耗伤精气。全方共奏补火助阳、温养胞胎之功。

（二）子肿、子满

《医宗金鉴》云："头面遍身浮肿，小水短少者，属水气为病，故名曰子肿。自膝至足肿，小水长者，属湿气为病，故名曰子气。遍身俱肿，腹胀而喘，在六七个月时者，名曰子满。"

1. 子肿

（1）脾肾阳虚

证候：妊娠数月，面浮肢肿，甚则遍身俱肿，皮薄，色白而光亮，按之凹陷难起，神疲乏力，头晕耳鸣，食欲减退，脘腹胀满，腰膝酸软，小便不利，舌淡胖，边有齿痕，苔白滑，脉沉迟。

证候分析：脾虚不运，水湿停聚，泛溢肌肤、四肢，故见面浮肢肿，甚则遍身俱肿；脾虚不能运化，水湿内停，故见食欲减退，脘腹胀满；清气不升，故见神疲乏力；舌淡胖，边有齿痕，苔白滑，脉沉迟，为脾虚湿盛之征。

治法：补肾健脾，温阳利水。

常用方：济生肾气丸（《济生方》）去牛膝。

熟地黄 10g，山药 10g，山茱萸 10g，桂枝 3g，附子 3g，牡丹皮 6g，车前子 3g，茯苓 10g，泽泻 6g。

方义：方中熟地黄、山药、山茱萸补肾益精以阴中求阳；桂枝、附子补火助阳，温阳化气以利水；山药合茯苓健脾以利湿；车前子、茯苓、泽泻利水渗湿；牡丹皮凉血散瘀，既防血中之滞，又制桂枝、附子之温燥。全方共奏补肾健脾、温阳利水之功。牛膝功能逐瘀通经，恐动血伤胎，故不用牛膝。

我们在临床上常用此方治疗脾肾阳虚型妊娠水肿。

（2）气滞湿阻

证候：妊娠数月，双足先肿，渐及于腿，皮厚而色不变，随按随起，头晕而胀，胸闷胁胀，食欲不振，舌淡，苔白滑，脉弦滑。

证候分析：素体抑郁，肝失疏泄，孕后胎体阻碍气机，湿邪停聚，水湿下注，故两足先肿；病在无形之气，故皮厚而色不变，随按随起；气机升降失司，清阳不升，故头晕而胀；气机阻滞，故胸闷胁胀，食欲不振；舌淡、苔白滑、脉弦滑为气滞湿阻之征。

治法：理气燥湿。

常用方：正气天香散（《证治准绳》）。

香附 8g，陈皮 6g，甘草 3g，乌药 6g，干姜 3g，紫苏叶 3g。

方义：方中香附疏肝行气利水；紫苏叶、乌药芳香行气，以达"气行则水行"的目的；佐以陈皮、干姜温中行气，和中燥湿；甘草调和诸药。全方共奏理气燥湿之功。

2.子满

（1）脾气虚弱

证候：孕期胎水过多，腹大异常，胸膈满闷，呼吸短促，甚至遍身浮肿，喘不得卧，皮色光亮，按之凹陷，神疲乏力，食少腹胀，面色萎黄，舌淡胖，脉沉滑无力。

证候分析：素体脾虚，化生乏源，气血不足，孕期气血下聚养胎，致脾气愈虚，水湿停聚，渗于胞中，发为胎水过多，腹大异常；水湿上迫胸膈，则胸膈满闷，呼吸短促，甚至喘息不得平卧；水湿泛溢肢体肌肤，可见遍体浮肿，皮色光亮，按之凹陷；气血不足，不能上荣清窍，故见神疲乏力，面色萎黄；脾虚失运，故见食少腹胀。

治法：健脾渗湿，养血安胎。

常用方：鲤鱼汤（《备急千金要方》）。

鲤鱼 500g（去鳞肠，加水煮熟后去鱼，取鱼汤与他药同煎服），白术 12g，生姜 9g，白芍 9g，当归 9g，茯苓 12g。

方义：方中鲤鱼直达胞中去水，臣以茯苓、白术、生姜直达胞中去水；又恐水去胎虚，佐以当归、白芍，使胎得养；白术、茯苓、生姜健脾益气利水；当归、白芍养血安胎，祛水而不伤胎。全方共奏健脾渗湿、养血安胎之功。

（2）气滞湿阻

证候：孕期胎水过多，腹大异常，胸膈满闷，胁肋胀痛，喘息不得平卧，下肢水肿，甚则一身悉肿，皮色不变，按之压痕不显，舌红，苔腻，脉弦滑。

证候分析：素多忧郁，气机不畅，或肺气壅塞，不能通调水道，孕后胎体渐长，有碍气机升降，阴液停聚，蓄于胞中，故胎水过多，腹大异常；气滞湿郁，泛溢肢体肌肤，故见肢体肿胀，按之压痕不显；水湿上迫胸膈，则胸膈满闷，喘息不得平卧；气机阻滞故胁肋胀痛；舌红、苔腻、脉弦滑为气滞湿阻之征。

治法：理气行滞，利水除湿。

常用方：茯苓导水汤（《医宗金鉴》）去槟榔。

茯苓 15g，猪苓 15g，砂仁 6g，木香 6g，陈皮 12g，泽泻 10g，白术 15g，木瓜 10g，大腹皮 10g，桑白皮 12g，紫苏叶 6g。

方义：方中茯苓、白术健脾以利水；猪苓、泽泻利水渗湿；木香、砂仁、紫苏叶、陈皮理气行滞，助水湿运化；大腹皮、桑白皮利水消肿；木瓜行气除湿。全方共奏理气行滞、利水除湿之效。

（三）妊娠身黄

湿热瘀阻证

证候：女子妊娠期出现皮肤瘙痒，身目发黄，口干口苦，纳差，小便黄，大便干，舌淡红，苔黄腻，脉滑数。

证候分析：孕后气血下聚养胎，血虚不能养肝，肝失疏泄，气机郁滞，水湿停聚，蕴而化热，湿热与血搏结成瘀，湿热熏蒸肝胆，肝胆经脉瘀阻不畅，胆汁外溢，则浸淫肌肤而身目俱黄；血虚生风，故见皮肤瘙痒；肝胆之火上炎，故见口干口苦；湿热阻滞，脾胃运化失常，故纳差；湿热下注，故小便黄；湿热耗伤津液，故大便干；舌淡红、苔黄腻、脉滑数为湿热之征。

治法：清热利湿退黄，养血活血安胎。

常用方：茵陈蒿汤（《伤寒论》）合当归散（《金匮要略》）。

茵陈12g，栀子8g，大黄6g，当归5g，黄芩10g，白芍10g，川芎6g，白术12g。

方义：方中茵陈清利肝胆湿热，利胆退黄；栀子清热退黄，通利三焦；大黄泄热逐瘀；黄芩清热燥湿安胎；白术健脾利湿，补气安胎；当归、白芍、川芎养血柔肝，养肝体助肝用，且养血活血，助大黄逐瘀。全方共奏清热利湿退黄、养血活血安胎之效。我们常用本方治疗妊娠期肝内胆汁淤积症。

第五节　产后病论治

一、产后腹痛

（一）气血不足

证候：产后腹中隐痛，喜揉喜按，产后恶露量少，质稀，色淡，伴头晕眼花，面色无华，神疲乏力，心悸失眠，大便秘结，舌淡，苔薄白，脉细弱。

证候分析：素体虚弱，气血不足，加之产后阴血耗散，冲脉气血亏虚，胞脉失于濡养，不荣则痛，故见小腹隐痛，喜揉喜按；冲脉血海空虚，则恶露量少，质稀，色淡；气血不足，不能上荣于头面，故见头晕眼花，面色无华；血虚心神失养，故心悸失眠；产后血虚津亏，故大便秘结；舌淡、苔薄白、脉细弱为气血虚弱之征。

治法：补益气血，缓急止痛。

常用方：肠宁汤（《傅青主女科》）。

当归 10g，熟地黄 10g，党参 10g，麦冬 10g，阿胶 6g（烊化），山药 9g，续断 10g，甘草 3g，肉桂 0.6g。

方义：方中当归、熟地黄、阿胶滋阴养血，党参、山药、甘草补中益气，诸药相合，补益冲脉气血；麦冬滋阴润燥；续断补益肝肾，精血相滋；肉桂温通血脉，合当归"补气而无太郁之忧，补血而无太滞之患"。全方补益气血，使血气旺盛，诸症自除。

（二）瘀滞胞宫

证候：产后小腹刺痛拒按，或小腹冷痛，得热痛缓；恶露量少或不绝，色紫暗有块，伴胸胁胀痛，或形寒肢冷，舌质紫暗，脉沉紧或弦涩。

证候分析：产后情志不遂，肝气郁滞，胞宫气血瘀滞，胞脉不通，故见小腹刺痛拒按；产后血室正开，寒邪侵袭胞宫，寒凝血滞，致气血瘀滞，寒凝胞脉，故小腹冷痛，得热痛缓；胞脉瘀滞不通，故见恶露量少，色紫暗有块；若瘀血阻滞，血不归经，则恶露不绝；若寒邪内侵，阳气不能外达，故形寒肢冷；若肝郁气滞，则胸胁胀痛；舌质紫暗，脉沉紧或弦涩，为气滞血瘀之征。

治法：活血化瘀，散结止痛。

常用方：散结定痛汤（《傅青主女科》）。

当归 10g，川芎 8g，牡丹皮 6g，益母草 12g，黑荆芥穗 6g，乳香 6g，山楂 9g，桃仁 6g。

方义：方中牡丹皮、益母草、桃仁活血化瘀；山楂行气散瘀，化胞宫气血瘀滞；乳香活血止痛；当归、川芎养血活血；荆芥穗收敛，以防诸药耗伤气血。全方"逐瘀于补血之中，消块于生血之内"，共奏散活血化瘀、散结定痛之功。

二、产后恶露不绝

（一）气虚失固

证候：产后血性恶露持续 2 周以上，仍淋沥不尽，量多，色淡红，质稀薄，神疲乏力，气短懒言，小腹空坠，舌淡，苔薄白，脉缓弱。

证候分析：素体虚弱，或产后劳伤，致产后气血亏虚，统摄无权，冲脉不固，则恶露持续，量多；血失气化，则色淡，质稀；气虚水谷精微运化无力，清窍失养，则神疲乏力，气短懒言；气虚不能升提，则小腹空坠；舌淡，苔薄白，脉缓弱，为气虚之征。

治法：益气养血，固冲止血。

常用方：独圣散（《妇科秘兰全书》）。

熟地黄 10g，黄芪 12g，黄芩 10g，生地黄 10g，白芷 8g，续断 10g，白芍 10g，川芎 10g，煅牡蛎 12g（先煎），当归 10g，艾叶 3g，地榆 10g，甘草 6g，陈皮 6g。

方义：方中黄芪、陈皮、甘草健脾益气；熟地黄、当归、白芍滋阴养血；黄芩；艾叶温经止血；地榆、生地黄、黄芩凉血止血，与诸温药相伍止血而不至过于寒凉；煅牡蛎收敛止血；白芷调冲脉之气；当归、川芎活血化瘀，祛瘀生新。全方共奏益气养血、固冲止血之功。

（二）血热袭扰

证候：产后血性恶露持续 2 周以上，仍淋沥不尽，量较多，色深红，质黏稠，小腹疼痛，口燥咽干，面色潮红，五心烦热，便秘，舌红苔少，脉细数无力。

证候分析：产后阴血耗伤，虚热内生，或热邪侵袭，致阴虚内热，热扰胞宫，产后多虚多瘀，瘀热互结于胞中，导致胞宫"腑"之属性被破坏，胞宫中气血运行失序，故恶露过期不止，量较多；胞宫气血运行不畅，故小腹疼痛；阴虚热灼，则血色深红，质黏稠；虚热上浮，故面色潮红，五心烦热；阴液不足，则口燥咽干，便秘；舌红，苔少，脉细数无力，为阴虚内热之征。

治法：滋阴清热，凉血散瘀。

常用方：清热调血汤（《古今医鉴》）。

生地黄 10g，黄连 3g，牡丹皮 6g，当归 10g，川芎 8g，白芍 8g，香附 8g，桃仁 10g，红花 8g，延胡索 10g，莪术 9g。

方义：方中生地黄清热凉血，养阴生津，黄连清热泻火，牡丹皮凉血散瘀，三药合用而成养阴泻火之效，并防留瘀；当归、川芎养血活血；白芍养血敛阴；香附行气以助调血；桃仁、红花、莪术活血祛瘀；延胡索活血止痛。全方共奏滋阴清热、凉血散瘀之功，使胞宫"腑"的属性恢复正常，则恶露正常排出。

胚胎足月分娩后，胞宫属性由"脏"转"腑"，表现为泻而不藏，以"通"为用，恶露按期排出。若血热、瘀血等邪扰胞宫，阻碍胞宫气血下泄，致胞宫"腑"的属性失常，可表现为恶露不绝。我们在临证治疗血热型产后恶露不尽的患者时，常用本方清热凉血散瘀，以恢复胞宫"腑"的属性。

（三）胞宫瘀滞

证候：产后血性恶露持续 2 周以上，仍淋沥不尽，量时多时少，色暗有块，伴小腹疼痛拒按，块下痛减，舌紫暗，边尖有瘀斑、瘀点，脉沉弦。

证候分析：产时创伤损伤脉络，或产后情志抑郁，气机不畅，或产后胞室空虚，感受寒热，寒凝成瘀或热灼成瘀，或胞衣残留，瘀血内阻，致胞宫气血瘀滞，不能有序维持"腑"的属性，血不归经，则恶露持续，淋沥不尽，量时多时少，色暗有块；瘀血内阻，故小腹疼痛拒按，块下痛减；舌紫暗、脉弦涩为瘀血阻滞之征。

治法：活血化瘀，调畅胞宫。

方药：生化汤（《傅青主女科》）合失笑散（《太平惠民和剂局方》）。

当归 20g，川芎 10g，桃仁 8g，炮姜 6g，五灵脂 10g，蒲黄 6g（包煎），炙甘草 6g。

方义：方中当归、川芎功能养血活血，祛瘀而不伤血；桃仁活血行瘀，五灵脂化瘀止痛，蒲黄化瘀止血，共助化瘀之力；炮姜温经止血，温中止痛；甘草调和诸药。全方功能调畅胞宫气血，祛瘀生新，使胞宫"腑"之属性正常，则恶露正常排出。

瘀血阻滞胞宫气血，致胞宫气血运行不畅，亦可导致胞宫"腑"的属性失常。在临床治疗时以化瘀为主，同时兼顾产后多虚多瘀、产后宜温的特点，常以当归、川芎养血活血，祛瘀而不至伤血，合炮姜温经止血。

第六节　常用腧穴临床应用体会

我们在针灸治疗妇科疾病方面有着独特的临证心得，尤其对治疗子宫内膜异位症痛经和卵巢储备功能下降颇有感悟。

在子宫内膜异位症痛经的治疗中，我们强调"平冲降逆"乃止痛关键，以关元、三阴交、太冲、照海、气冲等为主穴。临证过程中，我们特别注重辨证论治，随证配穴：气滞血瘀证患者，宜配伍期门、血海，以疏肝解郁，活血化瘀；气虚血瘀证患者，当配伍足三里、气海，以健脾益气，养血调经；肾虚血瘀证患者，宜配伍肾俞、命门，以补肾益精，活血化瘀；寒凝血瘀证患者，重在温经散寒，配伍命门、关元灸之，以暖宫散寒，调畅气血。

对于卵巢储备功能低下，我们认为其核心病位在肾，以肾精不足为基础，以肾气不足为关键，发展成肾精亏虚、肾阴亏虚、肾阳亏虚等状态。其中肾阳亏虚证患者，宜配伍命门、神阙灸之，以温补肾阳，暖宫助孕；肾阴亏虚证患者，当配伍太溪、照海，以滋阴降火；若兼肝阳上亢，当配伍风池、太冲，以疏肝行气，平冲降逆；若兼痰湿瘀阻，当配伍丰隆、阴陵泉，以健脾化痰，和胃降逆；若兼见心烦、失眠者，可配伍神门、内关以交通心肾，安神定志。

无论是治疗子宫内膜异位症痛经还是卵巢功能储备低下，均应重视患者的整体状态，既要辨明主证，更要注意兼证，做到标本兼顾，留针时间宜在 30～40 分钟，必要时可配合艾灸温补。

第七章

『冲病』治疗常用方

第一节　常用经方

毓麟珠（《景岳全书》）

[组成] 菟丝子 12g，当归 10g，熟地黄 10g，党参 10g，白术 10g，茯苓 10g，白芍 10g，川芎 8g，炙甘草 6g，杜仲 10g，鹿角霜 10g，川椒 3g。

[服法] 上为末，炼蜜丸，弹子大。每空心嚼服一二丸，用酒或白汤送下，或为小丸吞服亦可。

[功效] 补益肾气，调补冲任。

[主治] 妇人肾气亏虚,冲脉气血不足,致阴血难以汇聚胞宫,见月经过少、月经后期、闭经、不孕等证。

[方义] 方中菟丝子、杜仲补益肾气,助胞宫"脏"之属性得以维护;白术、党参、茯苓、炙甘草健脾益气,当归、熟地黄、白芍滋阴养血,使气血充足;当归、川芎又通冲脉之血。肾气盛,冲脉所司气血充足,故胞宫气血有序满盈,"脏"的属性得以维持,并"脏""腑"属性转化有序,故月事以时下。鹿角霜、川椒温养肝肾,补益命门之火,助胞宫之阴血、阴液充养天癸,故有子。全方共奏补益肾气、调补冲任之功。

[临证心悟] 本方重在对证治疗,可广泛用于妇科疾病中属肾气不足、气血俱虚、冲脉虚衰者。在各种原因所致的肾气不足或冲脉气血不足之不孕症的临证治疗中,我们常推崇此方,采用"首重肾气,不离冲任"的观点,用药以补肾为本,辅以健运脾胃,使肾之精气旺盛,冲脉气血充足,肾则有力吸纳冲脉气血下注胞宫,胞宫"脏""腑"属性得以转化有序,为生殖奠定基础。临床上则四诊合参,辨证论治以灵活加减,如肾阳虚者辅以温肾之品,肾阴虚者辅以益肾滋阴之品,气血虚弱者辅以补养气血之品,精神压力大、夜寐欠安者辅以疏肝解郁之品等。此方常用于治疗排卵障碍性不孕症、黄体功能不全性不孕症、卵巢储备功能不足、薄型子宫内膜不孕症、复发性流产、月经失调等。

清心莲子饮(《太平惠民和剂局方》)

[组成] 莲子 5g,黄芩 10g,麦冬 10g,地骨皮 10g,车前子 10g,甘草 6g,茯苓 10g,黄芪 10g,党参 10g。

[功效] 清心泻火,益气养阴,安冲调经。

[主治] 用于心火旺盛引起的月经失调、心烦失眠等症状,特别适合心火过旺、气血不足、脾虚肝郁等体质的患者。

[方义] 方中莲子清心而交心肾,地骨皮、黄芩坚阴以退热,茯苓、车前子导热下行,麦冬清心养阴,心火得清,心气得以下通,助冲脉气血

灌注胞宫，再加党参、黄芪、甘草健脾益气，助脾胃枢机功能正常，协调冲脉气血运行。合而用之，本方具有清心泻火、益气养阴、安冲调经之功。

[临证心悟] 心主为君主之官，主神明和血脉，心气通降。张景岳云："胞即子宫，相火之所在也。心主血脉，君火之所居也，阳气上下交通，故胞脉属心而络于胞中，以通月事，今气上迫肺，则阴邪遏绝阳道，心气不得下行，故胞脉闭而月事断矣。"冲脉气血的运行，需要心气下通以助冲脉气血灌注胞宫，若心火炽盛而炎上，心气不得下通，冲脉气血运行失常，可致"胞脉闭而月事断"。临证中我们运用本方清心泻火，养心安神，使心火得降，心得养则心气通，推动冲脉气血有序灌注胞宫，常用于治疗心火旺盛引起的月经失调。

坎离既济丸（《杂病源流犀烛》）

[组成] 龟甲 10g（先煎），熟地黄 10g，生地黄 10g，山茱萸 10g，山药 10g，五味子 6g，天冬 10g，麦冬 10g，川芎 8g，当归 10g，牛膝 8g，知母 10g，黄柏 8g。

[功效] 滋肾清心，调经安神。

[主治] 肾阴不足，心火偏旺引起的月经失调、五心烦热、失眠盗汗等。

[方义] 方中龟甲、熟地黄、山茱萸、山药滋肾养阴；生地黄、麦冬养心阴，清心热；天冬养阴生津；知母与黄柏相配，增强滋阴降火之力，肾水充足，心火得清，水火既济，心气得以下通，协调冲脉气血运行；五味子敛阴养心；川芎、当归既养血以补心血，又活血以通冲脉。全方共奏滋肾清心、调经安神之功。

[临证心悟] "坎"和"离"分别代表八卦中的水和火，而"既济"则是易经中的一个卦象，表示水火相济，阴阳调和。肾属水，在卦为坎；心属火，在卦为离。心肾相交，水火既济。若肾阴虚衰，肾水匮乏，不能上济心火时，则会导致心火偏旺，心气不得通降，不能推动冲脉气血规律运

行，胞宫不能正常盈满，引起月经失调，虚火扰动心神则见五心烦热、失眠等症状。我们在临床上常用此方治疗月经失调等疾病，尤其适合更年期阴虚体质的患者，表现为月经周期紊乱、烘热汗出、五心烦热、失眠多梦、口干咽燥等。

天王补心丹（《校注妇人良方》）

[组成] 生地黄 12g，党参 10g，茯苓 8g，玄参 8g，丹参 8g，桔梗 5g，炙远志 8g，当归 9g，五味子 6g，麦冬 9g，天冬 9g，柏子仁 9g，酸枣仁 9g。

[功效] 养阴清心，调经安神。

[主治] 适用于心阴不足、心火偏亢、血虚等引起的月经失调、心悸失眠、头晕健忘等症状。

[方义] 方中生地黄味甘、苦，性寒，归心、肝、肾经，功能滋阴清热养血，可养心阴、清心火、补心血；天冬、麦冬滋阴清热，酸枣仁、柏子仁养心安神，当归补心血，共助生地黄滋阴补血以养心安神，心火得清，心气下通，助冲脉气血下注胞宫；党参补气健脾，以益阴血生化之源；五味子酸收敛阴，以养心神；茯苓、炙远志镇心安神，交通心肾；玄参滋阴降火；丹参养心血而活血，可使诸药补而不滞，合当归以调畅冲脉气血运行；桔梗载药上行，引药入心经。全方养阴清心，调经安神。

[临证心悟] 《素问·灵兰秘典论》云："心者，君主之官也，神明出焉。"本方主要用于妇人平素压力过大，精神紧张，情志焦虑，耗伤心阴，引起心火相对偏亢，亦可导致心气不得下通，影响冲脉气血灌注胞宫，表现为月经失调、烦躁不安、心悸怔忡、紧张易怒等。

定经汤（《傅青主女科》）

[组成] 菟丝子 15g，白芍 10g，当归 10g，熟地黄 10g，山药 10g，茯苓 9g，荆芥穗 6g，柴胡 6g。

[功效] 补肾疏肝，安冲调经。

[主治] 肾气不足，肝气疏泄失常，影响冲脉气血有序灌注，胞宫"脏"之属性受累，致妇人月经先后不定期等。

[方义] 方中菟丝子补益肾气，为君药，又得熟地黄、白芍、山药滋肾养阴，更补肾气；熟地黄、白芍、当归养肝血以助肝用，柴胡、荆芥穗解郁疏肝，理气调血；山药、茯苓健脾补气，助运化。肾气盛则胞宫"脏"之属性如常，肝气条达，冲脉气血运行有序，则经候如期。全方共奏补肾疏肝、安冲调经之功。

[临证心悟] 妇人若肾气亏虚，更加情志不遂，肝失条达，影响冲脉气血有序灌注胞宫，并使胞宫"脏"的属性失常，故月经失调。傅氏云："此方舒肝肾之气，非通经之药也；补肝肾之精，非利水之品也。肝肾之气舒而精通，肝肾之精旺而水利。不治之治，正妙于治也。"本方补肝肾之精妙在得菟丝子而大补肾气，肾气足，则冲脉气血顺畅注入胞宫，胞宫"脏"之属性如常；疏肝重在养肝血，少佐柴胡、荆芥穗而达到疏肝调冲之妙。我们在临床中常用本方补肾疏肝，安冲调经，用治妇人肾气不足，情志不畅所致月经失调、痛经、不孕症等。

滋任益阴煎（《重订通俗伤寒论》）

[组成] 龟甲 10g（先煎），砂仁 6g，熟地黄 10g，猪脊髓 10g，黄柏 6g，知母 10g，炙甘草 5g，白果 10g。

[功效] 滋任益阴，填精益髓。

[主治] 肝火偏盛，任阴损伤所致妇人不孕，月经失调，妇女带多、带少，胎漏小产，心烦失眠，头晕耳鸣等症。

[方义] 方中龟甲、熟地黄入任脉，滋阴养血；知母、黄柏直清肝肾之火，滋肝肾之阴，诸药合用，补阴而不滋腻，泻火而存阴；佐以猪脊髓滋阴填髓；白果引诸药入任，又收敛以使阴液循道而行，不外溢；炙甘草健脾益气以滋阴血化生之源。全方共奏滋任益阴、填精益髓之功。

[临证心悟]《针灸大成》云："(任)脉起中极之下，以上毛际，循腹里上关元，至喉咙，属阴脉之海，以人之脉络，周流于诸阴之分，譬犹水也，而任脉则为之总会，故名曰阴脉之海焉。"任脉为阴脉之海，司全身阴液，本方所治任脉阴液损伤，失于荣养，上不能滋润咽喉，下不能润泽阴道，阴液失荣不能下注胞宫为生殖提供物质保障，致咽干口渴、阴道干涩、分泌物少、性欲减退、月经量少、不孕、胎萎不长、胎漏、滑胎等。临床上我们常用此方治疗卵巢储备功能减退、卵巢早衰、卵泡发育不良性不孕症、胎萎不长等。

瓜石汤（刘奉五经验方）

[组成] 瓜蒌 15g，石斛 12g，玄参 9g，生地黄 12g，麦冬 9g，马尾连 6g，益母草 12g，瞿麦 12g，车前子 9g，牛膝 12g。

[功效] 滋阴清热，宽胸和胃，活血通经。

[主治] 阴虚胃热所引起的月经稀发或精血枯竭所引起的闭经。

[方义] 方中瓜蒌甘寒润燥，宽胸理气，石斛甘淡微寒，益胃生津，滋阴除热，二者为主药，共奏宽胸润肠、利气和胃之效，胃气和则脾胃枢机利，助冲脉气血入胞宫；加玄参、麦冬、生地黄养阴增液，阴液足则胞宫盈；马尾连清胃热，瞿麦、车前子清热利湿，热清则阴不伤，湿利则不聚，冲任畅行，更兼益母草、牛膝活血通经，冲任通利。全方共奏滋阴清热、宽胸和胃、活血通经之功。

[临证心悟] 妇人以血为本，然而经、孕、产、乳屡屡失血，损伤津气，最易造成阴血亏虚。随着人们生活水平日益改善，滋腻壅补、辛辣刺激、肥甘厚味等食品，蓄积阳明（肠胃），燥伤胃阴，胃失和降，枢机不利，则冲脉气血下注胞宫失畅，又因胃燥津伤，任脉所司阴液缺乏，冲任所司阴血、阴液注入胞宫不足，不能为气化提供物质基础，天癸得不到充养，致天癸早竭，临床往往表现为月经错后，渐渐月经稀发，或月经过少，甚则闭经，数年不愈，伴随症状可见口渴、便秘、胸闷、烦热、失

眠、易怒，舌红苔少或苔干，脉象沉细滑，或细滑，或细弦滑。

临床实践中我们广泛应用瓜石汤，灵活辨证加减，主治多囊卵巢综合征、卵巢储备功能不足、卵巢早衰和绝经前后诸证、月经失调如月经稀发甚或闭经、不孕症等证属阴（精）血不足之疾。常配伍生地黄、北沙参、黄芩、黄柏等以养阴清热养血，旨在使阳明津液充实，津血同源，冲脉气血充盈，有序注入胞宫，为月经来潮提供物质基础，月经以时下。

温胞饮（《傅青主女科》）

[组成] 巴戟天 30g，白术 30g，杜仲 10g，菟丝子 12g，党参 10g，山药 9g，芡实 6g，补骨脂 6g，肉桂 3g，制附子 1.5g（先煎）。

[功效] 补益命门，温肾暖胞。

[主治] 妇人命门火衰，胞宫失于温煦，下身冰冷不孕。

[方义] 方中巴戟天温肾暖宫，温煦督脉，补益命门，白术补气健脾，滋养化源，共为君药；杜仲、菟丝子助巴戟天补肾益精，温肾壮阳，共为臣药；补骨脂、肉桂、制附子助巴戟天壮命门之火，温煦胞宫中的阴血、阴液等以充养天癸；佐以党参、山药，助白术补气健脾；芡实补肾益精，收敛固涩，可抑肉桂、附子等辛热之品耗伤精气。

[临证心悟] 督脉所含之命门之火使得宫内不寒，阴血、阴液不凝，有序运行，有助胎养，更助阴血、阴液气化以充养天癸。若命门火衰，温煦失常，寒客胞宫，气血、阴液凝滞，不能气化而充养天癸，则孕育难成。临床上我们常运用此方治疗卵巢储备功能减退、卵巢早衰、宫寒不孕等。

龟鹿二仙胶（《医便》）

[组成] 鹿角胶 10g（烊化），龟甲胶 10g（烊化），党参 10g，枸杞子 10g。

[功效] 填精补血，益气温阳。

[主治] 肾气虚衰之精血不足所致的多种病症，包括眩晕耳鸣、视物昏花、肢体麻木、腰膝酸软、畏寒肢冷、手足麻木、阳痿、遗精等。

[方义] 方中鹿角胶填精补血；龟甲胶滋阴养血，二药俱为血肉有情之品，能填精补髓，滋养阴血，且鹿角胶通督脉而补阳，龟甲胶通任脉而养阴，胞宫阴血、阴液充盛，在督脉命门之火的温煦下，蒸腾向上，充养天癸；枸杞子补肝肾，益精血，助龟甲胶、鹿角胶之力；党参补脾益气，滋养后天生化之源。全方共奏填精补血、益气温阳之功。

[临证心悟] 肾蕴藏先天父母之精，精化气，气如云雾，向上升至巅顶，逐步形成"天"之态，聚集形成癸水，下降于胞宫为雨露，胞宫纳冲、任所司之阴血、阴液，在督所含命门之火的作用下，蒸腾于上，充养天癸，上下往复，生生不息，构成女性生殖的小宇宙。我们在治疗女子未至七七，天癸早竭致不孕、月经后期、月经量少、闭经等病证时，重视补养阴血、阴液，适当温补命门之火，本方用血肉有情之品，填精养血，滋养阴液，又以党参补脾益肾，补后天以养先天，鹿角胶温肾阳、通督脉，补益命门之火，蒸腾胞宫中的阴血、阴液向上，充养天癸。临床上常用治卵巢储备功能不足、卵巢早衰、月经失调、绝经前后诸证等疾病。

养精种玉汤（《傅青主女科》）

[组成] 熟地黄 20g，当归 10g，白芍 10g，山茱萸 10g。

[功效] 补肾益精，滋阴养血。

[主治] 肾亏血虚，身体瘦弱，久不受孕。

[方义] 方中熟地黄为君药，质地柔润，甘温味厚，取其填肾精、滋阴养血之功；山茱萸为臣药，酸涩微温，取其秘藏精气、补益肝肾、滋阴养血之效；当归质润，长于补血和血而调经；白芍养血调经，敛阴柔肝。全方大补肾水，又滋养阴血、阴液，有精血互补之妙，肾气化生，肝体得用，助冲任所司阴血、阴液注入胞宫，可使胞胎得养，气化有源。

[临证心悟] 该方出自《傅青主女科·种子·身瘦不孕》。原文曰：

"治法必须大补肾水而平肝木，水旺则血旺，血旺则火消，便成水在火上之卦，方用养精种玉汤。"

肾藏先天之精，肾气盛，精化气至巅顶，逐步形成"天"之混沌气态，天癸的充养依赖肾精、阴血、阴液的充足、旺盛。此方长于填精、养血、滋阴，精满血足，气化有源而充养天癸，若孕则胞胎得养。若精血亏虚，肾气不充，则癸水难补，胎孕难成。

本方重在证，临床实践中可广泛用于妇科疾病，如月经过少、月经后期、不孕症、复发性流产、多囊卵巢综合征、卵巢储备功能不足、卵巢早衰等证属精血不足者。随证加减：肝肾阴虚者，加怀牛膝、枸杞子、杜仲；肝气郁结者，加柴胡、香附；若肝郁日久化火，耗伤肾阴，虚热内扰，加龟甲、鳖甲、牡丹皮。灵活化裁，效如桴鼓。

六味地黄丸（《小儿药证直诀》）

[组成] 熟地黄 24g，山茱萸 12g，山药 12g，泽泻 9g，牡丹皮 9g，茯苓 9g。

[功效] 滋阴养血，补肾益精。

[主治] 肾阴精不足，天癸早竭所致月经后期、闭经、不孕、经断前后诸证等。

[方义] 本方重用熟地黄，滋阴养血，为君药，补其不足以治本，缓以图之。山茱萸补养肝肾，并能涩精；山药补益脾阴，亦能固精，共为臣药。三药相配，补养阴血，滋肝脾肾之阴，称为"三补"，有助全身阴液渐复。阴虚生火，扰动胞宫，易影响胞宫"脏"的属性，配伍泽泻利湿泄浊，并防熟地黄之滋腻恋邪；牡丹皮清泄相火，并制山茱萸之温涩；茯苓淡渗脾湿，并助山药之健运。泽泻、牡丹皮、茯苓三药为"三泻"，渗湿浊，清虚热，平其偏胜以治标，均为佐药。三补三泻，以补为主，肝、脾、肾三阴并补，以补肾阴为主；酸、苦、甘、辛、咸、淡六味俱备，故名"六味地黄丸"。全方既滋养阴血、阴液，又补肾益精，有助于阴血、

阴液得复，则冲任有源。

[临证心悟] 本方出自钱乙《小儿药证直诀·卷下》，系由《金匮要略》的肾气丸减去肉桂、附子化裁而来。钱乙制此方时，原为主治小儿"五迟"证，后世推广为滋补肾阴之祖方，即如虞抟《医学正传·卷之三·虚损》载："治肾经虚损，久新憔悴，盗汗发热，五脏齐损，瘦弱虚烦，骨蒸痿弱，下血咯血等证。"肾为"先天之本""主藏精化血"，肾精是化生肾气、肾阴、肾阳的物质基础。此方补益肾精，滋养阴液、阴血，滋补肝肾，在源头上为冲任提供资助。妇科临床常用于治疗卵巢储备功能不足、卵巢早衰、月经失调、绝经前后诸证、妇科失血证而兼阴亏津伤、肾阴虚型多囊卵巢综合征、先兆流产，结合具体临床表现可在此方基础上变通应用。

（1）用治女性自身免疫系统疾病：以知柏地黄丸与龟甲、阿胶、麦冬、百合、北沙参、黄芪等配伍。对于一些女性自身免疫性疾病，如强直性脊髓炎、系统性红斑狼疮，特别是患有此类疾病的妊娠期患者，使用本方可以使免疫系统稳定，以助胎孕。

（2）加强滋补肾阴：可与枸杞子、龟甲胶、黄柏、鳖甲、桑椹等配伍。临床常用于月经失调、卵巢功能低下等属肾阴不足者。

（3）加强滋补肺之气阴：可与党参、沙参、玄参、麦冬、五味子、玉竹等配伍，如上下相资汤。此方用于血崩之后口舌燥裂不能饮食者。补精之方，六味地黄丸最妙，然而六味地黄丸单补肾中之精，而不能上补口舌之津也。上下相资汤虽补肾于下，亦能通津于上，然终觉缓不济急，盖亡血自然无血以生精，精涸则津亦涸，必然之势也。临床常用于妇科病症之属阴虚或气阴两虚者；对妇科失血以至阴亏津伤者尤为合适。

（4）加强养肝血：可与枸杞子、白芍、阿胶、何首乌、当归等配伍。临床常用于肝肾不足，尤以见眼睛干涩者。

（5）加强清热泄肾之功，临床常用于肝肾阴虚而兼见心、肝之火及湿热之证者。①清心火：可与莲子心、竹叶配伍；②清肝火：可与杭菊花、夏枯草配伍；③清虚热：可与知母、地骨皮、青蒿、玄参、生地黄配伍。

（6）加强清利湿热之功（阴虚夹湿热者）：可与瞿麦、车前草配伍。

（7）加强化瘀之功：可与丹参、赤芍、桃仁等配伍用于阴虚而兼瘀者。

保阴煎（《景岳全书》）

[组成] 生地黄10g，黄芩9g，黄柏6g，熟地黄10g，白芍8g，山药10g，川续断10g，生甘草6g。

[服法] 水二盅，煎七分，食远温服。

[功效] 清热养阴，凉血调经。

[主治] 血热扰动冲脉、胞宫，见带浊遗淋，色赤带血，月经先期，胎动不安，或便血不止，及血崩血淋等证。

[方义] 方中生地黄清热凉血，养阴生津；黄芩、黄柏清热泻火，使邪热不扰冲脉、胞宫；熟地黄、白芍助生地黄养血敛阴，泻火而存阴；山药、续断补益肝肾；甘草调和诸药。全方共奏清热养阴、凉血调经之功。

[临证心悟] 冲脉及胞宫内均为气血运行之地，易受邪热侵扰。本方长于养阴清热凉血，同时兼顾补益肾气，血热去则冲脉、胞宫气血安守，经孕如常。我们在临床上常用本方治疗血热导致的月经先期、先兆流产等。

上下相资汤（《石室秘录》）

[组成] 熟地黄10g，山茱萸8g，玉竹8g，党参10g，玄参10g，北沙参10g，当归8g，麦冬10g，五味子6g，牛膝8g，车前子5g。

[功效] 养阴清热，固阴止血。

[主治] 阴虚血热、扰动胞宫导致的月经先期、月经过多、胎动不安等。

[方义] 方中熟地黄、山茱萸补肾养阴，既滋阴血，又助肾气封藏；党参益气润肺，北沙参养阴清肺，麦冬滋养肺胃之阴，三药补肺气以生肾水，具有"补肺启肾"之义；玄参、玉竹增液滋水降火；牛膝补肝肾；五味子收敛生津。诸药合用，养阴而清虚热，以防虚热扰动胞宫，使胞宫"脏"的属性得以维持。全方滋肾为主，佐以润肺，金水相生，共奏养阴清热、固阴止血之效。

[临证心悟] 此方与保阴煎均可治疗邪热扰动胞宫，胞宫不能正常维持"脏"的属性所致诸证。保阴煎用黄芩、黄柏，重在清热；上下相资汤方中用玉竹、玄参、麦冬、沙参滋阴药物，重在养阴。原方用于治疗血崩后口舌燥裂、不能饮食。我们在临床中运用本方加减治疗虚热扰动胞宫，"脏"的属性失常所致的月经失调、不孕症、先兆流产等。

逐瘀止血汤（《傅青主女科》）

[组成] 桃仁 10g，大黄 9g，牡丹皮 3g，生地黄 10g，赤芍 9g，当归尾 15g，枳壳 15g，龟甲 9g（先煎）。

[功效] 活血化瘀，凉血止血。

[主治] 瘀血阻于胞中，影响"腑"的"通""泻"属性，致经血淋沥不断或骤然暴下。

[方义] 方中桃仁、大黄、牡丹皮活血逐瘀为君药；当归尾、赤芍养血活血，生地黄、牡丹皮养阴清热凉血；龟甲滋阴潜阳止血；枳壳行气，使气行则血行。全方使瘀血去，瘀热清，而胞宫安，共奏活血逐瘀、凉血止血之功效。

[临证心悟] "腑"具有以通为用的特点，瘀热互结胞宫，则胞宫失宁，气血运行失常，易致月经量少、经血淋沥不断、痛经等。治疗时亦须遵循以通为用的原则，本方功能凉血化瘀，使胞宫得宁，瘀血得清，常用治月经淋沥不尽、经血骤然暴下等。

桂枝茯苓丸 (《金匮要略》)

[组成] 桂枝 10g，茯苓 10g，牡丹皮 10g，白芍 10g，桃仁 10g。

[功效] 化瘀通经，消散瘕聚。

[主治] 妇人阴液、瘀血聚集而成各类瘕聚，致下腹部结块、带下量多、不孕等，或受孕而见下血不止。

[方义] 《素问·骨空论》云："任脉为病，男子内结七疝，女子带下瘕聚。"任脉司阴液功能失常，致阴液停聚，与瘀血互结，形成瘕聚。方中桃仁、牡丹皮活血化瘀；配等量白芍以调冲任，养血和血，可祛瘀养血，使瘀血去，新血生；加入桂枝既可温通血脉以助桃仁之力，又可配白芍以调和气血；佐以茯苓之淡渗利湿，使任脉所司阴液流通。气血调和，阴液顺畅，则瘕聚可消。

[临证心悟] 本方辛甘苦温共治，取其辛甘发散，消散癥瘕，且苦辛通降，甘淡渗湿，使气行血活湿散，瘀无再聚之忧，此甚合叶天士论任脉为病，带下瘕聚"必用苦辛和芳香"的治则。临证时若以癥块为主，则宜配通络消癥之品。

临床实践中我们常用于妇科"液性包块"，如卵巢子宫内膜异位囊肿、盆腔炎性包块，以及合并月经失调如闭经或月经过多等属血瘀证者。如果包块为癥，如子宫腺肌病、子宫肌瘤，可酌情加化瘀通络、消癥之品，如三棱、莪术、水蛭、土鳖虫等。妊娠合并上述癥瘕者也可酌情使用本方。

第二节　常用经验方

平冲降逆方

本方是我们临床治疗子宫内膜异位症、子宫腺肌病的经验方，依据对子宫内膜异位症"冲气上逆、瘀血阻络"的核心病机认识，结合《内经》"逆者平之""高者抑之"的治疗原则，以"平冲降逆，化瘀通络"为基本治法，自拟平冲降逆方。

[组成] 桂枝 15g，白芍 10g，麦冬 10g，五灵脂 10g，生蒲黄 6g（包煎），水蛭 3g，血竭 1.5g（研末吞服），降香 3g，钩藤 10g（后下），琥珀 1.5g（研末吞服），甘草 6g。

[功效] 平冲降逆，化瘀通络。

[主治] 本方适用于心阳不足或寒凝胞宫所致的冲气上逆、瘀血阻络证，常见经期腹痛或经期小腹冷痛，伴面色苍白、形寒肢冷、出冷汗、恶心甚至呕吐等症状，并常见月经失调、月经量多、婚后久不受孕等。

[服法] 水煎内服，每日 1 剂，每日 2 次。

[注意事项] 本方含有五灵脂，不可与人参同服。服药期间忌寒凉饮食。

[方义] 方中桂枝辛甘性温，具有温通心阳、平冲降逆的功效，为平冲要药，重用为君药。生蒲黄活血化瘀；五灵脂活血止痛；降香温中降逆，行气止痛；水蛭破血通经，消癥散结，善通冲脉并能化瘀通络；血竭活血定痛，琥珀活血散瘀，加强水蛭化瘀通络之功效，助桂枝平复冲脉上逆之气血，共为臣药。麦冬滋养肺胃，白芍柔肝养血，缓中止痛，钩藤清热平肝，肝气调顺有助于协调冲脉气血有序灌注胞宫运行；三药合用，既能制桂枝之辛热，又滋阴养血，以补养冲脉，共为佐药。甘草为使，缓急止痛，调和诸药。全方配伍，共奏平冲降逆、化瘀通络之功效。

[临证心悟] 西医学子宫内膜异位症、子宫腺肌病相当于中医的"痛经、不孕、月经过多、癥瘕"等范畴。我们认为，"冲气上逆、瘀血阻络"是其核心病机。若心阳不足，复感寒邪，心气不得下通，或肾气虚，封藏吸纳无力，或情志抑郁，肝气横恣，扰动冲气，或素体阳虚，寒邪直中冲脉，以上各种病因均可导致冲气上逆，气血运行不畅，致瘀血阻络，不通则通，发为痛经。瘀血阻滞，气机不畅，津液不能布化，聚湿成痰，久则痰瘀互结，如此反复，日积成癥。治疗当以平冲降逆、化瘀通络为主。其中，桂枝常常遵为君药，如《本草思辨录》载："惟辛温能止其冲，桂枝

乃下冲妙药，仲圣屡用之。"

临证治疗时，根据个体辨证情况，在平冲降逆、化瘀通络的基础上，可佐以温经散寒、温补肾阳、补益肾气、疏肝解郁等法。寒凝甚者，可加肉桂、干姜、小茴香等温经散寒；肾阳虚者，可加淫羊藿、巴戟天等温补肾阳；肾气虚者，可加菟丝子、续断、桑寄生等补益肾气；如果是以肝郁导致冲气上逆者，则以柴胡、郁金、香附等疏肝理气，平冲降逆。另外，也可根据临床症状，灵活加减。如盆腔有包块、结节者，可酌加皂角刺、三棱、莪术、丹参等药，加强消癥散结之功；兼有脾虚者加党参、黄芪、白术等补气健脾。

滋肾清热利湿化瘀方

本方是治疗多囊卵巢综合征（PCOS）的经验方。我们认为 PCOS 的主要病机是肾（阴）虚为本，兼湿热、痰浊、瘀血为标，致冲脉气血逆盛。常见证型为肾（阴）虚湿热瘀滞，基于此病机而立方。

[组成] 知母 10g，熟地黄 10g，瞿麦 10g，石斛 10g，桃仁 10g，瓜蒌仁 10g，黄连 3g，黄柏 6g，桂枝 10g，车前草 10g，甘草 6g。

[功效] 滋阴补肾，清热利湿，活血化瘀。

[主治] 本方适用于因肾阴虚，兼湿热痰浊、瘀血内阻所致的多囊卵巢综合征患者。临床可伴有月经稀发或闭经，面部痤疮，多毛，腰酸膝软，胸胁胀痛，五心烦热，口燥咽干，心烦失眠多梦，或便干溲黄等症状。

[服法] 水煎内服，每日 1 剂，每日 2 次。

[注意事项] 嘱患者服药期间进行生活方式干预。如低糖低脂、高纤维饮食；每日低强度运动至少 1 小时；对过度焦虑，伴情绪障碍的患者，进行心理疏导；对于超重或肥胖 PCOS 患者，服用中药治疗同时，进行减重治疗。

[方义] 本方知母滋阴润燥，善滋肾阴，清虚热，熟地黄甘而微温，

重在补血滋阴，滋肾养肝，二药相合，清补结合，共用为君。臣以黄连、黄柏清热化湿，石斛滋阴清热。其中知母、黄柏相伍，其滋阴降火功效增强。诸药合用，养阴而不滋腻，清热而不伤阴。佐药车前草清热利湿，以防湿热阻碍冲脉所司气血运行；瓜蒌仁润肺化痰，宽胸理气，合石斛滋阴润肺，利气和胃，胃气和则协调冲脉所司气血顺畅运行；桂枝、桃仁、瞿麦活血化瘀通经，桂枝能降冲脉之气，合化瘀通经药物能平复冲脉"逆盛"之气血；甘草调和诸药为使药。诸药合用，共奏补肾滋阴、清热利湿、活血化瘀之功，使肾阴得养，虚热得清，冲脉"逆盛"之气血得以平复，月经调和，胎孕可成。

[临证心悟] 我们认为，PCOS 的核心病机是肾虚为本，湿热、痰浊、瘀血为标。肾虚以肾阴虚为多，兼湿热、痰湿、瘀血等因素，阻滞冲脉，导致"冲脉气血逆盛"。肾气是生殖的原动力，肾精足，肾气盛，冲脉所司气血灌注至胞宫运行顺畅，月经正常来潮，则生殖功能活动正常。先天肾精不足，肾气亏虚，湿热痰瘀凝滞，影响冲脉所司气血单向灌注胞宫则会导致月经稀发或闭经、不孕。

《灵枢·五音五味》云："冲脉任脉皆起于胞中……别而络唇口……血独盛则澹渗皮肤，生毫毛。"妇人因经带胎产乳均耗伤血气，所以常出现气有余而血不足。冲任之脉血气不能滋养唇口，所以须毛不生。我们提出"逆盛"新概念，当肾气不足，吸纳冲脉气血乏力，或湿热、瘀滞等因素阻滞冲脉气血灌注胞宫，致冲脉气血"逆盛"，澹渗皮肤而致女子须发旺盛。复因患者喜食肥甘厚味，食积胃肠，脾胃运化功失常，致湿热、痰浊、膏脂堆积中焦腹部，故多囊卵巢综合征患者易见肥胖。肺与大肠相表里，而肺主皮毛，胃肠食积化热，循经熏蒸于皮毛则表现为痤疮。痰湿是 PCOS 临床常见致病因素。若患者素体肾阴亏虚，则易生内热，痰湿从热而化，因此治疗予以清热化痰利湿之法。痰湿郁久影响气血运行，易郁滞成瘀。治疗时以滋阴补肾、清热利湿、活血化瘀为法，方用滋肾清热利湿化瘀方。

临床根据个体辨证情况，加减应用。若偏肾阴虚型，患者出现阴道不规则流血，可加墨旱莲、女贞子滋补肝肾之阴，凉血止血。若偏肾阳虚，可加鹿角霜、巴戟天温补肾阳。若伴焦虑、抑郁者，可加柴胡、郁金等疏肝解郁之品；若兼瘀血，可加丹参、桃仁等活血化瘀之品；兼痰湿者，可加苍术、石菖蒲等燥湿化痰之品。遣方用药首选归肾、入冲任二脉的药物，并结合胞宫"脏""腑"属性加减化裁。

育阴补肾方

本方是治疗卵巢储备功能减退（DOR）之不孕症的经验方。我们认为阴血、阴液亏虚，天癸早竭是 DOR 发病之根本病因病机，以此病机立育阴补肾方。

[组成] 熟地黄 12g，生地黄 10g，北沙参 10g，石斛 10g，麦冬 10g，百合 10g，枸杞子 10g，牡丹皮 6g，阿胶 6g（烊化），龟甲 10g（先煎），巴戟天 10g，甘草 6g。

[功效] 育阴补肾，滋养癸水。

[主治] 本方适用于冲任所司阴血、阴液耗伤，天癸早竭而致的卵巢储备功能减退不孕症患者，临床症见月经初潮较迟，月经后期或无定期，量少，色暗，甚至闭经，腰膝酸软，头晕耳鸣，性欲减弱，咽干口燥，带下量少，阴道干涩，或情绪抑郁、烦躁，失眠多梦等。

[服法] 水煎内服，每日 1 剂，每日 2 次。

[注意事项] 熟地黄性滋腻，若脾胃虚弱，伴运化不良时应用熟地黄，可与理气之品如陈皮、砂仁等配伍，以减少其滋腻碍胃之性。

[方义] 育阴补肾方中熟地黄补血滋阴，益精填髓，生地黄滋阴凉血，清热生津，二药相合，阴血双补，滋肾益精，共为君药。臣药北沙参清肺养阴，石斛滋阴润肺，养胃生津，麦冬滋养肺胃阴津，百合养阴润肺，取其补肺气以生肾水，共奏"补肺启肾"之效。佐药枸杞子滋补肝肾益精，阿胶滋阴养血，滋补肝肾，龟甲滋阴潜阳，养血补心，牡丹皮清热凉血，

活血化瘀，使补而不滞，合龟甲清热而不伤阴，诸药合用，滋阴养血，冲任所司阴血、阴液充盈，汇聚胞宫，为天癸的补充提供物质基础。巴戟天温补肾阳，配伍于阴类药中，防诸药静而不动，又温补命门之火，以助蒸腾胞宫中的阴血、阴液，充养天癸。甘草调和诸药为使药。全方共奏育阴补肾、滋养癸水之功效。

[临证心悟]《素问·上古天真论》曰："肾气盛……天癸至……月事以时下，故有子……天癸竭，地道不通，故形坏而无子也。"天癸的"至"与"竭"影响女性生殖功能的发育、旺盛与衰退。我们认为，癸水不足是DOR发病根本，治疗时以充养天癸为主，须重视充养阴血、阴液，为气化提供物质基础，适当补益命门之火。临床在滋阴养血基础上，酌加温阳药物，如巴戟天、鹿角霜，以补益命门之火，温煦胞宫中的阴血、阴液，使如水气蒸腾般不断充养天癸。

补肾安胎方

本方是治疗胎漏、胎动不安和滑胎的经验方，由妇科经典名方寿胎丸（《医学衷中参西录》）合当归散（《金匮要略》）加减衍化而成。我们以古方为依据，辨证审因，中西合参，并结合多年临床经验，而自拟补肾安胎方。

[组成] 菟丝子20g，川续断10g，桑寄生15g，阿胶6g（烊化），黄芩10g，白术10g，当归5g，川芎6g，甘草6g。

[功效] 补肾清热，养血安胎。

[主治] 妇人妊娠，或因肾气虚弱，封藏无力，或血虚有热，扰动胞宫，胞宫"脏"的属性失常，致胎元不固而出现胎漏、胎动不安，以及屡孕屡堕之滑胎等。临床可见腰膝酸软、下腹坠胀疼痛、阴道流血等症状。

[服法] 水煎内服，每日1剂，每日2次。

[注意事项] 阿胶宜烊化。阿胶性滋腻，易碍胃纳，引起消化不良，若脾胃虚弱、食少腹胀者，可去之，或配用炒白术，以促进阿胶消化吸

收。服药期间，饮食宜清淡，忌油腻、寒凉、辛辣等。

[方义] 方中菟丝子补肾益精，增强肾气封藏和吸纳之力，维持胞宫"脏"的属性，壮胎元以安胎，为君药。张锡纯认为："由斯而论，愚于千百味药中，得一最善治流产之药，乃菟丝子是也。"川续断固肾安胎，桑寄生养血安胎，二药共为臣药，以助君药补益肾气，以安胎元。君臣相伍，使肾气旺盛，精血充沛，肾气盛，纳冲脉所司气血、任脉所司阴液汇聚胞宫以养胎元，自能荫胎。阿胶滋阴养血安胎；当归、川芎养血和血，二药善调冲脉之血，有助于冲脉所司气血下注养胎。黄芩清热，可防邪热袭扰胞宫"脏"之属性，白术补气健脾，以益气血之源，二者合用为安胎之圣药。阿胶、当归、川芎、黄芩、白术五药合用，共为佐药，具有养血清热安胎之效，共助君臣之药以安胎，使胞胎得养，胎热可除。甘草调和诸药为使药。全方共用，具有补肾清热、养血安胎之效。

[临证心悟] 我们认为胎漏、胎动不安甚则滑胎的基本病机是肾气虚弱，胞宫"脏"的属性失常。胞宫为女子经孕胎产的场所，女性受孕及孕育胎儿过程均须在胞宫属"脏"之属性时发生。肾为封藏之本，肾气是维持胞宫"脏"之属性的主气，肾气充盛，汇聚冲脉所司气血、任脉所司阴液下注胞宫，方能固胎气，养胎元。若肾气虚弱，或邪气扰动胞宫，均可影响胞宫"脏"之属性，不能维持胎元，致胎漏、胎动不安。据此病机，自拟补肾安胎方，临床疗效佳。

临证治疗时，对于胎漏、胎动不安，出血较多者，可去当归、川芎，阿胶可换成阿胶珠以增强止血安胎之功效；若伴见血热者，可加生地、玄参、麦冬等药，以养阴清热安胎，减菟丝子用量，去当归；若偏血虚者，可加熟地黄滋阴补肾，养血安胎；若伴有恶心、呕吐之早孕反应者，可加竹茹、陈皮，顺气降逆止呕。对于滑胎患者，我们在临证中的治疗思路为孕前及时调理干预，预培其损，孕后立即安胎养胎，未病先防。药物治疗同时，尤其重视调畅患者情志，及时给予心理疏导，缓解其紧张焦虑之感。

补肾调冲方

本组方是遵循"首重肾气，不离冲任"的学术思想，由《景岳全书》毓麟珠衍化而来，是一张补益肾气、调养冲任之良方。

[组成] 菟丝子 12g，熟地黄 10g，当归 10g，川芎 6g，白芍 8g，党参 10g，白术 8g，阿胶 6g（烊化），龟甲 12g（先煎），杜仲 10g，鹿角霜 10g，紫河车 10g（研粉，装入胶囊口服），炙甘草 6g。

[功效] 补益肾气，调养冲任。

[主治] 本方用于治疗肾气不足，冲任失养所致的不孕、月经失调、滑胎等。临证可见妇人气血俱虚，精血不足，表现为头晕目眩、腰膝酸软等症状；或经脉不调，久不受孕；或屡孕屡堕、小产等；或用于孕前调理备孕。

[服法] 水煎内服，每日 1 剂，每日 2 次。

[注意事项] 阿胶、鹿角霜、紫河车三药均为血肉有情之品，功擅滋补，性滋腻，因此，服药期间忌食辛辣、油腻食物。脾胃虚弱致腹胀、便溏者慎用。

[方义] 本方中菟丝子辛、甘，性平，既补肾气，又益肾精，肾精充足，精化气，肾气盛，则封藏及吸纳有力，为君药。臣以熟地黄滋阴养血，益肾填精，助君药补肾益精；当归、川芎养血活血，二药合用善调冲脉气血，使冲脉通盛；白芍养血敛阴；党参、白术健脾补气，以益气血生化之源。以上六药为臣药，既助君药补益肾气，又调养冲任，肾气旺盛，冲任所司气血、阴液充盛通畅，汇聚胞宫，实现胞宫"脏""腑"有序转化，使月经如期来潮，故能摄精成孕。佐以阿胶、龟甲滋阴补血，尤善补任脉之阴；鹿角霜补助肾阳，温通督脉；紫河车滋养任脉之气；杜仲补肝肾、调冲任。诸佐药共用，助力君臣药补肾气，调冲任。炙甘草调和诸药为使药。全方共用，成补益肾气、调养冲任之功。

[临证心悟] 本方立方思想重视肾气与冲任，全方配伍，既补益肾气，

填精益髓，又养冲任之气，滋阴养血。传统中医学认为排卵后基础体温升高，是阴阳转化、肾阳温煦的作用。我们认为，生理状况下，月经后半周期黄体功能正常，基础体温维持高温相，是太冲脉气血充盛的表现，此与气的温煦作用相关，非单纯肾阳温煦所致。不孕症伴黄体功能不足者，排卵后基础体温表现为高温持续时间短，或排卵后基础体温上升缓慢，都与冲脉所司气血灌注胞宫不足有关。肾为封藏之本，肾主纳气，为冲之根，肾气盛，冲脉所司气血充盛，血海满盈，按时灌注胞宫，则可使黄体功能正常，月经如期来潮，而能受孕。因此，我们重视补益肾气。临床用于治疗排卵障碍性不孕症、黄体功能不全性不孕症、卵巢储备功能不足、薄性子宫内膜不孕症、复发性流产、月经失调和滑胎孕前调理等。

临床运用时，若患者脾肾俱虚，伴腰酸、大便溏者，可加山药、黄芪等益气健脾补肾之品；若伴血热者，可加生地黄、麦冬、玄参、黄芩等滋阴生津、清热凉血之品。

第八章

『冲病』治疗

特色用药

第一节 "冲病"用药特点

一、冲脉病证治疗用药特点

冲脉易虚，本为血海，主血气，其虚多因先天不足，或后天失养，或病邪影响，或大病久病耗伤气血所致。治疗当入冲补益本身经气，以培本固源、益气养血为要，而补益之法贵在和缓平稳，以免过猛之补反伤正气。用药应以甘温为主，取其缓调补益之义，剂量宜中平，重在持久调理而非速效猛补。如当归甘辛性温，能补血活血，既能养血以复其源，又可活血以通其络，善调养冲脉，为治冲脉易虚之要药。

冲脉易滞，因情志郁结、寒凝血滞、热耗津伤等致气血停滞，不得畅通。在使用补益冲脉的药物时，须兼顾其易滞特性。预防冲脉瘀滞，当以行气活血、通畅冲脉为要。用药多以苦辛为主，取其苦能降泄，辛可宣通，既能行气，又可活血。情志郁结致冲脉易滞，多因肝气郁结，气机不畅，致使冲脉气血运行不畅，治当以疏肝解郁、行气活血为要，常用柴胡、郁金等疏肝理气药为主。寒凝血滞致冲脉易滞，多因寒凝血脉或阳气不足，致使冲脉气血运行不畅，治当以温经散寒、活血通络为要，常用吴茱萸、肉桂等温经散寒药。热耗津伤致冲脉易滞，多因热邪炽盛，阴血亏虚，致使冲脉津血耗伤，治当以滋阴养血、清热凉血为要，常用生地黄、白芍、阿胶等滋阴养血药为主。诸证用药虽各有侧重，但均应注重标本兼顾，临证时尤须重视气血调达，冲脉通畅。

冲脉易逆，生理状态下冲脉为气血单向下行于胞宫，其病变则见气血上逆不下。其根本在于肾为冲之根，主纳气归原，若肾气充盛，则能摄纳冲脉之气血，使之不致上逆。冲气上逆之病因，一为本虚，即肾气亏虚，摄纳无权，不能统摄冲脉之气血，使之下行；二为标实，即有形之邪阻滞经脉，气血运行受阻而上逆，常见瘀血阻滞、湿热壅阻等。故预防冲脉易逆，当以培补肾气为本，佐以降逆归原之法。用药选择补益肾气、益精温阳之品，如菟丝子、巴戟天等，使肾气充盛，统摄有力；若为有形之邪所致，则当分证论治：瘀血阻滞者，可用桃仁、水蛭等以活血逐瘀；湿热壅阻者，选用黄柏、黄连苦寒以泻下焦伏火。用药时应当通盛治本，标本兼顾，补肾气为本，使之有力统摄冲脉，降逆归原为标，使气血得返其位。

二、任脉病证治疗用药特点

任脉为阴脉之海，统领十二经脉阴液的调节，对全身精、津、液的协调运行具有重要作用。一旦任脉功能失调，不论虚实，均可导致阴液失衡，或致精津阴液亏耗，或生痰瘀等病理产物，凝滞不化。

人体阴液对维持生理功能至关重要，它不仅滋养脏腑，濡润经络，更是维持生命活动的根本物质。任脉所司阴液亏虚时，用药需要遵循两个基本原则：第一，滋阴药物多滋腻，容易碍脾胃，因此在用药时须充分考虑脾胃的承受能力，适当调护脾胃，以免影响后天精微化生，确保阴液得到持续充养。第二，滋补阴液单纯使用滋阴药物往往不足以达到理想效果，应当配伍少量温阳之品，防诸药静而不动，以助阴液的化生与运行，同时补益命门之火以助气化。然温阳之时，又当慎用温燥之品，以免耗伤阴液，使补阴之功适得其反。

在维护任脉所司阴液功能时，当注重选用补益任脉、助其统摄阴液之品。如《傅青主女科》指出："山药、芡实专补任脉之虚，又能利水。"此言揭示了这两味药不仅能补益任脉之虚，更具有通利阴液的功效，使阴液运行通畅而不致停滞。龟甲咸平，入肝肾而通任脉，补精益血，滋阴之功尤强。正如《本草备药》所言："龟首常藏向腹，能通任脉，故取其甲，以补精、补肾、补血，以养阴也。"龟甲不仅能补益任脉阴液，更能使阴液调畅有序，既补任脉之虚，又助其统摄阴液之能。《傅青主女科》又言："加白果引入任脉之中，更为便捷。"白果善能引药入任，增强任脉对阴液的统摄功能，既防阴液四处游走，又助其通畅运行。诸药合用，既补任脉之虚，又助其统摄调畅阴液，使阴液得以循经运行，各行其道，不致凝滞，从而调理全身阴液之平衡。

论任脉功能失调之病理，《素问·骨空论》云："任脉为病，男子内结七疝，女子带下瘕聚。"女子瘕聚多表现为妇科"液性包块"，当以开通任脉，使气血调畅，络脉通达为治疗要则。叶天士曰："必用苦辛和芳香，以通脉络。"此论深刻阐明了开任脉的用药之道。在具体用药方面，如茴香辛温芳香，《冯氏锦囊秘录》言其具有"开任脉"之功。若见带下者，则为任脉失司，多因湿热邪气为患，可用辛苦寒药治之，均能令郁结开通，祛湿除燥，热散气和而愈；然亦有因寒湿致病者，则当以温化为法，祛除寒邪。总之，治任脉之病，辨其虚实，当审证求因，或滋阴，或培补经气，或苦辛通络等，灵活变通。

三、督脉病证治疗用药特点

在妇科疾病中，治疗督脉为病，当以温补督脉之阳为要旨，温煦督脉，鼓舞肾气，荡涤胞宫之瘀滞，督脉阳气得命门之火助携，故补益命门之火亦为调治之本，《难经》言："命门者，诸神精之所舍，原气之所系也，男子以藏精，女子以系胞，其气与肾通。"

用药之道，当以辛温之品为主，取其温通补益之效。如补骨脂入心包命门，补相火以通君火，暖丹田，壮元阳；肉桂补命门不足，益火消阴；巴戟天温补命门，又大补肾水，实资生之妙药。叶天士论及督脉用药，曰："鹿茸壮督脉之阳，鹿霜通督脉之气，鹿胶补督脉之血。"此三味皆可温补督脉阳气阴精，常为主药。然补阳必须顾护阴精，使阴阳相济，命门之火得以温而不烈，督脉之阳得以充而不亢。若单纯温补无度，必致阴伤阳浮，反损正气。故温补督脉，当兼顾命门之火，调和阴阳，综合施治，方能恢复生殖系统之正常功能。

第二节　冲脉病证特色用药

桂枝

【性味归经】味辛、甘，性温。归心、肺、膀胱经。

【功用主治】发汗解肌，温通经脉，平冲降逆，通阳化气。主治风寒表虚证；痛证；痰饮；妇人素有癥瘕，妊娠胎动，或经闭痛经，或产后恶露不尽，腹部硬痛者。

【临床经验】我们提出子宫内膜异位症的新病机为"冲气逆乱，瘀血阻络"，临床常用甘温之桂枝组成"平冲降逆方"，方中桂枝为"平冲要药"，实则意在温通心阳，祛散内寒以温肾水，上通下达，使阳气得复，阴寒则消，冲上之气自安；又取其调木气之性，入肝行营血，疏厥阴之木，降浊阴之冲逆，使经气畅达，冲脉气血循其常道。

冲脉为血海，妇人妊娠时，冲脉之血下聚养胎，如此一来，冲脉之血不足，其气处于相对充盛的状态，冲脉之气即向上冲逆而表现为恶心呕吐、头晕厌食、恶闻食味，甚则食入即吐，即"妊娠恶阻"。而桂枝主咳逆上气，如《神农本草经》言桂枝可下气、可降逆。张仲景谓："妇人得平脉，阴脉小弱，其人渴，不能食，无寒热，名妊娠，桂枝汤主之。"临证即常以桂枝汤加减治疗妊娠恶阻，疗效显著。桂枝有"通"之效，常以桂枝茯苓丸加减治疗妇人癥瘕。桂枝有调和营卫之功，我们曾治疗"汗出偏沮"，一位30余岁女性，精神尚可，症见半身汗出发热，半边脸颊潮红，舌淡，苔薄白。综合辨证后属营卫不和证，首诊拟桂枝汤加减调气血、和营卫而纠其偏。服7剂后出汗、发热明显改善，继用上方随症加减。

黄柏

【性味归经】味苦，性寒。归肾、膀胱经。

【功用主治】清热燥湿，泻火解毒，退虚热。主治湿热病证、阴虚火旺证等。

【临床经验】我们提出多囊卵巢综合征核心病机为肾虚为本，湿热、痰浊、瘀血为标，致冲脉血气"逆盛"。

在临床上，对于多囊卵巢综合征患者见肾（阴）虚湿热、瘀血阻滞冲脉者，我们常选用黄柏配伍黄连。黄柏苦寒沉降，既清热燥湿，又可泻火降逆，《脾胃论》谓其"能泄冲脉之逆气"，正切合本病之机，此药不仅对多囊卵巢综合征合并胰岛素抵抗者有显著疗效，对于卵巢储备功能不足、卵泡刺激素（FSH）异常升高等，亦具良好的调节作用。而黄柏与知母相伍，如《药品化义》所言："知母与黄柏共用，非为降火，实能助水。"二药相配，一咸一苦，同泻同补，既清热滋阴，又能降逆助水，使肾阴得养，虚热得清，冲脉得降，血脉通畅，则月经自然调和。在妊娠期出现春梦，用黄柏配知母泻相火也取得了良好效果。

紫石英

【性味归经】味甘，性温。归肾经、心经、肺经。

【功用主治】助肾阳，暖胞宫，调冲任，镇心安神，温肺平喘。主治肾阳亏虚，宫冷不孕，崩漏带下；惊悸不安，失眠多梦；虚寒咳喘。

【临床经验】女子二七而天癸至，冲任脉主之。冲任为血之海，肾阳是人体阳气之本，《景岳全书》有言："五脏之阳气，非此不能发。"肾阳的温煦、鼓动和振奋是气血运行及生成的原动力。妇人病多由气血不和、血海亏虚所致，紫石英为镇怯润枯温经之品，又能深入血分，为温养血海、镇逆安冲之要药。宫寒不孕症选用紫石英，正如《本草纲目》赞其："女子血海虚寒不孕者最宜之。"我们临床上常用此药配伍桂枝、白芍、鹿角霜以温肾敛冲，降逆止痛，用治子宫内膜异位症之痛经；常配伍知母、山茱萸、石斛等，使阴得阳化，阳得阴生，主治寒客胞中致宫寒不孕、月经不调者，奏温肾暖宫调冲之功，使肾阳充足，胞宫温煦，冲任血盛气足，精充气盈，两精相抟，胎孕乃成。

当归

【性味归经】味甘、辛，性温。归肝、心、脾经。

【功用主治】补血，活血，调经，止痛，润肠。主治血虚证、血瘀证之月经不调、经闭、痛经、产后腹痛、痛证、肠燥便秘等。

【临床经验】当归芳香温通，气味俱厚，是调理冲任的要药。一则长于活血行血，通利冲脉，血行则瘀自散；二则能养血补血，充盈冲任。临床上，我们常用当归配地黄以滋阴养血，濡养冲任；与川芎同用则一补一行，既调冲任，又荣胞宫。孕后胎元全赖母体气血、阴液濡养，气血、阴液赖冲任所司，冲任调畅则胎安，若血行不畅或瘀血积聚，以致胞宫、冲任气血不畅，则可致胎漏、胎动不安，故轻用当归、川芎等活血之品，使血行而瘀散，瘀去则胎自安，我们强调冲任通盛，血脉通畅，方能胎元稳固。

川芎

【**性味归经**】味辛，性温。归肝、胆、心包经。

【**功用主治**】活血行气，祛风止痛。主治气血瘀滞证之月经不调、经闭痛经、产后瘀阻、恶露不尽。

【**临床经验**】川芎辛温走窜，长于行气行血，是调畅冲脉气血的要药。《本经逢原》谓其"行冲脉，血中理气"，一则行气散瘀，通畅血脉；二则助清阳开郁，升清降浊。在临床上，我们常与当归同用，一补一行，可治多种证型之痛经；对于气滞血瘀所致的胎动不安，轻用既活血而不伤胎，又养血安胎。

吴茱萸

【**性味归经**】味辛、苦，性热。有小毒。归肝、脾、胃、肾经。

【**功用主治**】温中散寒，降逆止呕，疏肝止痛。主治寒凝诸痛证、虚寒泄泻等。

【**临床经验**】吴茱萸辛热走窜，善温散寒邪，是调理冲脉寒滞的要药。当寒邪侵袭冲脉，便会导致气机阻滞，血行不畅，进而引起冲气上逆、逆气里急之证。正如《本草纲目》所言："冲脉为病，逆气里急，宜此主之。"在临床上，吴茱萸多用于治疗痛经，可配以槟榔、细辛、青皮，其中尤以寒邪凝滞于冲脉所致的痛经最为适用，疗效确切。

槟榔

【**性味归经**】味苦、辛，性温。归胃、小肠、大肠经。

【**功用主治**】驱虫，下行导滞，行气化湿，截疟。主治食积气滞，泻痢后重，水肿，气滞血瘀型痛经、产后瘀滞等。

【**临床经验**】在临床运用上，槟榔常被用于治疗痛经。当冲脉瘀滞不通，气血运行受阻时，可导致经血瘀积，进而出现一系列痛经表现，如小腹刺痛、经色紫暗、经块等，治疗原则应为活血化瘀，疏通冲脉。基于槟榔行气消积的功效，可将其与行气药如青皮等配伍，以加强疏通冲脉的作用，若痛经兼见寒凝症状，如严重的因寒致痛、小腹冷痛、喜饮热饮等，则可加入吴茱萸等温经散寒之品，以祛除寒邪，温通冲脉。

与此同时，还须警惕冲任之血易虚这一临床特点。如果痛经患者本身血虚，再夹瘀滞，则不宜过多使用槟榔等破血之品，以免伤及气血。

桃仁

【性味归经】味苦、甘，性平。归心、肝、大肠经。

【功用主治】活血祛瘀，润肠通便。主治瘀血证，如月经闭止，痛经，产后瘀阻，癥瘕积聚，以及肠燥便秘等。

【临床经验】桃仁善入血分，一则以苦泄滞，活血祛瘀，使瘀去则新生；二则以甘和血，滋养调理，防止耗伤正气。如《用药心法》所言："苦以泄滞血，甘以生新血。"在临床应用中，我们常用桃仁治疗多种瘀血证，如在滋肾清热化瘀利湿方治疗多囊卵巢综合征时，方中桃仁善泄血分之壅滞而不伤正，使瘀去则新血自生，冲任得通，经脉调畅，配伍红花、丹参以共奏活血化瘀之功。

五灵脂

【性味归经】味咸、苦、甘，性温。归肝经。

【功用主治】化瘀止血，活血止痛。主治经闭痛经、产后瘀滞、崩漏下血、跌打损伤等。

【临床经验】五灵脂咸入血分，甘缓不峻，性温能通，善于通利血脉，散瘀止痛，为治疗血滞诸痛的要药，一则能止血而不留瘀，二则化瘀而不伤正，兼具化瘀止血双重作用。我们在治疗子宫内膜异位症的经验方中，常常使用生蒲黄与五灵脂。此二味药出自失笑散，生蒲黄有破血逐瘀之功，五灵脂则善通利血脉。二者合用，共奏通利冲脉、化瘀止痛之效，对子宫内膜异位症"冲气逆乱，瘀血阻络"引起的瘀滞痛证，疗效显著。

水蛭

【性味归经】味咸、苦，性平，有毒。归肝经。

【功用主治】破血逐瘀，通经止痛。主治血瘀经闭、癥瘕积聚等。

【临床经验】水蛭作为虫类通络药物中的代表，正如叶天士所言："每取虫蚁迅速飞走诸灵，使飞者升，走者降，血无凝着，气可宣通，搜剔经络之风湿痰瘀莫如虫类。"充分体现了其"通"的特点，《医学衷中参西录》所言"其色黑下趋"，专善破解冲任之瘀滞，这正是虫类通络法则中"化瘀通络药"的典型代表。《本草乘雅半偈》谓其"平其太冲"，精辟地概括了水蛭既能化瘀通经，又能调理冲脉的双重功效。

在临床应用中，水蛭对治疗子宫内膜异位症及卵巢子宫内膜异位囊肿效果显著。此类病证具有冲气上逆、瘀血内阻的病机特点，而水蛭破瘀之力强劲，直达病所，尤其治疗任脉瘕聚之证疗效甚佳。同时，对于多囊卵巢综合征气血逆盛者，表现为形体壮实、毛发旺盛等，水蛭亦可平其逆盛。因此，水蛭在通利冲脉瘀滞、气血逆盛方面具独特优势。

土鳖虫

【性味归经】味咸、性寒。有小毒。归肝经。

【功用主治】破血逐瘀，活血疗伤。主治血瘀经闭、癥瘕积聚、产后瘀滞腹痛等证。

【临床经验】虫类通络法借助虫类性善走窜，剔邪搜络之用。土鳖虫作为虫类通络药的代表，《证类本草》言其"治月水不通，破留血积聚"，性刚力峻，可搜剔络中固瘀之邪，除瘀滞而不愆，使经脉畅通，胞络宣利。

在临床配伍应用时，对于久病入络、瘀血阻滞、癥瘕积聚者，如子宫肌瘤、子宫内膜异位症、慢性盆腔炎等瘀血阻滞之证，可与其他虫类药如水蛭同用，增强其化瘀通络之力。因其性寒有毒，故体质虚寒、无瘀血证者慎用，孕妇及月经过多者忌用。

第三节　任脉病证特色用药

白果

【性味归经】味甘、苦、涩，性平。归肺、肾经。

【功用主治】敛肺定喘，止带缩尿，固冲任。主治肺虚喘咳，带下清稀，遗精滑精，冲任不固。

【临床经验】我们认识到，白果具有增强任脉对阴液统摄功能的独特作用，其能统摄阴液归于任脉，既防阴液四处游走，又助其通畅运行，各行其道，防止泛溢，从而预防带下癥聚等病证的发生，对临床治疗具有一定的参考价值。傅青主善于将白果作为"药引"，其《傅青主女科》一书开创了利用白果引方中诸药入任脉的先河。傅青主对白果的应用出现在黄带下、经水将来脐下先疼痛等多个疾病的篇章中，面对这些疾病的认识，傅青主认为均和任脉亏虚有关，在组方遣药时，除了使用相应的补益药，还加入白果，将诸药引入任脉，专补任脉之虚，如："盖山药、芡实专补任脉之虚，又能利水，加之白果引入任脉之中，更为便捷，所以奏功甚速。"

芡实

【性味归经】味甘、涩，性平。归脾、肾经。

【功用主治】补脾止泻，益肾固精，祛湿止带。主治脾虚久泻，遗精滑精，带下清稠，小便频数。

【临床经验】我们认为，芡实功效独特，傅青主对其应用尤有创见。傅氏多用芡实补脾固肾之功，取其以土滋肾、固肾以安血室之义。更重要的是，芡实"补中去湿，性又不燥，故能去邪水而补真水，与诸补阴药同用，尤能助之以添精"，此论深刻阐明了芡实补而不滞、利而不伤的特点。芡实不仅专于补任脉之虚，更兼具通利阴液的功效，在《傅青主女科》中"便涩腹胀足浮肿不孕篇"和"产后四肢浮肿篇"等论述阴液通畅失调的病证中，傅青主均善用芡实，由此可见，芡实一则能补益任脉之虚，二则能通利阴液，使阴液运行通畅而不致停滞，是补养与通利并重的要药。

小茴香

【性味归经】味辛，性温。归肝、肾、脾、胃经。

【功用主治】温中散寒，理气和胃。主治脘腹冷痛，疝气疼痛，寒疝腹痛，痛经。

【临床经验】叶天士深谙"奇经为病，通因一法为古圣贤之定例"的治疗原则，强调以苦辛和芳香药物通达脉络的独特方法，曰："必用苦辛和芳香，以通脉络。"以小茴香为代表，叶天士常用的一类药物既具苦辛之性，又带芳香之味。正如《冯氏锦囊秘录》所言："茴香接引诸药入小肠，且开任脉，故以为佐。"小茴香不仅能宣通脉络、调畅气血，更有开通任脉之功。在临床实践中，我们认识到运用小茴香等具苦辛芳香特性的药物，能够通达任脉、调理阴液、消除瘀滞，在治疗痰湿或痰瘀互结型卵巢子宫内膜异位囊肿、寒湿型盆腔炎性包块等病证中发挥着重要作用。

鳖甲

【性味归经】味甘、咸，性寒。归肝、肾经。

【功用主治】滋阴潜阳，退热除蒸，软坚散结。主治肾阴不足，虚劳烦热，阴虚阳亢；妇女癥瘕积聚，胸腹痞块，疟母，月经过多，崩漏。

【临床经验】妇科诸病，阴血为要。金元时期朱震亨著《格致余论·受胎论》曰："阳精之施也，阴血能摄之，精成其子，血成其胞，胎孕乃成，今妇人无子者，率由血少不足以摄精。"临证常用于肾阴虚型多囊卵巢综合征不孕症患者，表现为头晕耳鸣、潮热汗出、咽干口渴、月经稀少甚或闭经、不孕。治疗时常与龟甲配伍同用，二者均为血肉有情之品，龟甲滋肾养血，鳖甲功专滋阴，二药伍用填精补血之效增强；或逢妇女癥瘕、积聚之病，如痰瘀湿热型多囊卵巢综合征不孕症、子宫内膜异位症、子宫肌瘤、盆腔炎性包块等疾病，与水蛭、瓜蒌、赤芍等药为伍，化瘀散结之力增，疗效更显。对于卵巢功能储备不足的患者，则与知母、熟地黄、山茱萸等补肾滋阴药配伍使用，以增强滋补肾阴之功。

龟甲

【性味归经】味咸、甘，性平。归肝、肾、心经。

【功用主治】滋阴潜阳，益肾强骨，固精养血。主治阴虚阳亢，骨蒸潮热，遗精崩漏，腰膝酸软，胎动不安。

【临床经验】龟甲性禀至阴，善通任脉。龟首藏向腹，性至静伏，潜通奇脉，故善于滋阴养血，摄藏固本。临床上对于阴虚火旺型卵巢早衰，我们首先选用龟甲与鳖甲、阿胶等血肉有情之品，旨在滋养任脉，充盈阴血；其次，再佐以知母、黄柏等滋阴降火之药，以潜阳降火，制约亢阳。如此，阴精得以充盈，任脉调和，水有所藏，阴有所归。

第四节　督脉病证特色用药

鹿茸

【性味归经】味甘、咸，性温。归肝、肾经。

【功用主治】温肾壮阳，补精益血，强筋健骨。主治肾阳不足，精血亏虚之崩漏带下、宫冷不孕、腰膝酸软等。

【临床经验】督脉为阳脉之海，受肾阳之温煦，起于胞宫，上入脑，下络胞宫，与肾经分支循经相连。我们认为，冲任、胞宫中的血、精、液等在督脉所含之命门之火的温煦下气化，不断充养天癸，维持女性正常月经及生殖功能。督脉阳气不足或经气壅滞时，胞宫失于温煦，或阳气阻遏气机之疏导，可致女子痛经，甚则宫寒不孕。鹿茸禀纯阳之性，为血肉未成之物，气血方旺，故能温补命门，通调冲任。我们在临床上多用鹿角霜，较鹿茸性味和缓，温而不燥。《绛雪园古方选注》探讨了鹿角胶、鹿角霜与督脉的关系："鹿角专走督脉，鹿角霜通督脉之气也，鹿角胶温督脉之血。"治疗肾阳不足型不孕症，常与巴戟天、仙茅等温补肾阳药同用，温补命门，助阳种子；若见冲任虚寒，可配伍当归、白芍等，一则温通冲任，二则养血助阳。

肉桂

【性味归经】味辛、甘，大热。归肾、脾、心经。

【功用主治】补命门火，温助阳气，散寒止痛，温通经脉。主治命门火衰，肾阳不足，虚寒作痛，冲任虚寒，宫冷不孕，月经不调。

【临床经验】临床上，我们对于更年期综合征患者，常以肉桂与黄连配伍，肉桂温补命门，助阳暖宫，既可改善肾阳不足之证，又可通过补火归原而达到安神之效；黄连清泻心火，既制约肉桂燥烈之性，又可缓解躁动不安之扰。二药相伍，一升一降，使心肾之气得以相交，冲任得温而不致亢热，共奏调和阴阳之功，取交泰丸配伍之义。对于复发性口腔溃疡患者，也常选用交泰丸以使心肾相通、水火相济。

补骨脂

【性味归经】味辛、苦，性温。归肾、脾经。

【功用主治】温肾助阳，补脾止泄，固精缩尿。主治肾阳不足，命门火衰，阳痿遗精，宫冷不孕，腰膝酸软，脾虚泄泻。

【临床经验】补骨脂味辛以散寒，入肾经而走命门，为温肾暖宫要药。命门为先天之火，主生命之源，若命门火衰，则一身阳气不足，胞宫、冲任失于温养。我们在治疗肾阳虚型不孕时，在补骨脂、鹿角霜的基础上，加巴戟天、菟丝子等补肾填精之品，使得阳气内充，精血内盈，胞宫得养，从而提高受孕几率。

仙茅

【性味归经】辛，热。有毒。归肾、肝经。

【功用主治】温肾壮阳，祛寒除湿。主治肾阳不足、命门火衰、肾虚之腰膝痿软、筋骨冷痛，或寒湿久痹；脾肾阳虚之脘腹冷痛、泄泻等。

【临床经验】临床上，仙茅常与淫羊藿同用，二药相配，温补命门，助阳暖宫。我们运用其配伍颇多：治疗女性更年期综合征时，常配伍淫羊藿、巴戟天、枸杞子而成二仙汤，以平调阴阳。对于高龄妇女卵巢储备功能低下属肾阳虚证者，又加入淫羊藿以增强温补肾阳之功。在治疗多囊卵巢综合征合并自然流产患者的孕前调理中，常用补肾活血方辨证施治，方中虽以补阴为主，但兼顾养血生津，每酌加仙茅、淫羊藿等助阳之品，取"阴得阳助，则泉源不竭"之义，使阴阳互根，化源不绝。

第五节 "冲病"相关脏腑用药

冲脉气血的正常运行，本源于肾气的充沛，并赖诸脏腑相辅相成。在上焦，心主血脉，肺朝百脉，二者相合，心阳鼓动，肺气肃降，方能促使经血下注胞宫。在中焦，脾胃作为升降之枢，调畅全身气机。肝的疏泄功能，更助气机调畅无阻。唯有诸脏协调运作，气血方能畅通、灌注胞宫。由此可见，冲脉气血的顺行实有其次第：首赖肾气的吸纳，继而需要心肺的肃降、肝气的疏泄、胃气的顺降。若一脏失调，便可导致冲气逆乱。而冲、任、督三脉分别主司全身气血、阴液、阳气，皆源于五脏所生，受五脏调节。因此，这三脉的正常运行，本质上依赖于脏腑的调节与生成。

菟丝子

【性味归经】味辛、甘，性平。归肝、脾、肾经。

【**功用主治**】补肾助阳，益精养阴，固护冲任，养肝明目，固胎止泄。主治腰膝酸痛，遗精，阳痿，早泄，不育，消渴，淋浊，遗尿，目昏耳鸣，胎动不安，泄泻。

【**临床经验**】临床"善治妇人者"，必"首重肾气，不离冲任"。肾藏精，主生殖，肾气亏则冲任失调，难以摄精成孕。菟丝子药性平和，平补肝肾，既补肾气，又益肾精。肾精充，精化气，肾气盛，天癸旺，脏腑气血充盛，冲脉气血在肾之封藏和吸纳的作用下运行于胞宫内，藏泻有期，月经调和，胎孕有望。又菟丝子补而不峻，温而不燥，故入肾经，维护胞宫"脏"之属性，虚可以补，实可以利，虚、实、寒、热皆可用之。我们擅以寿胎丸加减治疗先兆流产、复发性流产，临证时多重用菟丝子为君药，配伍杜仲、续断、熟地黄大补肾气，护胞宫"脏"之属性，以固肾安胎。在妇科调经备孕中，常用此配伍补肾填精剂，补而不滞，助阴而不腻，并助肾气化生，即如《女科要旨》云："女子血旺则阴盛而阳自足，元气由是而恒充，血盛而经自调，胎孕因之而易成。"在治疗男性不育、少精弱精时，临证时多以五子衍宗丸加减，重用菟丝子为君，配伍枸杞子、覆盆子以补肾益气填精。

山茱萸

【**性味归经**】味酸，性微温。归肝、肾经。

【**功用主治**】补益肝肾，收涩精气。主治肝肾阴虚之头晕耳鸣、腰膝酸软、遗精滑泄、月经过多、崩漏带下等。

【**临床经验**】山茱萸性温而不燥，补而不峻，为阴阳双补之要药。盖肾为冲之根，肾气充盛则冲脉得以通调，气血循经灌注胞宫。我们在临床上运用广泛，若肾阳不足，见腰膝酸冷，月经色淡、量少，经水不畅，可佐以鹿角霜、菟丝子等，温补肾阳，使真阳充盛而冲任调达。若肾阴亏损，虚热内扰，见月事后期、稀少色暗，可佐熟地黄、知母等，滋阴益精，使阴血丰盈而经期调顺。临证时当辨明虚实，着眼阴阳平衡，以山茱萸为用，既能温养肾阳，又能滋养肾阴，以调理冲任，能广泛运用于卵巢储备功能不足、多囊卵巢综合征等妇科诸疾。

巴戟天

【性味归经】味甘、辛，性微温。归肝、肾经。

【功用主治】补肾阳，强筋骨，祛风湿。主治阳痿遗精，宫冷不孕，月经不调，少腹冷痛，腰膝疼痛，风湿痹痛，筋骨痿软。

【临床经验】巴戟天温肾阳、益精血，同时温补督脉所含命门之火。我们在临床上多以本品配伍菟丝子、熟地黄、山茱萸，补肾填精，阴阳并补，即《本草撮要》谓"功专温补元阳，得纯阴药有既济之功"，如此阴生阳长，肾气充盛，精血俱旺，月经自调；在治疗女性更年期综合征时，常配伍淫羊藿、仙茅、枸杞子而成平调阴阳之二仙汤；用治肾阳虚弱，命门火衰所致阳痿精衰，虚寒不育，常配伍鹿角胶、杜仲以温阳益火，温煦精室，如赞育丸。

熟地黄

【性味归经】味甘，性微温。归肝、肾经。

【功用主治】补血滋阴，益精填髓。治血虚证、肝肾阴虚证、肾精亏虚证等。

【临床经验】熟地黄甘温质润，善于滋阴补血，尤以补肾为要。在临床上，我们常把熟地黄与生地黄、山茱萸、菟丝子等同用，填补肾精，精化气，使肾气充盛，冲任通调，有效治疗因肾气亏虚、精血不足所致的月经不调、不孕等证。然熟地黄性质偏温，易助湿滞脾，故脾虚湿盛、食少便溏者当慎用，若必需使用，可配伍陈皮、砂仁等温散芳香之品以防碍胃。

柴胡

【性味归经】味辛、苦，性微寒。归肝、胆经。

【功用主治】疏肝解郁，升发阳气，退热。主治肝郁气滞之胁肋胀痛、月经不调、乳房胀痛等。

【临床经验】柴胡疏肝解郁，为调理肝气要药。然其性升散，易劫阴，在临床应用中当轻用而不宜久服。肝气郁结，易致冲脉气血运行不畅，常致月经失调。临床经验上，我们常把柴胡与郁金相须为用，一则柴胡疏肝理气以调顺冲脉，二则郁金清热凉血以化瘀滞，且郁金性寒，可以制约柴胡之升散，两药合用，使冲任之气得以疏通，经行因之调畅。若见肝郁气滞，胁肋胀痛者，常与香附、川芎配伍；若见郁而化热，手心烦热者，佐以花粉以清热养阴；若见肝火上炎之头痛口苦，可配伍黄芩以清泄肝火。

山药

【性味归经】味甘，性平。归脾、肺、肾经。

【功用主治】补脾养胃，生精益肺，固精止带。主治脾虚食少，久泻不止，肺虚咳喘，带下，遗精，胎漏。

【临床经验】山药其性甘平，补而不滞，一则补脾益气以生化精血，二则滋肾阴以充养任脉。正如《本草新编》所言"入肾，而尤通任督"，《傅青主女科》谓"专补任脉之虚"。且其淡渗之性，又能利水渗湿，既补益任脉，补中有通，通中有补。女子以血为本，而血之生化源于脾胃，张锡纯谓："治之者，自当调其脾胃，使之多进饮食，以为生血之本，山药以滋胃阴，使之酸汁多生。"盖脾胃为后天之本，气血生化之源，山药补脾益胃，使气血充盈，冲任得养，月事自调。临床常与白术、党参等健脾药同用，相辅相成，共奏健脾生血之功。

阿胶

【性味归经】味甘，性平。归肝、肺、肾经。

【功用主治】补血止血，滋阴润燥，调经安胎等。主治血虚诸证、出血证等。

【临床经验】阿胶性平，味甘，为血肉有情之品，又偏于滋阴，入血分而补血，善于补养任脉之虚。临床常用经过炮制的阿胶珠，其制法为用蛤粉将阿胶炒成珠，此法不仅可增强阿胶的养阴止血功效，且能减轻其滋腻之性，使其性质和缓，减少碍脾，更易为机体吸收。《济阴纲目》云："四物、阿胶可以补任脉之虚"，阐明了阿胶补养任脉的特点。对于胎元亏虚、冲任失调所致的胎动不安，我们常加阿胶以养血止血；对于冲脉亏虚、血海不足之妇科诸病，则常配当归、熟地黄等补血滋阴之品。

白芍

【性味归经】味苦、酸，性微寒。归肝、脾经。

【功用主治】养血敛阴，柔肝止痛，平抑肝阳。主治血虚经闭、月经不调、崩漏带下、胎动不安、腹痛等。

【临床经验】白芍性味酸寒，质柔，善柔肝而缓急，助肝气以疏达，利冲脉而顺畅。其酸敛之性，一则养血柔肝以缓急，二则敛阴以止痛。在临床上，我们常与柴胡、香附配伍以疏肝解郁，或与延胡索同用以行气止痛；配伍麦芽可有效降低催乳素水平，用于冲脉气血上逆所致高催乳素血症等；配伍钩藤，在女性偏头痛的治疗中常获良效，二药相伍，既柔肝敛阴，又平肝息风。

北沙参

【性味归经】味甘、微苦，性微寒，归肺、胃经。

【功用主治】养阴润肺，益胃生津。用于阴虚燥咳、津伤口渴之肺胃阴虚之证。

【临床经验】北沙参甘润微寒，入肺与胃经，善养肺阴，益胃生津。肺主通调水道，输布津液，肺阴充足，有助于水道通调，冲任之气血运行有序而不受阻滞。且肺与肾相通，金水相生，肺阴充足，则可济输肾阴。

我们认为，精亏血少→任脉虚、太冲脉衰少→天癸渐竭是高龄女性卵巢储备功能低下导致不孕及不良妊娠结局的根本病机。对肾阴不足之卵巢储备功能低下患者，用常规滋肾阴药外，临床多佐以北沙参养肺阴，配伍麦冬、石斛等益阴润燥品，金水相生，具"补肺启肾"之功。如是可使肺阴旺而通调水道，冲任畅而应时来潮，肾阴足而精血充盈，天癸至而胞宫安固。

莲子心

【性味归经】 味苦，性寒。入心经。

【功用主治】 清心火，交通心肾，安神定志。主治心火亢盛、心肾不交之惊悸失眠等。

【临床经验】 莲子心专精而效捷，尤以清心降火、交通心肾见长。张志聪论述心胞关系云："胞脉属心，得心气下通而为血，冲任皆起于胞中……女子至胸中而下为月事。气上迫肺者，真气上逆，口苦舌干，惊则咳甚，是心气上炎而不下通也。"此论深刻阐明了心气下通对冲脉之气血运行的作用。若心火亢盛，则心气上炎而不下通，致使冲脉之气上逆，影响月事下达，此时每见心烦失眠、口苦舌干等症。我们临证若遇心火扰神、心肾不交者，常以莲子心配知母。知母性寒沉降，直达肾经，专制肾经虚火；莲子心清心泻火，善引心气下行。二药相须为用，既清降亢盛之火，又引导心气下通于肾，使心肾相交，气机调达。

麦冬

【性味归经】 味甘、微苦，性微寒。归肺、胃、心经。

【功用主治】 养阴润肺，益胃生津，清心除烦。主治肺阴虚证、胃阴虚证、心阴虚证等。

【临床经验】 麦冬配伍沙参、生地黄、石斛等，既可养肺胃阴、生津液，使阴液得复，又能使生化有源，任脉得充。现代生活节奏紧张，常见因压力过大致心阴暗耗者，症见心慌、心悸等。麦冬长于养阴生津，尤其善于入心经以清养心阴，若与百合、莲子心等同用，则滋阴降火、清心安神之功愈彰，以助心气下通。此外，常与天冬、牡丹皮等配伍，以制他药之温燥，如古方温经汤即是典范。麦冬虽以养阴见长，却不拘于润肺清心一端，其性质温和，兼具润肠通便之功。

石斛

【性味归经】味甘，性微寒，归胃、肾经。

【功用主治】益胃生津，滋阴清热。主治阴虚津亏诸证；胃阴虚证、胃火炽盛证；热病伤津；肾阴亏虚之目暗不明、筋骨痿软及阴虚火旺之骨蒸劳热等。

【临床经验】任脉所司精、津、液充沛，冲脉广聚脏腑之血而血盛，冲任二脉相资，血海按时满盈，则月事以时下。冲任失调常导致闭经、月经后期、崩漏等妇科疾病。石斛甘凉入胃，既能滋阴生津而养胃，又能滋肾阴而退虚热。精之虚多因脏腑阴液所伤，我们临床常配伍北沙参、麦冬等滋肺胃之阴，以益阴强精，使气血生化有源，冲任满盈而经行孕子。刘奉五老中医的经验方瓜石汤即以石斛为主药，临床中多以此方为主加减用于治疗肾阴虚型多囊卵巢综合征、卵巢储备功能下降等病。石斛悦脾益胃，治疗痰湿肥胖型多囊卵巢综合征时，善于在补肾阳化痰湿药物中加入生地黄、石斛、北沙参，使补阳而不伤阴，制约阳偏盛，同时使阳得阴助，而泉源不竭。

第六节　药对采撷

桂枝、白芍

此对药出自《伤寒论》中桂枝汤。桂枝味辛、甘，性温；其功效发汗解肌，温通经脉，平冲降逆，通阳化气。白芍味苦、酸、微寒；具有疏肝理气、柔肝养血、缓中止痛、平肝敛阴之功。

桂枝与芍药以 1 ：1 配伍时，一散一收，辛散而不伤阴，酸敛而不碍邪，使营卫调和，表邪得解，里气以和，发热汗出之症自除，用于外感风寒表虚证。桂枝与芍药以 1 ：2 配伍时，则桂枝走表之功尽去而重在温阳以宣畅气机，通经而化瘀行滞，芍药能益阴柔肝、活血和络，与桂枝相合，破血而化瘀，行滞而开结。如此配伍能通阳调卫气，敛阴和营气，从阴引阳，从阳引阴，使阴阳得以协调，共奏温阳散寒、柔肝缓急、益阴和络之功。桂枝与芍药以 5 ：3 配伍时，专注于温通心阳、平冲降逆，方如桂枝加桂汤。该方是张仲景《伤寒论》中用桂枝量最大的方，主治心阳不足、寒水上冲所致奔豚气，方中借桂枝辛散温通之性，温少阴寒水之脏，平抑肾气，下定奔豚，配伍白芍酸甘化阴，共收调和阴阳、平冲降逆之效，二药合用组成药对，可温通心阳，平抑冲逆之气。

临床实践中，我们认为桂枝、白芍二药相伍，有平冲降逆、缓急止痛之功效。多将其用于治疗妊娠外感、妊娠剧吐及子宫内膜异位症之病证。

（1）冲脉为血海，妇人妊娠时，冲脉之血下聚养胎，血不足，其气偏盛，冲脉之气上逆。桂枝、白芍合用，平冲降逆，冲气自平，则呕吐自缓。妇女妊娠，气血耗损，中焦化生不足，脾胃不和则"不能食"，桂枝、白芍一阴一阳，助化脾之阴阳，中焦阴阳气盛，气血生化源泉不断，则脾胃调和。

（2）我们首次提出子宫内膜异位症的核心病机为"冲气逆乱，瘀血阻络"，多用此药对治疗子宫内膜异位症。桂枝与白芍联合，一则利用《伤寒论》经方桂枝汤中桂枝白芍联合以温阳化气、敛冲降逆之功效；二则用其温经通脉、散寒化瘀、缓急止痛之功效。桂枝、白芍联用治疗子宫内膜异位症痛经疗效显著。

知母、百合

此对药出自《金匮要略》百合知母汤。百合味甘，寒，能养阴润肺，清心安神，既可养心肺之阴，又能清心肺之热。《本草便读》云："百合味甘平。微寒微苦。入心肺。功专补虚清热……金匮百合病用之者。"知母味苦、甘，性寒，长于泻火存阴，能泻肺火而滋肾阴。《药鉴》曰："主滋阴降火，或肾虚火动，而消渴烦渴者，皆当用之。补肾水，泻无根火邪。"

百合甘寒清润而不腻，知母甘寒降火而不燥。百合偏于补，知母偏于泻。百合在上清心肺润燥而护阴，知母在下制肾火而滋肾阴，上下金水相生，二者配伍一润一清，一补一泻，肺肾同获滋养，心火亦得清泄，冲任二脉得以调养畅顺。故此药对既能滋养心肺肾阴以固本，又能清泻心肾虚火以治标，达平衡阴阳、调理冲任之效。

现代女性受心理、社会、自然等内外因素的影响，易致情志失调，气机不畅，冲任阴血耗伤，甚则阴虚内热，常见于经行情志异常，经前紧张综合征，绝经前后诸证，卵巢储备功能不足，卵巢早衰，心肺阴虚型更年期有内热、百脉失和、虚热加重者。此类疾病多以心肺阴虚内热、百脉失和为基本病机，临床多以失眠、口渴口苦、心烦易怒等情绪症状为主症，舌红，少苔，脉微数。

黄柏、醋龟甲

此对药参考《丹溪心法》补阴丸。黄柏味苦、寒，功能清热燥湿，泻火解毒，清退虚火，善泻相火。《兰室秘藏》云："泻冲脉之邪。治夏月气上冲咽不得息而喘息有音不得卧。"《本草备要》云："泻相火，补肾水。"醋龟甲味咸、甘，微寒，滋阴潜阳，益肾强骨，养血补心，固精止崩，走任脉养阴。《本草便读》云："补肾水。退骨蒸。咸寒之力。通任脉。潜虚阳。"《本草通玄》云："龟甲咸平，肾经药也。大有补水制火之功。"

大凡真阴不足则相火偏旺，虚火内炽则愈灼真阴，故必须滋阴与降火并用，才可两全。醋龟甲与黄柏相伍，为清补合用之法。醋龟甲味厚浊，为纯阴之品，入肝、肾二经，能益肾水而滋任阴，滋阴潜阳以制虚火。黄柏味苦，为至阴之味，性寒润降，可降冲脉之火而救肾水。醋龟甲与黄柏合用，滋阴降火，同趋一辙，一补一清，正本清源，两全其用，使养阴不敛邪，清利不伤阴，滋中有降，清中有补，诚有妙意。

先天不足，或后天失于调护，以致真阴亏损，火热煎熬，或阴虚火旺，肝不生血，或堕胎及产多而亡血，终成任脉阴虚燥热之证，宜以滋阴养血清火药治之。我们常用此药对治疗各种真阴亏损、虚火燔灼之卵巢早衰、卵巢储备功能不足、多囊卵巢综合征等多种疾病，临床表现为月经后期，量少，甚至经闭不行而难以受孕，多伴有头晕目眩、口干、手足心发热等症状。用此调理患者体质、调经、助孕，每获奇效。

生地黄、熟地黄

此对药参《景岳全书》中二黄散。生地黄味甘、苦，性寒，有清热凉血、滋阴退阳、生津止渴之功。《本草分经》谓生地黄："苦甘寒，沉阴下降，入心肾肝心包小肠，养阴退阳，凉血生血，治血虚内热，能交心肾而益肝胆。"熟地黄即是生地黄经蒸晒炮制而得，味甘，微温，具补血滋阴、生精补髓之效，为补益肝肾之上品。

生地黄性凉而不寒，善于滋阴凉血，养阴生津；熟地黄补血生津，滋肾养肝。生地黄长于清，熟地黄专于补，二药相合，清补兼顾，既能滋阴补肾，益精填髓，又可补血生血，养阴凉血，而收养阴补血之双功。盖生地黄、熟地黄为对，善补真水，治虚火上炎之证。《得配本草》云："若肾中真水不足，水中真火虚浮于上，宜用二地以滋之，水足火自归脏也。"

我们在临床上多用于肝肾阴虚的患者，配伍菟丝子、续断等补肾药物以补肾益精、养血滋阴，维护胞宫"脏"之属性，治疗精血不足所致之不孕症、月经不调（或多，或少，或经期延长，或经间期出血等），伴见腰酸腿软、头昏眩晕、心悸失眠等症状。若配伍地骨皮、青蒿等清虚热药物可治疗经行发热，热性病之阴伤证，如妇人产后津伤血亏及老年体弱患者之习惯性便秘，以及产后发热证属肝肾不足、精亏血少、阴虚火旺等。

泽兰、泽泻

泽兰苦、辛，微温，辛散温通，味苦降泄，善于活血化瘀，行水消肿，行而不峻。其苦甘辛香，微温而性和缓，入肝脾血分而行血，独入血海，攻击稽留，通经破瘀，散郁舒脾。《医林纂要》云："补肝泻脾，和气血，利筋脉。主治妇人血分，调经去瘀。"泽泻味甘、寒，善于利水渗湿，泄热，化浊降脂。《医学启源》云："入肾经，去旧水，养新水，利小便，消肿胀，渗泄止渴。"

泽兰辛散温通，味苦降泄，行而不峻，专入血分，活血祛瘀，消散瘀滞，并能消肿利水，配合泽泻之专入气分，渗湿行水而泄热，二者一气一血，气血同治，寒温互用，相辅相成，共奏化瘀行水之功，通调冲任，使气血阴液得以和畅。

《金匮要略》云："血不利则为水。"血水互相牵动，二者皆可阻滞气机，相因为病，湿瘀互结，阻滞冲任、胞宫、胞脉。施治时应立足津血关系进行选方论药，即多用此药对以血水同调，标本兼治，使得血行、水调、冲任通畅。我们临床上多用其治疗痰湿瘀滞型多囊卵巢综合征、卵巢子宫内膜异位囊肿、慢性盆腔炎等疾病，伴见形体肥胖、口腻多痰、舌质暗有瘀斑等。临证配伍多加用桃仁、车前草、赤芍等以调血利水，化瘀除滞，使邪有出路，推陈致新；病去大半时则加用补肾养血之品，助水行舟，以复冲任气血通畅。

临证篇

调经门

概论

月经病是中医妇科常见病、多发病，被列为妇科病之首，主要指月经周期、经期、经量的异常，或伴随其发生的明显不适的疾病之统称，如月经过多、月经过少、经期延长、经间期出血、崩漏等。

古人取类比象，认为女子每月月经来潮，犹如月之盈亏、潮汐涨退，具有周期性、规律性，这是对月经来潮生理现象的形象描述。我们认为，月经是女性独有的生理现象，更是其具备生殖功能的外在标志。月经周期性的本质乃是女性肾气旺盛，生理状态处于"天癸"时态时，冲脉气血在肾主封藏和吸纳的作用下，运行于胞宫内，实现其生殖功能；胞宫"脏"与"腑"功能的有序转化、定期藏泻，呈现出"一月一行"的外在表象。同时维持月经的周期性——实现月经生理的关键在于维持胞宫"脏"功能属性，维持胞宫"脏"的属性依赖"肾气盛"，即肾气之封藏与吸纳功能。

【病因病机】

月经病的发生多是由于外感邪气、内伤七情或饮食失节、房劳多产、劳倦过度等导致脏腑功能失调，气血不和，直接或间接损伤冲任督脉。

《素问·上古天真论》曰："女子七岁，肾气盛……二七而天癸至，任脉通，太冲脉盛，月事以时下……七七任脉虚，太冲脉衰少，天癸竭，地道不通，故形坏而无子也。"太冲脉即指肾气与冲脉。冲脉气血灌注胞宫受肾气调控，其流向具有方向性，即生理性流向是冲脉所司气血向胞宫灌注；其动力来源于肾的吸纳力，故"肾为冲之根"，月经生理来源于肾气，肾气的"盛衰"决定着月经的"潮涸"，对女子月经具有决定性作用。因此月经病辨证时辨清脏腑及冲任损伤，辨明"脏"或"腑"病尤为重要。如肾气虚衰，影响"脏"的封藏，易致经期提前、月经过多、月经先后不定期、经期延长；阳盛实热、湿热则破坏"脏"的属性，导致月经量多、月经先期、崩漏；血虚、冲脉气血灌注不足，则出现月经后期、月经量少、闭经；有形之邪（痰、湿、瘀）阻滞冲脉，溢泻胞宫，则月经过少、月经后期、闭经等。同时月经仍受其一般运行规律所制约，如脾之统血失常多见月经量多、崩漏等，肝之疏泄失常多见小腹胀痛、月经量少或经期延长等。

【临证论治】

月经病临床辨证时应当根据月经的周期、经量、经血颜色及质地、是否有异常气味，以及伴随症状、全身证候等，结合舌脉综合分析，在治本以调经的同时，分清标本缓急，急则治其标，缓则治其本。如痛经剧烈者当先止痛，经血暴下者当先止血，审求因而治其本。

"经水出诸肾"，故调经之本在肾。肾气充足，血海满盈，冲脉盈泻有时，月经定期而至。因此临床治疗女性病变，大多从肾入手，采用补肾填精之品，顾护肾中精气、精血，此乃调补肾气之基础，同时兼顾扶脾调肝。《妇人大全良方》中说："妇人病有三十六种，皆由冲任劳损所致。"冲脉之顺畅在调经中尤为重要，一是顾护冲脉气血充盈，若冲脉气血亏虚，则易导致月经量少、闭经，影响受孕；二是注意冲脉气血运行的顺畅性，当有致病因素时易致"冲脉之气逆乱"，此时常用"安冲"之法。任脉乃"阴脉之海"，若肾虚或其他致病因素影响全身之阴液汇聚至胞宫，影响其生殖功能，此时调治又当审因论治，同时充分运用阴液"互生互化""阳中求阴"等理论以更好地顾护阴液。

案一 月经过多

曾某，女，40岁，已婚，职员。2019年10月23日初诊。

主诉：月经量多1年余。

患者平素月经规律，14岁初潮，6～7天/25～28天，量中等，色红，无血块，无痛经史，经期伴腰酸。平素觉气短乏力，脘腹胀满，口淡乏味。近1年患者工作繁忙，长期加班，自觉乏力感愈发明显，经量较前明显增多，第2～5天尤甚，每日能用满6～8片卫生巾，经行7天干净，色淡红，夹血块，伴头晕、腰酸。曾间断用药（具体用药不详），未见效果。末次月经（LMP）：2019年10月1日，6天净，经量多，色淡红，夹血块，腰酸明显。今为求系统治疗，前来就诊。

婚育史：适龄婚育。孕（G）2产（P）2流（A）0，子女体健。

刻下：患者神疲体倦，气短乏力，头晕，面色萎黄少华，时感腰酸耳鸣，胃纳欠佳，脘腹胀满，寐一般，小便频，夜尿1～2次，大便平。舌质淡暗，苔薄白，脉缓细弱。

辅助检查：阴式B超示子宫双附件未见明显异常，内膜厚约8mm。血常规示血红蛋白105g/L。性激素六项未见明显异常。

西医诊断：异常子宫出血；轻度贫血。

中医诊断：月经过多。

辨证：脾肾两虚，冲脉瘀滞。

治法：健脾固肾，化瘀调冲。

处方：党参10g，白术10g，菟丝子15g，续断10g，当归10g，川芎6g，醋龟甲15g（先煎），阿胶3g（烊化），熟地黄10g，巴戟天10g，紫石英15g（先煎），檀香6g，陈皮6g，砂仁6g。共7剂，每日1剂，水煎2次，400mL，早晚2次温服。

二诊：2019年10月31日。10月29日月经来潮，量较前稍有减少，约每3小时满1张卫生巾，色暗红，夹血块。气短乏力，腰酸明显，稍觉小腹疼痛，纳欠佳，食后胃胀不适，寐一般，小便频，夜尿 1 次，大便溏。舌暗红，苔薄，脉滑。

处方：当归 8g，川芎 6g，生地黄 10g，枳壳 6g，桃仁 6g，地榆炭 10g，藕节炭 10g，茜草 10g，三七 3g（研末冲服），益母草 12g，五灵脂 10g，甘草 6g。共 5 剂，煎服法同前。

三诊：2019 年 11 月 6 日。服上方 5 剂，诉月经第 5 天经量明显减少，7 天干净。稍感腰酸。食后腹胀、腰酸仍在，偶有耳鸣，余症状稍改善，寐欠安，多梦，夜尿 3 次，大便平。舌质淡，苔薄，脉缓弱。

处方：守一诊方。共 7 剂，煎服法同前。

四诊：2019 年 11 月 14 日。服上方后患者胃胀不适、气短乏力较前明显缓解，仍感腰酸，寐可，夜尿 1 次，大便平。舌质淡红，苔薄，脉缓弱。前述症状明显改善，说明辨证得当，方证相应。

处方：守一诊方。共 14 剂，煎服法同前。

五诊：2019 年 11 月 26 日。现月经第 2 天，色红，经量多，但较前明显减少，夹少许血块，稍感腰酸。舌淡红，苔薄白，脉滑。

处方：守二诊方。共 5 剂，煎服法同前。

六诊：2019 年 12 月 1 日。11 月 25 日月经来潮，患者诉此次经量较前减少，6 天干净。刻下无明显不适，纳可，寐可，二便平。舌淡红，苔薄白，脉细。患者气血渐充，去温燥之药，以防过用伤及阴血。

处方：首方去白术、檀香、陈皮、砂仁。共 21 剂，煎服法同前。

七诊：2019 年 12 月 23 日。现月经第 2 天，经色红，经量正常，夹少许血块，无明显腰酸，纳寐可，二便平。舌淡红，苔薄白，脉滑。恰处经期，以化瘀止血之法，因势利导，推动气血运行。

处方：当归 8g，川芎 6g，三七 3g（研末冲服），益母草 12g，甘草 6g。共 5 剂，煎服法同前。

八诊：2019 年 12 月 29 日。患者月经 12 月 22 日来潮，色红，量中，6 天干净，经期无明显不适。患者面色红润，纳可，寐可，二便平。舌淡红，苔薄白，脉细。

处方：守 12 月 1 日方。共 21 剂，煎服法同前。

于调理第 3 个月经周期时月经量已基本恢复正常，气短乏力、腰酸耳鸣、夜尿等症状基本消失。此后继以补肾健脾调冲为法，随症状变化加减用药，继续调理 1 个月余巩固治疗，随访患者月经过多之疾告愈。

按语：月经量较正常明显增多，或每次经行总量超过 80mL，而周期、经期基本正常，称为"月经过多"。中医将月经过多的证型分为气虚、血瘀、血热等，各家各说，各有侧重。我们将本病的发病机制归为胞宫"脏""腑"之藏泻功能失职，或"脾失统血"，不能制约经血。临证须依据经血的色、质、气、味特点，辨虚实寒热论治。

本案患者素体虚弱，后因长时间加班，劳倦过度而进一步损伤脾肾。脾主统血，肾主封藏，脾虚血失统摄，加之肾气亏虚，封藏失职，胞宫"脏"之属性受损而不能制约经血故经行量多，色淡红；脾虚失健即出现面色萎黄、神疲气短、乏力、纳差等；肾气亏损故出现夜尿多，腰酸耳鸣。舌质淡暗，脉缓细弱，均为脾肾亏虚之证。肾为冲脉之根，肾虚不能潜藏于下而冲脉气血上逆，血不归经，离经之血成瘀，瘀血阻滞冲任，血不归经，加重出血。辨其证为脾肾两虚，冲脉瘀滞。

治疗时非经期"缓则治其本"，以健脾固肾为治，辅以理血调冲，脾气盛则气血充足，固摄有力，则血自止，且后天养先天，则肾气充足，经水自调；经期以化瘀止血为法，因势利导，推动气血运行，防止瘀滞进一步加重，治以化瘀生新，引血归经。后继以补肾气健脾胃以复胞宫"脏"之属性。患者脾气亏虚，中州失于健运，胃纳欠佳，首诊方中党参、白术健脾益气培中，使脾气健运，统血有权，冲任调畅，经血有度；佐入檀香、砂仁、陈皮理气调中，补而不滞；菟丝子、续断补肾固冲，醋龟甲、熟地黄填精养血，血盛则气旺；稍佐当归补血活血，川芎行气活血，行一身之气，两者合用使补血不留瘀、活血不动血。

二诊时恰处经期，此时经血应顺畅自下，然因瘀血阻滞冲任，且瘀血不去则新血不得归经，故出现色暗夹血块，即以当归、川芎、桃仁、益母草等化瘀调冲，攻旧血，生新血；藕节炭、三七、五灵脂、地榆炭、茜草以期止血活血而不动血，力求瘀去血安"腑"畅。

三诊后分期治疗，肾脾二脏共治，先后天之本同调，进行善后调理以复旧，守方加减用药几个月经周期而获良效。

脾气充，肾气盛，冲脉气血运行顺畅，胞宫按时满盈，"脏""腑"属性有序转化，月事以时下，经水潮止有时，至而有节，故能愈。

案二　月经过少

付某，女，31 岁，已婚。2019 年 5 月 15 日初诊。

主诉：月经量少 1 年余。

患者既往月经周期规律，14 岁初潮，4 ~ 5 天 /28 ~ 30 天，量少，色暗红，夹少许血块，经行第 1 天稍感小腹坠胀不适。1 年前无明显诱因出现月经量逐渐减少，现已较前减少 1/2，月经第 2 天需要用 2 片卫生巾，其余每日用护垫即可。LMP：2019 年 5 月 10 日。经行小腹疼痛，得温痛减，伴明显腰酸、腰凉。曾于其他医院就诊并行宫腔镜检查，结果未见明显异常，遵医嘱服药（具体药物不详），后未见明显改善，现为求系统治疗前来寻求诊治。

婚育史：G8P3A5，顺产 3 孩，2 次不良妊娠史，3 次人工流产处置术史。

刻下：精神一般，易感疲乏，夜间口干，纳可，寐尚可，二便平。舌质暗，舌苔薄白，脉细涩。

辅助检查：2019 年 5 月 12 日性激素（月经期月经第 3 天）检查提示卵泡刺激素（FSH）5.23IU/L，黄体生成素（LH）3.37IU/L，雌二醇（E_2）45.45pmol/L，孕酮（P）1.38nmol/L，血清催乳素（PRL）12.44mIU/L；抗苗勒氏管激素（AMH）5.36ng/mL。

西医诊断：继发性月经稀少。

中医诊断：月经过少。

辨证：阴血不足，冲脉瘀滞。

治法：补肾养血，化瘀调冲。

处方：熟地黄 10g，生地黄 10g，枸杞子 10g，山茱萸 10g，醋龟甲 15g（先煎），阿胶 3g（烊化），菟丝子 15g，巴戟天 10g，当归 10g，川芎 6g，桃仁 6g，泽兰 10g，怀牛膝 10g，甘草 6g。共 14 剂，每日 1 剂，水煎 2 次，共取汁 400mL，分早晚 2 次服用。

二诊：2019 年 6 月 2 日。刻下疲劳感有所缓解，夜间仍感口干，纳可，寐尚可，二便平。舌质淡暗，舌苔薄白，脉细涩。

处方：原方加醋鳖甲 10g（先煎）。共 14 剂，煎服法同前。

三诊：2019 年 6 月 20 日。患者诉 6 月 13 日月经来潮，4 天干净，经量较前增多，但较正常仍偏少，色暗淡，夹有少量血块，经期稍感腰酸、腰凉，伴小腹疼痛。刻下精神较好，无明显疲劳感，夜间口干，纳寐可，二便平。舌质淡暗，舌苔薄白，脉涩缓。

处方：守上方。共 14 剂，煎服法同前。

四诊：2019 年 7 月 18 日。患者诉近半个月工作压力较大，心情烦躁，经前期乳房胀感，现正值月经第 2 天，量仍偏少，色暗红，痛经。夜间稍有口干，寐欠佳，入睡困难，纳可，大小便正常。舌质淡暗，舌苔薄白，脉弦滑。

处方：前方去怀牛膝加柴胡 6g，郁金 10g，百合 20g。共 14 剂，煎服法同前。

五诊：2019 年 8 月 2 日。患者服药后心情平和，睡眠改善，口干较前明显改善，纳可，二便平。舌质淡，舌苔薄白，脉细滑。

处方：守方去柴胡、郁金、百合。共 14 剂，煎服法同前。

六诊：2019 年 8 月 18 日。现处月经第 3 天，患者诉此次月经量明显增加，量中，色鲜红，稍有腰酸，小腹无明显疼痛。疲劳感改善，无口干，纳可，寐可，二便平。舌质淡，舌苔薄白，脉细滑。

处方：首诊方去泽兰。共 14 剂，煎服法同前。

患者经之前诊治已无明显不适，继以补肾益阴、化瘀调冲为治，如此继续巩固治疗月余，患者月经量恢复正常，色红，无血块，经期无明显不适，精神可，纳寐可，患者甚慰。

按语：月经过少是指月经周期正常，经量明显少于平时正常经量的 1/2，或少于 20mL，或行经时间不足 2 天，甚或点滴即净。妇人之生，经、带、胎、产，数伤于血。月经过少的发病机制有虚、实两端，主要责之肾气亏虚，吸纳乏力，或精血不充，冲任虚损，血海干涸，或复因寒凝、痰湿或湿热等有形之邪瘀阻冲任，血行不畅，以致经行量少。

《景岳全书·杂证谟》曰："凡人之气血犹源泉也，盛则流畅，少则壅滞，故气血不虚不滞，虚则无有不滞者。"本案患者因产多乳众、多次堕胎，损伤肾精、气血，冲任亏虚；肾气虚弱则冲任气血及阴液灌注胞宫乏力，诸此种种影响胞宫正常的封藏，而致经水不下；同时"因虚致瘀"，结合舌质暗，脉细涩，辨证为阴血不足，冲脉瘀滞。治疗上遵"若欲通之，必先充之"的法则，同时辨致瘀之因，在活血化瘀的基础上配合补肾精化肾气以助血行。后瘀血症状明显减轻，渐减活血之药，以益肾养血之药为主，祛其邪扶其正，顾护本源，经量自常。

《本经逢原》云："龟禀北方之气而生，乃阴中至阴之物，专行任脉，上通心气，下通肾经，故能补阴治血治劳。"首诊方中醋龟甲大补肝肾，加用熟地黄、山茱萸、枸杞子补血滋阴，益精填髓。《本草新编》云："熟地得山茱萸，则功始大；山茱萸得熟地，则其益始弘。"两药相伍使得补肝肾之力更大，益精血之功更弘。肾精充盛，血海充盈，则血海满溢，经量如常。而如《景岳全书·新方八阵》所云："善补阳者，必于阴中求阳，则阳得阴助而生化无穷；善补阴者，必于阳中求阴，则阴得阳升而泉源不竭。"予巴戟天助肾阳，《本草纲目》提出其能"补血海"，菟丝子补肾气，一方面阳中求阴，助滋补肾阴药，另一方面，精血互化，助滋补阴血。当归、川芎、生地黄、阿胶取四物汤之意养血脉以荣冲任。如此肾气将复，肾吸纳冲脉气血、灌注胞宫之力渐足，并佐入桃仁、泽兰活血化瘀调经，除旧布新，怀牛膝强腰膝，活血通经，引血下行，助气血有序灌注胞宫。上药合用，瘀血得行，虚损得养，精血旺，冲任调，气血畅，血海满溢而月经自通。

二诊时余症皆缓，口干仍显，如《傅青主女科·带下篇》云："任脉直上，走于唇齿。"是以任脉不通、阴液内亏，故加醋鳖甲与醋龟甲配，走任脉，益冲任。

后依初诊方随证加减，继服中药月余调理，助任通冲盛，进一步巩固疗效。

案三　经期延长

李某，女，31 岁，已婚。2019 年 6 月 4 日初诊。

主诉：经期延长 5 年余，伴头晕乏力 1 个月。

患者既往月经规律，自诉近 5 年出现经期延长，28 ～ 33 天一行，10 ～ 15 天月经方净，量偏多，色深红，夹较多血块，伴经期头晕乏力，当时未予重视。近 1 个月开始频繁出现头晕心悸，伴身重乏力，时常心中不快，忧思难平，LMP：2019 年 5 月 26 日，今月经第 10 天仍未干净，量中，色深红，夹血块，质稠，身热不扬，感腰酸，头晕心悸，遂前来就诊。

婚育史：适龄婚育。G1P1A0，顺产 1 子。否认其他病史。

刻下：形体瘦削，面色暗淡无华，发质油腻，常觉咽干口燥，偶感手足心发热，纳差，食欲不振，寐一般，舌紫暗，舌边红，苔厚腻，脉滑细数。

辅助检查：2019 年 5 月 28 日性激素（月经期第 3 天）检查提示 FSH 7.49mIU/mL，LH 6.24mIU/mL，E_2 53.19pg/mL，P 0.59ng/mL，睾酮 (T) 34.15ng/mL，PRL 14.32ng/mL；AMH 4.40ng/mL；阴式 B 超示子宫前位，大小约 42mm×40mm×38mm，肌层回声均匀，内膜厚约

10mm，欠均匀，左卵巢 28mm×17mm，较大卵泡 8mm×8mm，单切面卵泡数约 7 个，右卵巢 28mm×16mm，较大卵泡 8mm×9mm，单切面卵泡数约 8 个，其余未见明显异常。2019 年 6 月 4 日血常规示血红蛋白（Hb）94g/L。

西医诊断：异常子宫出血；轻度贫血。

中医诊断：经期延长；月经量多。

辨证：阴血不足，湿热瘀滞。

治法：化瘀调经，收敛止血。

处方：当归 10g，川芎 6g，生地黄 10g，益母草 15g，泽兰 10g，桃仁 6g，地榆炭 10g，藕节炭 10g，茜草 15g，三七 6g（研末冲服），甘草 6g。共 3 剂，每日 1 剂，水煎 2 次，共取汁 400mL，分早晚 2 次服用。

二诊：2019 年 6 月 7 日。患者诉服上方 3 天后月经干净，精神较前好转，食欲有所增强，但仍时觉乏力，伴头晕、腰酸，寐欠佳。舌淡暗，舌边红，苔厚腻，脉细数。为肾虚湿热征象，治以养阴清热，利湿化瘀。

处方：生地黄 10g，熟地黄 10g，玄参 10g，麦冬 10g，白芍 10g，瞿麦 10g，车前草 12g，五灵脂 10g，生蒲黄 6g（布包），甘草 6g，黄芩 3g，黄柏 6g，酸枣仁 15g。共 14 剂，煎服法同前。

三诊：2019 年 6 月 22 日。患者诉服药后乏力、头晕症状有所缓解，睡眠有所改善，近几日有拉丝状白带，自觉月经将至时身热明显，动则汗出，仍感乏力，纳寐一般，二便平。舌红，苔薄黄，脉细数。气虚症状明显，增实卫固表之力。

处方：前方加黄芪 10g，白术 10g。共 14 剂，煎服法同前。

四诊：2019 年 7 月 11 日。6 月 30 日月经来潮，量较前稍有减少，但仍偏多，色暗，夹血块，9 天干净。患者精神可，面色有光泽，无明显身热不扬，余症明显减轻，纳寐可，二便平，舌淡红，苔薄黄，脉平和有力。湿热症状渐除，故改以补肾健脾、滋阴养血为治疗大法。复查血常规示 Hb 102g/L。

处方：菟丝子 15g，续断 10g，桑寄生 10g，党参 20g，黄芪 15g，茯苓 10g，当归 10g，川芎 6g，熟地黄 10g，杜仲 10g，巴戟天 10g，阿胶 3g（烊化），知母 10g，麦冬 10g，百合 20g，甘草 6g。共 21 剂，煎服法同前。

随证加减调理 2 个月经周期后，患者诉月经经期恢复至 5～7 天，量中，偶有血块，无腰酸。诸症皆消，面色红润，无咽干口燥，头发荣华，纳寐可，二便平，舌淡红，苔薄白，脉平和有力。2019 年 9 月 10 日复查血常规示 Hb 118g/L。

按语：经期延长是妇科常见病、多发病之一。临床上，黄体萎缩不全、子宫切口憩室、子宫内膜息肉、宫颈病变等引起异常子宫出血均属于中医学经期延长范畴。《诸病源候论·妇人杂病诸候》中论述："妇人月水不断者，由损伤经血，冲脉任脉虚损故也。"我们认为肾气虚衰，"脏"的封藏失职乃经期延长之本，瘀热互结影响"腑"之顺畅为其标，相互作用，互为因果。本例患者病程日久，阴血暗耗，脾肾两虚，阴虚内热，扰动胞宫，影响其"脏""腑"属性有序交替，出现经期延长；脾虚湿阻，日久复生湿热，见发质油腻，舌苔厚腻；又湿热蕴结冲任，迫血妄行，且出血日久，离经之血成瘀，经期延长之症加重。舌紫暗，舌边红，苔厚腻，脉滑细数为阴血不足、湿热瘀滞之象。

患者因阴道出血 10 日未净就诊，急则治标，止血为第一要务，治以祛瘀止血，以期止血不留瘀；经净后实邪仍滞，以养阴清热、利湿化瘀为主线，扶正与祛邪并举，本固标去，邪去新生；诸邪除后，"调养元气而病邪自愈"，转重补肾健脾，益气养血而复经源。

瘀血不去，新血难安，出血期以活血调经之当归、川芎为君药，益母草、泽兰活血行水，血水同治，因势利导；《玉楸药解》曰三七："和营止血，通脉行瘀，行瘀血而敛新血。"佐以三七、藕节炭、茜草等化瘀止血，止血而不留瘀。全方共奏化瘀调经、收敛止血之效，以通为法，秉承胞宫藏泻之性。

二诊时月经方净，补肾养阴兼以清利湿热，标本兼治，方中生地黄、熟地黄补肾养阴，白芍敛阴养血，麦冬滋肺金以生肾水；玄参清热凉血，养阴生津，《本草备要》言其："能壮水以制火，散无根浮游之火。"黄芩、黄柏清湿热，瞿麦、车前草引湿热从小便去；五灵脂、蒲黄攻瘀畅流；酸枣仁养血安神。纵观全方，补泻结合，补虚不留瘀，清热不伤正。

四诊时，患者湿热之邪将去，然阴血仍未盈满，予菟丝子、续断、桑寄生等充盈肾气，肾气充足，血行畅通，如此冲脉气血才能有序灌注胞宫，"脏""腑"功能正常转化，胞宫藏泻如常，血海按期满溢；党参、黄芪补气固冲任，健脾以资化源，共助君药益肾填精，开化气血；再佐以麦冬、百合等之品以养阴滋液，凉血清热，阴血互生并助肾阴化生，终使肾充脾健，血海满盈，月经调和。

嘱继续服药 2 个月以达巩固之效，据月经周期调整处方，后经期、经量、色、质、性状基本恢复如常。分期而治，效果显著。

案四　经间期出血

陈某，女，36 岁，已婚。2021 年 4 月 2 日初诊。

主诉：反复经间期出血 1 年余。

患者平素月经尚规则，13 岁初潮，5 天 /26 ～ 28 天，量中，色暗红，质稠，偶夹少许血块，经期偶有小腹胀痛、乳房胀痛，经前腰酸明显。患者诉 1 年前无明显诱因经净 1 周后出现阴道少量出血 4 ～ 6 天，外院诊断为"经间期出血"，因反复不规则出血感情绪低落，善太息，予以中药（具体用药不详）调理，未见明显效果。LMP：2021 年 3 月 19 日，量、色、质同前。带下色黄，量少，无异味。诉 3 月 28 日前后出现阴道不规则出血，量少，色暗，或为透明白带中夹杂少许血丝，30 日开始出现少量鲜红色血，至今未净。

婚育史：配偶身体健康，G1P1A0，育有 1 子，性生活正常。

专科检查：阴道畅软，宫颈光滑，常大，宫颈黏液透明，呈拉丝状，夹有血丝。

刻下：患者神清，感疲倦、苦恼，腰酸明显，偶有耳鸣，午后潮热感明显，口干欲饮，白带量少，纳可，眠欠安，入睡困难，小便黄，大便干燥，2～3日一解。舌质红，苔少，脉弦细数。

辅助检查：2021年3月22日阴式B超（月经期月经第4天）提示子宫后位，大小约41mm×32mm×40mm，肌层回声均匀，子宫内膜厚约6.8mm，其内回声均匀，未见明显异常血流信号。子宫直肠窝未探及无回声区。双侧附件区未见明显异常回声；未见明显异常血流信号。

西医诊断：排卵期出血。

中医诊断：经间期出血。

辨证：阴虚血热，冲脉瘀滞。

治法：养阴清热，化瘀调冲。

处方：知母10g，山茱萸10g，玄参10g，生地黄10g，墨旱莲15g，女贞子10g，醋龟甲15g（先煎），当归尾6g，桃仁6g，牡丹皮6g，枳壳6g，甘草6g。共7剂，每日1剂，水煎2次，共取汁400mL，分早晚2次服用。

二诊：2021年4月10日。患者服上药后阴道出血量减少，多为透明白带中夹有血丝，仍有腰酸，无耳鸣，午后潮热较前稍有好转，口干同前，睡眠有所改善。舌质红，苔少，脉弦细数。

处方：上方加醋鳖甲10g（先煎）。共14剂，煎服法同前。

三诊：2021年4月26日。2021年4月18日月经来潮，现月经第9天，量中，色暗。患者自昨日起又见阴道褐色分泌物，量少，近两日明显感腰酸，偶有耳鸣，乳房胀痛，胸闷不舒，稍感口干，饮食胃口欠佳，睡眠尚可，大便2日未解。舌红苔少，脉弦细。

处方：前方加白术10g，杜仲10g，加强补肾健脾之功。共14剂，煎服法同前。

四诊：2021年5月12日。此次月经经间期出血3天净，多为褐色分泌物，量较前减少；患者腰酸、午后潮热感较前缓解，无耳鸣，纳寐可，二便平。舌淡红，苔薄，脉弦细。

处方：守三诊方。共 14 剂，煎服法同前。

五诊：2021 年 5 月 30 日。2021 年 5 月 20 日月经来潮，患者自诉本月未出现阴道不规则出血，情绪较前明显舒畅，偶有耳鸣、午后潮热，稍感口干，白带量少，纳可，眠一般，小便调，大便稍干。舌淡红，苔薄，脉细。前述症状明显改善，效不更方。

处方：守三诊方。共 7 剂，煎服法同前。

随访患者连续 3 个月经周期经血正常干净，无阴道不规则出血，潮热口干等症状明显改善，患者倍感身心愉悦。

按语：凡 2 次月经中间，即氤氲之时，有周期性的少量阴道流血，称为"经间期出血"。临床上要与器质性病变如子宫内膜息肉、子宫腺肌病、子宫颈病变等疾病引起的出血进行鉴别。本案患者系中青年女性，因病情反复，情绪低落，肝气郁滞，日久化火耗伤肾阴，上不滋而疲倦、耳鸣，下不濡而腰酸、带下量少；阴虚复生内热出现口干欲饮、午后潮热、大便干燥；虚火炼灼阴血，月经色暗、质稠；热损络脉，血溢脉外，离经逆乱之血成瘀阻滞冲脉，扰动胞宫，胞宫"脏"之封藏失职，月事非时自下。综合舌脉辨其证为阴虚血热，冲脉瘀滞。临证中不可见血止血，应当细辨主次，须在滋肾养阴，维护胞宫"脏"之属性的基础之上，根据兼杂证型的特点，佐以清热、化瘀之法治疗，使"的候"期阴阳平和，冲任气血调顺，封藏得复故血止。

方中知母、山茱萸、玄参、生地黄养阴清热，益其水之不足，以杀其火之有余，阴复则血可自止；《本草经疏》载："女贞子，气味俱阴，正入肾除热补精之要品，肾得补，则五脏自安，精神自足，百病去而身肥健矣。"《本草正义》言鳢肠（墨旱莲）："入肾补阴而生长毛发，又能入血，为凉血止血之品，又消热病痈肿。"女贞子、墨旱莲二者合用为二至丸，为"清上补下之第一方"，善补肝肾之阴，兼以泄热，与龟甲伍使阴血得养，如久旱之地逢甘露降临，冲任得养；当归尾、牡丹皮活血化瘀，活血之桃仁伍行气之枳壳，气行瘀化，离经之血方能归于常道。

二诊时出血量减少，口干仍在，阴虚症状明显，加用醋鳖甲滋肾阴，退虚热，通任脉之阴。

三、四、五诊基于首诊方药微调治疗后仍有少量褐色分泌物，系残瘀阻滞，新血不生，病情反复，阴虚未复，后继续守方加减治疗 3 个月培其本损，以期未病先防，肾气旺则肾之封藏得固，肾阴充则虚火清，瘀血去而气血调，血循经行，经血非时而下自调。

案五　崩漏

张某，女，41 岁，已婚。2021 年 10 月 9 日初诊。

主诉：月经紊乱半年余。

患者既往月经规律，13 岁初潮，6 天 /30 ～ 32 天，量中，色鲜红，夹少许血块，经前无明显不适，无痛经。自诉半年前无明显诱因出现不规则阴道出血，量时多时少，淋沥不尽，曾服中药（具体用药不详）治疗，疗效欠佳。患者于 2021 年 10 月 1 日至当地医院就诊，查妇科 B 超示内膜 16mm，于该院行诊断性刮宫手术（诊刮术）进行治疗，2021 年 10 月 3 日病理报告示：伴分泌反应崩解破碎出血性子宫内膜。LMP：2021 年 9 月 3 日，至今未净，量少，色暗。

刻下：诊刮术后第 8 天，阴道仍有少量出血，夹少许血块，色暗，感疲乏无力，四肢麻木，烦热口渴，纳少，寐一般，小便黄，大便或干结，舌淡红，苔黄，脉滑数。

辅助检查：2021 年 10 月 3 日血常规示 Hb 102g/L。

西医诊断：异常子宫出血；轻度贫血。

中医诊断：崩漏。

辨证：热扰胞宫，气虚失固。

治法：养阴清热，凉血止血，补气调冲。

处方：生地黄 12g，熟地黄 10g，黄芩 8g，黄柏 6g，白芍 6g，山药 10g，党参 10g，黄芪 12g，白术 10g，地榆炭 10g，藕节炭 10g，茜草 12g。共 7 剂，每日 1 剂，水煎 2 次，共取汁 400mL，早晚分 2 次温服。

夹瘀块时加在原方基础上加用活血化瘀之药：炒蒲黄 6g（布包），五灵脂 10g，三七 3g（研末冲服）。

二诊：2021 年 10 月 16 日。阴道少量褐色分泌物，偶感头晕，口渴欲饮，纳一般，小便色较前清，大便尚可，夜寐安，舌淡红，苔黄，脉细数。诸症均减，治拟滋肾健脾。

处方：生地黄 12g，熟地黄 10g，山茱萸 10g，山药 10g，黄芪 10g，牡丹皮 10g，五味子 10g，麦冬 10g，白术 10g，白芍 10g，阿胶 3g（烊化），玄参 10g，石斛 10g，甘草 6g。共 14 剂，煎服法同前。

三诊：2021 年 11 月 5 日。2021 年 11 月 3 日月经来潮，今月经第 3 日，量多，色暗，有血块，小腹疼痛，腰酸痛，心情烦躁，纳眠可，小便可，舌质淡，苔白，脉细滑。

处方：一诊方加炒蒲黄 6g（布包），五灵脂 10g，三七 3g（研末冲服）。共 7 剂，煎服法同前。

四诊：2021 年 11 月 13 日。患者诉此次月经 10 天净，症状进一步减轻，无明显不适，疲劳感好转，饮食增加，面色红润。

处方：二诊方去黄芪、五味子、玄参。共 14 剂，煎服法同前。

四诊后依据症状变化加减用药继服 5 个月余，诸症渐安。月经规律，7～8 天 /30～32 天，经期未见明显不适。

按语：经血非时而下，或量多如注，或量少淋沥不尽。前者谓之崩中，后者谓之漏下。病程中二者相互转化，故并称崩漏，本病反复难愈，是临床常见疾病，也是疑难急危重症。本病本质为胞宫"脏""腑"属性失序，藏泻功能失调，一般"脏"之属性失常多责之肾虚、邪热，"腑"之属性失常多责之瘀、脾气虚，出现出血淋沥不尽或崩中不止或交替进行的病理表现。

本例中患者烦热口渴，纳少，寐一般，小便黄，大便或干结等一派热象，且久漏多瘀，血瘀之处必有伏阳，积热在内，迫血妄行，血失统摄，故经血非时而下，时而量多如崩，时而淋沥不断；热盛血凝而瘀则经色暗，夹血块；长期失血，头脑眼窍失于濡养而四肢麻木，疲乏无力。出血之症明显，按照"急则治其标"的原则，治疗时应首重血热这一主要矛盾，先以凉血化瘀止血为主，澄源以塞流；然出血之病，止血之品亦应中病即止，不易过用，血量减少时虽病势向愈，但血去而正虚，仍属营血不足之躯，即予健脾补肾、调气养血之药治本以复旧。

方中生地黄、熟地黄、白芍益阴养血以填补已失之精气，恢复肾主封藏之功，使冲任通盛，胞宫"脏""腑"有序而发挥止血之效；黄芩、黄柏清热坚阴，使"子宫清凉而血海自固"；山药、党参、黄芪、白术补气摄血固冲，气旺而能摄血，且健运中州助阴血化生；地榆炭、藕节炭、茜草凉血化瘀止血，血止不留瘀。全方塞流、澄源并用，既防补摄留瘀为患，又防化瘀失血而伤正。《备急千金要方》谓："瘀结占据血室，而致血不归经。"久崩多虚，久漏多瘀，瘀块多时用失笑散加三七以增活血化瘀、理冲止血之功，如此旧血得去，新血得安，胞宫藏泻有度，气顺血和，自无经血泛滥之虞。

二诊诸症皆缓，方中生地黄、熟地黄、石斛、麦冬等益阴养血；山药、白术、黄芪益气健脾固摄以生血行血；伍敛阴固涩之白芍、五味子，《本草发挥》云"芍药之酸，收阴气而泄邪气"，五味子收降浮火，补养肾阴，引水火下行，安于肾宫；牡丹皮清凉血散瘀，防血热妄动诱发崩漏痼疾。

四诊时血已止，邪热清而瘀无所成，后继以补脾肾、调冲任以固经漏之源。后随症加减，继服以善后固本，疾病方可言愈。

助孕门

概论

不孕症是由多种原因导致的生育障碍状态。性生活正常，同一性伴侣生殖功能正常，未避孕超过 12 个月未孕者，诊断为不孕症。我国不孕症发生率为 5% ~ 15%，随着三孩政策的出台，如何有效提高女性生育能力，显得尤为重要。

【病因病机】

古人对不孕的病因病机认识各有不同，主要责之为肾气不足，冲脉气血失调，常见病因病机为肾虚、肝郁、痰湿内阻、瘀滞胞宫、督脉失煦等。

我们认为，肾气的充盛是受孕的关键，一则关系天癸的泌至，二则关系"月经生理"的正常——胞宫"脏"的属性维持，藏而不泻。肾气的充盈又以其所藏肾精为基础，只有肾气盛，天癸至，胞宫属于"脏"属性时，生殖系统各要素方能有机整合，构成有利于受孕的胞宫内环境：即任脉通则为胎元生成提供充足阴液，冲脉气血充盈则下注妊养胎元，督脉之阳气（内含命门之火）温煦则温养胞宫。冲脉所司之气血与任脉所司之阴液在肾气的吸纳下汇聚于胞宫，并在督脉温煦的作用下，使阴血、阴液得以蒸腾充养胞宫，方能实现其"妊子"的功能。由此可见，肾气在维持胞宫"脏"属性及其生殖功能方面发挥着主导作用。

【临证论治】

在治疗过程中，当首重肾气之盛衰，调补肾气之法又当辨其所藏肾精之盈亏，并灵活运用"阴阳互生互化"，使得阴阳平和，气机调畅，冲任通盛，指导女性于"氤氲"期受孕。同时注意结合患者平素月经、带下、全身症状及舌脉进行分析，辨病与辨证相结合。如高催乳素血症不孕患者，属冲脉气血上逆者，当注重平冲降逆之法，以使冲脉气血有序灌注胞宫而达助孕的目的。

总之，在治疗女性不孕症时，需要全面分析患者的病因病机，辨证论治，因人而异。通过补肾益精、调理冲任、温通督脉等多种方法，使患者"肾气盛，天癸泌至""任脉通，太冲脉盛"等，最终达到治疗不孕症的目的。

案一　小卵泡排卵不孕症

淦某，女，30 岁，已婚。2020 年 5 月 24 日初诊。

主诉：未避孕 2 年未孕，伴月经量少 1 年余。

患者平素月经规律，14 岁初潮，6 ～ 7 天 /30 ～ 32 天，量中，色红，无痛经，腰酸明显。患者近 2 年来性生活正常却多次试孕无果，2018 年自然周期于外院连续监测 B 超排卵发现卵泡未发育成熟（卵泡平均直径 <18mm）即排出，遂采用枸橼酸氯米芬、来曲唑、促性腺激素等药物促排，然一直未见明显效果。1 年前无明显诱因出现月经量较前减少一半，且患者时感神疲乏力，腰膝酸软，耳鸣，加上多年未孕，甚为苦恼，故前来门诊就诊。LMP：2020 年 5 月 15 日，6 天净，月经量少，色暗红，质稀，有血块，经行时腰酸。

刻下：精神一般，头晕乏力，面色少华，腰酸，纳寐欠佳，夜尿 3 ～ 4 次。舌淡，苔薄白，脉沉细。

辅助检查：2020 年 5 月 18 日 AMH 2.11ng/mL；内分泌未见明显

异常。输卵管造影示双侧输卵管通而不畅。2020 年 4 月 28 日（月经周期第 13 天）行卵泡监测示尿 LH（+），阴式 B 超示子宫内膜厚 8mm，呈典型的三线征；右卵巢优势卵泡 16mm×15mm。2020 年 4 月 29 日（月经周期第 14 天）检查提示 P 13ng/mL，阴式 B 超示子宫内膜厚 9mm，右卵泡 11mm×10mm，张力差。

西医诊断：小卵泡排卵不孕症。

中医诊断：不孕症；月经过少。

辨证：肾气不足，阴血失充。

治法：补肾滋阴，养血调冲。

处方：菟丝子 15g，熟地黄 10g，枸杞子 10g，黄精 10g，醋龟甲 15g（先煎），阿胶 3g（烊化），当归 6g，川芎 6g，巴戟天 10g，茺蔚子 10g，甘草 6g。共 7 剂，每日 1 剂，水煎 2 次，共取汁 400mL，分早晚 2 次温服。

二诊：2020 年 6 月 2 日。患者面色较前有泽，头晕乏力较前稍有减轻，仍感腰膝酸软，伴耳鸣，带下量少，纳寐一般，夜尿 2～3 次。舌淡，苔薄白，脉沉细。

处方：首方加杜仲 10g，以强腰膝。共 14 剂，每日 1 剂，水煎 2 次，共取汁 400mL，分早晚 2 次温服。

三诊：2020 年 6 月 16 日。患者今日月经来潮，色暗，质稀，夹少许血块，腰酸改善。舌淡，苔薄白，脉细滑。

处方：守前方继服。共 7 剂，每日 1 剂，水煎 2 次，共取汁 400mL，分早晚 2 次温服。

四诊：2020 年 6 月 23 日。6 月 16 日月经来潮，5 天净，此次月经量较前稍增多，夹少许血块，腰酸缓解。刻下见面色稍红润，头晕乏力较前明显改善，稍感腰酸，偶有耳鸣。寐安，夜尿 2 次／晚。舌淡，苔薄白，脉沉。治疗上着力于补肾填精以调经。

处方：菟丝子 15g，熟地黄 10g，枸杞子 10g，黄精 10g，醋龟甲 15g

（先煎），阿胶 3g（烊化），当归 6g，川芎 6g，巴戟天 10g，茺蔚子 10g，杜仲 10g，甘草 6g。共 10 剂，每日 1 剂，水煎 2 次，共取汁 400mL，分早晚 2 次温服。

五诊：2020 年 7 月 4 日。患者面色红润，有光泽，自诉 4 天前阴道出现稀薄拉丝状白带，量较前增多，腰酸明显好转，未见其他明显不适。纳可，寐安，夜尿 1～2 次／晚。舌淡红，苔薄白，脉细。月经第 19 天血检示 P 12ng/mL，提示本次月经周期有排卵。

处方：守上方加党参 10g，白术 10g，以资后天之本。共 10 剂，每日 1 剂，水煎 2 次，共取汁 400mL，分早晚 2 次温服。

依据以上诊疗用药原则再调理 3 个月经周期，同时监测排卵。2020 年 11 月 30 日复诊：阴式 B 超（月经第 13 天）示内膜厚 10mm，右卵巢见一优势卵泡，大小约 21mm×19mm。指导其同房。2020 年 12 月 29 日患者来院自诉已停经 42 天，神疲乏力，恶心呕吐，纳差，嗜睡。舌淡红，苔薄白，脉滑数。血人绒毛膜促性腺激素（HCG）8735.8mIU/mL，阴式 B 超提示宫内早孕，遂告知孕期注意事项。定期监测血 HCG 及妇科彩超，结合中药保胎至孕 12 周。随访该患者于 2021 年 8 月顺娩一男婴。

按语：小卵泡排卵（SFO）国内外尚无统一标准，目前认为尿 LH 测定，加上卵泡监测（即超声检测）时最大优势卵泡平均径线 < 18mm 便发生排卵是其主要的诊断方法。本病易致患者受孕率降低，或受孕后自然流产率增加。《血证论》曰："故行经也，必天癸之水至胞中，而后冲任之血应之，亦至胞中，于是月事乃下。"肾气充足则天癸盛，太冲脉盛，"天癸者，阴精也"，我们认为小卵泡排卵的病机根本在于肾气虚，肾气受损，精血不充而无以灌注冲脉，冲脉不充，即所谓"冲脉无所继、无所溢"，则无法达到"任冲通盛"的孕子氤氲态。

本例中患者面色少华，常觉神疲乏力，腰膝酸软，耳鸣，均为肾虚、精血亏虚之象；加之求子心切，致情志抑郁，气血阻滞，阴血更虚，《景岳全书·妇人规》云："产育由于血气，血气由于情怀，情怀不畅则冲任不充，冲任不充则胎孕不受。"辨为肾气不足、阴血失充证，当补肾滋阴，养血调冲。首方中菟丝子、熟地黄为君药，补益肾中精气以固女子之根本；以醋龟甲、枸杞子、黄精益肾阴，填肾精，阴精长则天癸盛，为成孕养胎提供物质基础，并配伍巴戟天温补肾阳，于诸静药中伍以动药而增灵动之性，此四者共为臣药；再佐阿胶、当归、川芎养血兼行血，补而不滞。另外，本方巧用茺蔚子养血调冲，现代药理学研究表明此药具有促进卵泡发育的作用，我国中医药著作《本草经疏》也曾记载："茺蔚子，为妇人胎产调经之要药。此药补而能行，辛散而兼润者也。"甘草调和诸药，二者为使。

一到三诊处方以补肾滋阴、养血调冲为主，四诊患者诸症皆有好转，月经来潮，色暗质稀，腰酸改善，说明肾气渐复，故效不更方。五诊时加白术、党参以助脾胃运化之力，后天水谷之精得以充养，化生气血精等营养物质以培先天，达到孕前调理、预培其损之效。

随证调理 3 个月后，患者 B 超终见成熟卵泡，后顺利受孕产子。

案二　未破裂卵泡黄素化综合征性不孕

张某，女，28 岁，已婚。2019 年 9 月 2 日初诊。

主诉：未避孕未孕 3 年余。

患者平素月经尚规则，12 岁初潮，6～8 天/28 天，量偏少，色暗红，夹有血块，经前情绪易波动，伴乳房胀痛，经期小腹胀痛不适。自述婚后 3 年有正常性生活，未避孕而不孕，配偶体健。曾于外院就诊，诊断为"未破裂卵泡黄素化性不孕"。LMP：2019 年 8 月 13 日。

刻下：患者现月经第 21 天，头晕耳鸣，情绪易波动，乳房胀痛不适，伴腰膝酸软，阴道分泌物多，呈透明拉丝状，无异常气味，纳可，寐尚可，二便平。舌淡暗，苔薄白，脉弦涩。

辅助检查：2019 年 8 月 26 日（月经第 14 天）阴式 B 超示内膜厚约 9mm，左侧较大卵泡 18mm×19mm。2019 年 8 月 29 日（月经第 17 天）

P 6ng/mL；阴式 B 超示内膜厚约 10mm，左侧较大卵泡 19mm×21mm。

西医诊断：未破裂卵泡黄素化性不孕。

中医诊断：不孕症。

辨证：肾虚肝郁，冲任瘀滞。

治法：补肾疏肝，化瘀调冲。

处方：菟丝子 15g，续断 10g，杜仲 10g，熟地黄 10g，醋龟甲 15g（先煎），当归 10g，川芎 6g，茺蔚子 10g，桂枝 3g，枸杞子 10g，黄精 10g，香附 6g，甘草 6g。共 7 剂，每日 1 剂，水煎 2 次，共取汁 400mL，分早晚 2 次温服。

二诊：2019 年 9 月 9 日。患者服药后头晕耳鸣、腰膝酸软稍有改善，纳可，寐一般，二便平。舌淡暗，苔薄白，脉弦细。病情较前好转，守方继进。

处方：守一诊方。共 14 剂，煎服法同前。

三诊：2019 年 9 月 22 日。9 月 12 日月经来潮，6 天净，量中，色暗红，夹有血块，乳房仍感胀痛，经期小腹胀痛有所缓解。刻下症见稍感头晕耳鸣，腰酸，纳可，夜寐欠佳，入睡困难，二便平。舌淡暗，苔薄白，脉弦细。

处方：守一诊方去茺蔚子、桂枝，加柴胡 6g，郁金 10g，百合 20g。共 7 剂，每日 1 剂，煎服法同前。

四诊：2019 年 9 月 27 日。患者自 5 天前白带量明显增多，测量基础体温（BBT）呈高温相，乳房胀痛，胸胁不舒，情绪烦躁易怒，腰酸。纳可，寐安，二便平。舌淡暗，苔薄白，脉弦细。

处方：守上方去百合。共 7 剂，煎服法同前。

五诊：2019 年 10 月 2 日。患者仍感腰酸，乳房胀痛、胸胁不舒感较前明显好转，无烦躁易怒，无头晕头痛，纳可，寐安，二便平。舌暗红，苔薄白，脉弦细。

处方：守一诊方去桂枝。共 14 剂，煎服法同前。

六诊：2019 年 10 月 16 日。10 月 10 日月经来潮，此次经期无小腹胀痛，稍感腰酸，患者现情绪平和，纳可，寐安，二便平。舌淡红，苔薄白，脉细。

处方：上方去茺蔚子、香附。共 7 剂，煎服法同前。

七诊：2019 年 10 月 23 日。患者现月经第 14 天，白带量明显增多，可见蛋清拉丝状白带，10 月 23 日阴式 B 超示内膜厚约 9mm，左侧较大卵泡 22mm×19mm。

处方：守一诊方。共 7 剂，煎服法同前。嘱患者 3 天后查 B 超监测子宫内膜及卵泡大小情况。

八诊：2019 年 10 月 30 日。10 月 26 日阴式 B 超示内膜厚约 10mm，左侧较大卵泡 6mm×7mm。患者无明显不适，心情愉悦，全身症状明显改善，去辛散耗气伤血之品。

处方：守一诊方去茺蔚子、桂枝、香附，加巴戟天 10g。共 14 剂，煎服法同前。

患者经中药调理共 6 个月后，诸症消，已无明显不适。2020 年 3 月 10 日测血 HCG 阳性。嘱患者定期复查血 HCG 及妇科彩超以了解胚胎发育情况。

按语：未破裂卵泡黄素化综合征（LUFS）是指卵泡成熟但不破裂，卵细胞未排出而出现黄素化，形成类似排卵周期的变化，导致无效排卵，可致排卵障碍性不孕。本病多责之于肾、肝以及冲任二脉。肾之精充气足，肝气疏泄有度，冲任通盛，则卵泡应时而破，故有子。

本案患者多年未孕，月经量少，因其先天不足，肾气亏虚，天癸乏源，精不荣腰府、髓海，故见腰酸、头晕、耳鸣。不孕日久，求子心切，肝气郁滞则见情绪易波动，且乳房为肝经循行之处，经前气血变化急骤，肝经愈发不畅，故经前乳房胀痛明显。肾气虚则冲任之气血、阴液难以充盈胞宫；肝气郁运血不畅，故血行瘀滞而经期腹痛，经色暗而有块，脉涩。肾虚血瘀，冲任精血不足，胞脉阻滞不畅，故难以受孕。证属肾虚肝郁，冲任瘀滞。诊治时从肾虚肝郁入手，以补肾为本，兼以疏肝，肾中气盛、精充则胞宫藏泻相合，肝气调达则任通冲盛，调理冲任则血海按时满溢，从而滋养胞宫，易于受孕。

方中重用菟丝子、续断、杜仲、醋龟甲、熟地黄、黄精、枸杞子以补肾填精养血，配伍香附调畅气血，滋补不腻滞，理气不伤阴；《本草纲目》载茺蔚子："治风解热，顺气活血，养肝益心，安魂定魄，调女人经脉，崩中带下，产后胎前诸病。久服令人有子。"即佐以茺蔚子、当归、川芎活血化瘀调经；桂枝色赤而味辛温，入肝而通络达郁，温通经脉而行瘀滞，助当归、白芍疏通瘀血。全方共奏补肾疏肝、化瘀调冲之功。后继续守证守方，随证加减，肝调肾充，气机通畅，精气充盈，氤氲有时。

八诊时复查 B 超示卵泡能正常排出，此时加巴戟天补肾阳以促生血，精充血足阳旺，触发氤氲乐育之气，为受孕做准备。

调理半年后，肾精充，肾气盛，天癸至，任通冲盛，气血调达，阴液、阳气充盈，氤氲之状萌发，"的候"到来，而能受孕。

案三　子宫内膜损伤继发不孕

肖某，女，29 岁，已婚。2020 年 4 月 2 日初诊。

主诉：未避孕未孕 2 年，伴月经量少 1 年。

患者平素月经不规律，14 岁初潮，5 ～ 7 天 /40 ～ 60 天，量一般，色暗红，夹血块，经期腰酸，稍感痛经，血块排出后小腹胀痛感减轻；白带无明显异常。患者诉近 1 年月经量较前减少 1/2。LMP：2020 年 2 月 24 日。

既往史：多次行人工流产术后月经迟迟未潮，诊断为宫腔粘连。2017 年 10 月于当地医院行宫腹腔镜联合下宫腔粘连电切术＋输卵管通液术，术中见双侧输卵管均通畅。

婚育史：适龄结婚。G3P0A3，2012 年、2014 年、2017 年因个人原因先后行 3 次无痛人工流产术。

刻下：患者精神尚可，头发枯槁，纳可，寐安，二便调。舌淡暗，有瘀点，苔薄白，脉沉涩。

辅助检查：2020 年 2 月 26 日 AMH 0.95ng/mL；性激素（月经第 3 天）示 FSH 7.34IU/L，LH 3.26IU/L，E_2 30pg/L，PRL 13.36ng/mL，T 0.24ng/mL；阴式 B 超（月经第 14 天）示子宫内膜厚 5mm，左侧卵巢约 31mm×22mm，较大卵泡约 5×4mm，单切面卵泡数约 3 个；右侧卵巢约 33×20mm，较大卵泡约 7×5mm，单切面卵泡数约 4 个。

西医诊断：继发性不孕；子宫内膜损伤。

中医诊断：不孕症；月经后期；月经过少。

辨证：肾虚血瘀，冲任阻滞。

治法：补肾养血，化瘀调冲。

处方：菟丝子 12g，续断 10g，熟地黄 10g，当归 10g，川芎 6g，桂枝 10g，白芍 8g，五灵脂 10g，蒲黄 6g（包煎），桃仁 6g，泽兰 10g，甘草 6g。共 14 剂，每日 1 剂，水煎 2 次，400mL，早晚 2 次温服。

二诊：2020 年 4 月 17 日。月经未来潮，患者诉服药后前症稍有改善，近日因生活压力睡眠较差，入睡困难。

处方：守方加百合 20g。共 14 剂，煎服法同前。

三诊：2020 年 5 月 10 日。LMP 2020 年 4 月 20 日，月经量增多，夹有少量血块，稍感腰酸，无明显痛经。现症见患者精神较好，头发较前润泽，因压力出现情绪急躁、易叹息，纳可，睡眠无明显改善，二便调。

处方：守方加柴胡 10g，郁金 10g。共 14 剂，煎服法同前。

四诊：2020 年 5 月 30 日。患者诉精神佳，情绪稳定，纳可，寐安，二便平，舌淡，苔薄白，脉细。现患者瘀象明显改善，须继续补益肾精，养血助孕。

处方：菟丝子 12g，续断 10g，生地黄 10g，熟地黄 10g，当归 10g，川芎 6g，桂枝 10g，白芍 8g，枸杞子 10g，黄精 10g，巴戟天 10g，山茱萸 10g，甘草 6g。共 14 剂，煎服法同前。

五诊：2020 年 6 月 26 日。6 月 12 日月经来潮，经量可，无血块，腰酸明显改善，无痛经，头发润泽，纳可，寐安，二便平，舌淡，苔薄白，脉细。

处方：守方。共 14 剂，煎服法同前。

继而守五诊方随证加减调理 2 个月，于 2020 年 9 月血检发现怀孕，予以保胎中药治疗，随访于 2021 年 5 月顺产 1 子。

按语：子宫内膜损伤往往导致月经失调，甚至闭经，最终引起不孕。《医宗金鉴》云："女子不孕之故，由伤其任、冲也。"本案患者多次行人工流产术，平素易腰酸，头发枯槁，肾精不足，肾气亏虚，肾气的吸纳封藏功能受损，冲脉气血难以灌注胞宫，月经不能按时来潮，经不调而难有子，故见患者月经后期，亦难以受孕。又多次人工流产术，经脉为金刃器械所伤，气血运行不畅，瘀血内生，阻滞冲任，更碍气血灌注胞宫，结合舌脉，辨其证属肾虚血瘀，冲任阻滞，治疗应补肾化瘀并行，攻补兼施，亏损之肾须缓补，阻滞之瘀可急化，故调治过程中若见患者瘀象明显改善，须更方以补肾养血为主，而减少化瘀药。

本案治疗时，我们选用菟丝子、续断为君药以补肾，菟丝子与其他滋阴诸药之偏于腻滞者绝异，又可补益肝肾精血不足，《神农本草经贯通》言："菟丝子，乃补血之要品。精血相生，菟丝子填精益髓，故能生血。"化瘀选用桃仁、泽兰，其中泽兰独入血海，攻击稽留，通经破瘀，散郁舒脾，与桃仁伍活血调经。本例患者肾虚为本，肾虚而不能吸纳冲脉气血灌注胞宫，补肾不忘安冲，故同时予桂枝、白芍安冲缓急。

以此随证加减，经过一、二、三诊治疗后，见患者月经量增多，血块明显减少，舌淡，苔薄白，脉细，瘀血改善，气血调畅，故四诊更方以补肾养血为主要治法，肾精足则能精化气，肾阴肾阳须互根互用，故要阴阳气血双补以充实肾精。方中菟丝子、续断补益肾气，枸杞子、黄精补益肾精，熟地黄、当归、川芎养血活血，生地黄、山茱萸益肾阴，巴戟天温补肾阳，全方补阴不忘阳，使阴得阳生而泉源不绝，阳得阴助而生化无穷，肾阴阳相互维系，则肾的功能正常。

继续调理 2 个月后，患者症状明显改善，肾精充沛，肾气充足，冲任血海满溢，气血调顺，濡养胞宫，月事应时应量而下，继而能有子。

案四　高催乳素血症性不孕

黄某，女，28 岁，已婚。2019 年 12 月 9 日初诊。

主诉：未避孕未孕 1 年，月经推迟伴异常泌乳半年。

患者平素月经尚规则，13 岁初潮，7 天 /37 ～ 42 天，月经量少，色暗红，少量血块，经前乳房胀痛，经期第 1 ～ 2 天稍感小腹胀痛，腰酸明显。近半年乳头出现乳白色分泌物，未予重视，未曾用药治疗。婚后规律性生活，未避孕未孕。LMP：2019 年 11 月 27 日。

婚育史：配偶体健，G0P0。

刻下：乳头有乳白色分泌物，腰酸，烦躁易怒，纳可，寐安，二便调。舌淡，苔薄白，脉弦细。

辅助检查：2019 年 11 月 28 日（月经第 2 天）检查示 AMH 4.73ng/mL；性激素示 FSH 5.72IU/L，LH 4.19IU/L，E_2 97.42pg/mL，PRL 32.25ng/mL；内分泌未见明异常；头颅 CT 未见明显异常；尿 HCG 阴性。

西医诊断：原发性不孕；高催乳素血症。

中医诊断：不孕症；月经后期。

辨证：肾虚肝郁，冲气逆乱。

治法：补肾疏肝，安冲调经。

处方：菟丝子 15g，续断 10g，熟地黄 10g，白芍 20g，麦芽 50g，巴戟天 10g，鹿角霜 10g，枸杞子 10g，山茱萸 10g，紫石英 15g（先煎），柴胡 6g，甘草 6g。共 7 剂，每日 1 剂，水煎 2 次，共取汁 400mL，分早晚 2 次服用。嘱勿食生冷，注意保暖和休息。

二诊：2019 年 12 月 17 日。患者症状稍改善，乳房胀痛，纳可，寐安，二便平，舌淡，苔薄白，脉弦细。

处方：守上方。共 14 剂，煎服法同前。

三诊：2019 年 12 月 30 日。患者昨日月经来潮，经量可，色暗红，无血块，稍感腰酸，乳头无异常分泌物，余无明显不适，纳可，寐安，二便平。舌淡，苔薄白，脉弦细。诸症明显好转，治疗同前。

处方：守一诊方。共 14 剂，煎服法同前。

四诊：2020 年 1 月 14 日。患者稍感腰酸，乳头少许白色分泌物，无烦躁易怒，纳可，入睡困难，二便平。在原方基础上增养心安神之力。

处方：首诊方加百合 20g。共 14 剂，煎服法同前。

五诊：2020 年 1 月 28 日。患者无明显不适，乳头无白色分泌物，纳可，寐安，二便平。继予前方巩固治疗。

处方：守一诊方。共 14 剂。每日 1 剂，水煎 2 次，煎服法同前。

患者中药调理共 5 个月后，月经规律，经前无乳房胀痛，乳头无白色分泌物，余症皆有明显缓解。2020 年 5 月 11 日复查 PRL 21.50ng/mL；2020 年 6 月 1 日测血 HCG 阳性。

按语：高催乳素血症（HPRL）是指血液中催乳素基础浓度超过 25μg/L，临床上出现以月经稀少甚至闭经、不孕及伴有泌乳现象为特征。中医学未设专论，据临床表现属"乳泣""不孕""闭经"等范畴。《太平圣惠方·辨奇经八脉法》有言："冲者，通也，言此脉下至于足，上至于头，通受十二经之气血，故曰冲焉。""冲气"在本书中特指为冲脉之气，其与血共同运行于冲脉中行使相应功能。本案患者为肾虚无力敛冲，冲脉气血不能蓄积于胞宫，复因久婚不孕，心情抑郁，日久肝郁化火，火热炎上，冲气上逆更甚，血气逆乱，不循常道下注血海化为月水，反随冲气上逆成为非时之乳，故出现溢乳；气机不利，瘀血内生，出现月经色暗、夹血块；肾虚肝郁，影响冲脉气血蓄积胞宫，故致月经后期、量少、不孕。

《女科撮要》曰："夫经水者，阴血也，属冲任二脉所主，上为乳汁，下为血海，气血冲和，经乳则各行其道"，"经水出诸肾"。本病以肾虚为本，肾虚则不能闭藏以收摄冲气，冲气易于上干，肝郁为标，冲脉气血上逆是本病重要病机。方中菟丝子、续断补肾气，熟地黄、枸杞子、山茱萸补益精血，巴戟天、鹿角霜补肾阳，意在微微生长少火以生肾气，同时借其温升之性，以蒸精化气；《医学衷中参西录》指出："麦芽虽为脾胃之药，而实善疏肝气，夫肝主疏泄，为肾行气，为其力能舒肝，善助肝木疏泄以行肾气……至妇人乳汁为血所化，因其善于消化精微兼破血之性，故又善回乳。"炒麦芽回乳消胀、疏肝和胃，柴胡调达肝气，白芍养肝柔肝，相互配伍，顺其疏达之性，适其柔润之体。"紫石英味甘质重，益脾土而降逆气"，佐以紫石英镇降逆乱之冲。

如此以补肾疏肝、安冲降逆为主，守方加减，徐缓图之，肾气旺且肝气疏，逆乱之冲降而气血调顺，任通冲盛，经乳各行其道，胞宫盈泻有时而月信有期，经调成孕。

胎产门

概论

妊娠期间，发生与妊娠相关的疾病，称为妊娠病，又称"胎前病"。产妇在产褥期内发生与分娩或产褥有关的疾病，称为"产后病"。从胎盘娩出至产妇全身各器官（除乳腺外）恢复至孕前状态的一段时期，称为"产褥期"，一般需6～8周；产后7日内，称为"新产后"。本书将常见的妊娠及产后疾病如胎漏、胎动不安、妊娠恶阻、产后发热、产后恶露不绝等合为一章，旨在更有针对性地指导临床诊疗从怀孕至分娩结束后这一特定周期内的女性患者。

【病因病机】

妊娠病的发生主要责之于肾及冲任，常见的病因病机为肾脾虚弱、冲任二脉阴血亏虚或阴液不足、冲气上逆等。妊娠时胞宫仍属"脏"的属性，故肾气盛与不盛关系到肾主封藏正常与否及胎元牢固与否。若肾精不足，肾气虚而封藏失司，则胎失所系，可致胎漏、胎动不安、滑胎。冲任司全身之气血阴液，"任主胞胎"，冲任气血妊养胞胎，若全身气血阴液不足可致任冲不盛，或寒、热、湿、瘀等各病邪易致冲任不畅，则常常影响胎儿的生长发育。

【临证论治】

妊娠病的治疗当首重胎元是否正常，若胎儿正常，则治病与安胎并举；若胎元不正则当下胎益母。治疗过程中当以补肾健脾、调养冲任、调理气血为主，用药当掌握"衰其大半而止"的原则，避免伤胎、动胎。

妇人之病，莫重于产后。产后百节空虚且脉道多瘀，具有"多虚多瘀"的生理特点，病因病机也多与此相关。分娩时出血过多，气随血耗，亡血伤津易导致产后血晕、产后发热等；产后胞衣不下，元气大伤或情志愤懑，气机不畅，则瘀血内阻，而致产后恶露不绝、产后情志异常等。

产后病治疗的原则是"勿拘于产后，亦勿忘于产后"，重视产后的调护。我们认为产后病属"腑"病，治疗遵循"以通为用"的原则。同时，针对气血失调的病机，如脾不统血、寒气凝血、热邪迫血妄行等，以调和气血为要，做到补虚不留瘀、祛瘀不伤正。同时应考虑产妇产后气血骤然变化，情绪波动大，治疗时兼顾调畅气机，疏肝解郁。

案一 滑胎

何某，女，30 岁，已婚。2019 年 8 月 6 日初诊。

主诉：反复自然流产 3 次，孕前调理。

患者平素月经规律，13 岁初潮，6 ~ 7 天 /30 ~ 32 天，量中等，色鲜红，夹大量血块，经前乳房胀痛，经期腰酸，偶有痛经。平素易腰酸、耳鸣，情绪欠佳。曾多次至各地医院就诊，查各项免疫相关指标（抗心磷脂抗体、抗子宫内膜抗体等）、夫妻双方染色体及男方精液常规均无异常。LMP：2019 年 8 月 4 日，量、色、质同前。

婚育史：配偶体健。G3P0A3，既往 3 次不良孕史，2015 年孕 1 个月余胚胎停止发育（见胎芽胎心）行清宫术，2017 年 6 月孕 2 个月胚胎停育（见卵黄囊及胎芽，未见胎心）行清宫术，2018 年 9 月生化妊娠 1 次。

刻下：面色晦暗，精神一般，易疲倦，情绪波动大，易急躁，感腰酸、耳鸣，纳可，寐差，夜尿 2 ～ 3 次，大便可。舌质暗，有瘀点，苔薄白，脉沉涩。

辅助检查：2019 年 8 月 6 日 AMH 4.23ng/mL。性腺系列、阴式 B 超未见明显异常。

西医诊断：复发性流产。

中医诊断：滑胎。

辨证：肾虚不固，肝郁血瘀。

治法：补肾健脾，疏肝化瘀。

处方：菟丝子 15g，续断 10g，桑寄生 20g，熟地黄 10g，党参 10g，白术 10g，柴胡 6g，杜仲 10g，阿胶 3g（烊化），当归 10g，川芎 6g，甘草 6g。共 14 剂，每日 1 剂，水煎 2 次，共取汁 400mL，分早晚 2 次温服。嘱其避孕 3 个月，测基础体温。

二诊：2019 年 8 月 20 日。服药后患者心情舒畅，面色稍有光泽，耳鸣较前缓解，仍感腰酸，纳可，寐差，夜尿 2 次，大便调。舌质淡暗，有瘀点，苔薄白，脉沉涩。

处方：守上方。共 14 剂，每日 1 剂，水煎 2 次，共取汁 400mL，分早晚 2 次温服。

三诊：2019 年 9 月 4 日。今患者月经来潮，色暗，质稀，夹少许血块，无腹痛。舌质暗，有瘀点，苔薄白，脉沉滑。

处方：柴胡 6g，当归 10g，川芎 6g，丹参 10g，泽兰 10g，益母草 15g，甘草 6g。共 6 剂，每日 1 剂，水煎 2 次，共取汁 400mL，分早晚 2 次服用。

四诊：2019 年 9 月 11 日。患者诉 2019 年 9 月 4 日月经来潮，此次月经量可，血块较前减少，未见明显痛经。刻下患者为月经第 8 天，面色光泽，腰酸较前缓解，纳可，寐尚可，二便调。舌质淡红，苔薄白，脉沉。

处方：菟丝子 15g，续断 10g，桑寄生 20g，熟地黄 10g，党参 10g，白术 10g，柴胡 6g，杜仲 10g，阿胶 3g（烊化），当归 10g，川芎 6g，甘草 6g。共 7 剂，服法同前。

此后随证用药调理以补足肾气为妊娠做准备，共调理 3 个月后患者复诊，11 月 20 日（月经第 17 天）阴式 B 超示：内膜厚 10mm，右卵巢见一优势卵泡，大小约 21mm×19mm。指导其同房。

五诊：2019 年 12 月 6 日。LMP 2019 年 11 月 4 日，停经 32 天，自测尿 HCG 阳性，感腰酸，小腹隐痛，阴道少量出血，色暗，无恶心、呕吐，寐尚可，二便调。舌质暗，有瘀点，苔薄白，脉沉细。2019 年 12 月 6 日血检示 P 28.93ng/mL，E_2 265pg/mL，HCG 2021mIU/mL。患者早期妊娠，然肾虚冲任不固，胎失所系，胎动不安，须补肾健脾安胎。

处方：菟丝子 20g，续断 10g，桑寄生 20g，杜仲 10g，白术 10g，当归 5g，川芎 6g，阿胶 3g（烊化），甘草 6g。共 10 剂，每日 1 剂，水煎 2 次，共取汁 400mL，分早晚 2 次温服。嘱注意阴道出血情况。

六诊：2019 年 12 月 16 日。现孕 6 周，腰酸较前缓解，时有小腹隐痛，无阴道出血，纳眠可，二便调。舌质暗，苔薄白，脉沉滑。2019 年 12 月 16 日血检示 P 20.75ng/mL，E_2 414pg/mL，HCG 24735.8mIU/mL。阴式 B 超示宫腔内可见 19mm×17mm 孕囊，囊内见卵黄囊及少许胎芽，并见原始心管搏动。肾气渐足，脾土渐旺，守方继进。

处方：守上方。共 7 剂，每日 1 剂，水煎 2 次，共取汁 400mL，分早晚 2 次温服。

七诊：2019 年 12 月 24 日。患者孕 7W1D，诉偶有腰酸，恶心、呕吐频繁，4～5 次／日，食欲欠佳，眠尚可，二便调。今血检示 P 31.75ng/mL，E_2 504pg/mL，HCG 49765.6mIU/mL。血常规、电解质未见明显异常。

处方：六诊方加白芍 10g，陈皮 10g，砂仁 6g。共 7 剂，每日 1 剂，水煎 2 次，共取汁 400mL，分早晚 2 次温服。

八诊：2020 年 1 月 2 日。患者孕 8W3D，诉恶心、呕吐症状缓解，无明显腹痛，无阴道出血，寐差，二便调。今血检示 P 40.13ng/mL，E_2 864pg/mL，HCG 150371.0mIU/mL；阴式 B 超提示宫腔内可见 29mm×31mm 孕囊，囊内见卵黄囊 3mm，胎芽 18mm，并见原始心管搏动，提示宫内早孕。

处方：六诊方加百合 20g，酸枣仁 15g。共 8 剂，每日 1 剂，水煎 2 次，共取汁 400mL，分早晚 2 次温服。

九诊：2020 年 1 月 10 日。患者孕 9W4D，腰酸，余无明显不适症状，纳寐尚可，二便调。妇科彩超提示孕囊 51mm×42mm×31mm，胎儿头臀径 24mm，见胎心。

处方：菟丝子 20g，续断 10g，桑寄生 20g，杜仲 10g，白术 10g，当归 5g，川芎 6g，阿胶 3g（烊化），甘草 6g。共 14 剂，每日 1 剂，水煎 2 次，共取汁 400mL，分早晚 2 次温服。

患者服中药保胎至 12 周，胎儿发育正常，NT 正常，嘱患者定期产检，不适随诊。后于 39 周足月产 1 男婴，现体健。

按语：《医宗金鉴·妇科心法要诀》曰："数数堕胎，则谓之滑胎。"《傅青主女科·妊娠篇》云："夫胎之成，成于肾脏之精。"本案患者长年求子不得，屡孕屡堕，主要根结于胞宫"脏"之属性失常，肾虚为其核心原因，肾气之盛衰不仅关系到能否受孕，而且影响整个妊娠期的始终。肾主封藏，肾虚则胞宫"脏"之属性失衡、纳藏失职，胎元难以得到母体气血充养，胎失所系，则孕子无能。除此之外，本案患者屡次堕胎，同样根结于肾虚，同时忧思愤懑致肝郁气结，气血郁结成瘀，阻滞冲任，又经多次清宫手术，金刃直接损伤女子胞宫胞脉，离经之血瘀聚于胞宫胞脉，使血瘀之证更甚，故兼夹肝郁血瘀之证。

我们认为滑胎之病在孕前即应重视调治身体，培元固本，孕后积极安胎，如《景岳全书·妇人规》所言："凡治堕胎者，必当察此养胎之源，而预培其损，保胎之法无出于此，若待临期恐无及也。"故予补肾气为大法以预培其损，方能根基牢固，胚胎强健。

一至四诊未孕期，欲速则不达，先嘱患者避孕，以补益肾气为先。因肾气固摄、吸纳的功能是形成胞宫藏泻有度，动态平衡状态的关键，更是维持胞宫"脏"之属性的关键。在肾气达到充盛的前提下，固摄有权，冲任聚十二脏腑之精血于胞宫，使其保持"脏"之藏而不泻的属性，则无堕胎之虞。故首方中多用补肾之品，譬如菟丝子、续断、桑寄生、杜仲等，其中重用菟丝子为君。《医学衷中参西录》云："菟丝无根，蔓延草木之上，而草木为之不茂，其善吸他物之气化以自养可知。胎在母腹，若果善吸其母之气化，自无下坠之虞。且男女生育，皆赖肾脏作强。菟丝大能补肾，肾旺自能荫胎也。"《医学衷中参西录》云："续断主女子下血，安胎。因其节之断处，皆有筋骨相连，大有母胎连属维系之意。"《药性论》云："桑寄生，能令胎牢固，主怀妊漏血不止。"诸药合用，使得肾气充盛，胞有所系，预培其损而后种子无忧。另少佐疏肝解郁、活血化瘀之药则他症得解。

三诊时处经期，血室正开，当泻而不藏，选用当归、丹参、泽兰、益母草等祛瘀生新之药，排出经血瘀浊等陈旧物质。

孕前调理3个月后，肾气充足，精血足，胎源盛，两精相搏而受孕，故调整方药以安胎，使母体气血壮旺，母强方能荫子。《医学衷中参西录》曰："寿胎丸乃于最易流产者屡次用之皆效。"即予以寿胎丸为基础方，重在补益肾气，令胞有所系；当归、川芎、阿胶养血安胎；白术健脾安胎，以资化源，肾脾合治，先后天气血双补，系固胎元，预防流产。

孕中患者有孕吐反应，乃因女子怀孕，胞宫闭，冲脉血脉下行之路受阻，则上行挟肝气击于胃，及时加入陈皮、砂仁理气和胃止呕，白芍能敛肝、柔肝，合甘草为芍药甘草汤能酸甘化阴、调补中焦。

服药调理至12周以逾滑胎期限，此时胎元基本稳固，无殒堕之虞，故能顺娩。

案二　妊娠合并系统性红斑狼疮肾病

刘某，女，31 岁，已婚。2019 年 4 月 23 日初诊。

主诉：孕 7W6D，面部突现红斑 3 天。

患者 2004 年确诊系统性红斑狼疮，长期口服醋酸泼尼松 + 硫酸羟氯喹。2018 年初因病情控制尚可，停用激素及免疫抑制类药并准予备孕。LMP：2019 年 2 月 27 日。2019 年 3 月患者发现怀孕，停经 52 天时突现面部红斑及蛋白尿，至外院门诊就诊，诊断为妊娠合并系统性红斑狼疮肾病，结合病史及辅助检查医生建议患者终止妊娠，但患者本人妊娠意愿强烈，遂于我院就诊。

刻下：现孕 7W6D，神清，精神一般，面部散在红斑，呈丘疹样，色淡红，少量脱发，梳头时明显，孕后素有腰酸、乏力感，阴道少量出血，小腹偶感刺痛，时感口干，饮水可解，无发热及关节疼痛，纳寐可，小溲短赤，大便可。舌质红，苔薄黄，脉滑细数。

辅助检查：2019 年 3 月 29 日血检示 HCG > 10000mIU/mL，E_2 807.10pg/mL，P 37.93ng/mL；血常规示血小板计数为 89×10^9/L；肾功能提示肌酐 131μmol/L，尿素 10mmol/L；抗核抗体谱提示抗 ds-DNA 抗体阳性，抗 SSA 抗体阳性，抗 Ro-52 抗体阳性，抗心磷脂抗体阴性。

西医诊断：妊娠合并系统性红斑狼疮肾病；先兆流产。

中医诊断：红蝴蝶疮；胎动不安。

辨证：阴虚血热，肾气不足。

治法：滋阴清热，补肾益气。

处方：生地黄 10g，知母 10g，黄芩 10g，北沙参 10g，百合 20g，石斛 10g，菟丝子 20g，续断 10g，桑寄生 20g，甘草 6g。共 14 剂，每日 1 剂，水煎分服，早晚各 1 次口服。嘱患者谨遵医嘱服药，畅情志，忌寒凉。每 2 周复查一次 24 小时尿蛋白浓度和尿常规。

二诊：2019 年 5 月 7 日。患者现孕 9W6D，服上药 14 剂后，面部红斑渐消，腰酸较前略有好转，小腹刺痛感减轻，乏力感渐轻，脱发，纳一般，恶心欲呕，寐可，小便短赤，大便平。舌红苔黄，脉细滑。2019年4月25日血检示HCG 158140mIU/mL，E_2 867.70pg/mL，P 40.38ng/mL；24小时尿蛋白浓度示蛋白500mg/L，24小时尿总蛋白1.35g/24h；2019年5月6日阴式彩超示宫内早孕，孕约9W3D。

处方：首诊方去知母、黄芩，加车前草12g，小蓟10g，石韦10g，萆薢10g。共14剂，每日1剂，水煎分服，早晚各1次口服。

三诊：2019年5月23日。现患者孕12W1D，精神尚可，无乏力感，面部红斑大为减轻，腰酸减轻，脱发较前改善，纳可，感恶心，小便量增，大便平。舌质红，苔薄白，脉细滑。复查血检示HCG 123567mIU/mL，E_2 1258pg/mL，P 33.69ng/mL；24小时尿蛋白浓度357mg/L，24小时尿总蛋白0.93g/24h。

处方：守二诊方。共14剂，每日1剂，煎服法同前。

四诊：2019年6月5日。现患者孕14W，精神可，面部红斑基本消失，腰酸，纳寐可，小便利，大便可。舌淡红，苔薄白，脉细滑。2019年5月28日妇科彩超示宫内孕单活胎，孕13W6D，胎儿颈部透明带厚度（nuchal translucency，NT）值约0.16cm；2019年6月4日24小时尿蛋白浓度102mg/L，24小时尿总蛋白0.4g/24h。

处方：二诊方去车前草，加牡丹皮10g，醋龟甲10g（先煎）。共14剂，每日1剂，煎服法同前。

五诊：2019年6月19日。现患者孕16W，精神可，面部红斑尽消，患者甚慰，感激不尽，但仍感口干，腰部酸胀，脱发，纳寐可，小便平，二便可。舌质淡红，苔薄白，脉沉细滑。2019年6月18日24小时尿蛋白浓度为57mg/L，24小时尿总蛋白0.14g/24h。

处方：太子参30g，百合20g，北沙参10g，石斛10g，知母10g，菟丝子10g，续断10g，桑寄生10g，生地黄10g，黄芩10g，白术10g，甘草6g。共14剂，每日1剂，煎服法同前。

六诊至八诊时根据患者症状变化，在五诊方基础上进行加减，辨证调治 1 个月余。

九诊：2019 年 8 月 13 日。现患者孕 23W6D，精神可，诸症皆消，久站久立后感腰酸，纳寐可，二便平。舌质红，苔薄白，脉滑。2019 年 8 月 8 日 24 小时尿蛋白浓度 52mg/L，24 小时尿总蛋白 0.12g/24h。

处方：菟丝子 20g，续断 10g，桑寄生 20g，黄芪 12g，阿胶 3g（烊化），当归 10g，熟地黄 10g，山茱萸 10g，山药 10g，茯苓 10g，泽泻 10g，甘草 6g。共 14 剂，每日 1 剂，煎服法同前。

十诊：2019 年 8 月 28 日。现患者孕 26W，未诉特殊不适，守九诊方继服。

妊娠后期定期复查 24 小时尿蛋白浓度均保持在稳定水平，以补肾填精为法保胎至临产前。随访患者于 2019 年 11 月剖宫产一男婴，母子平安。

按语：《傅青主女科·小产篇》云："大凡妇人之怀妊也，赖肾水以荫胎，水源不足，则火易沸腾……水火两病，胎不能固而堕矣。"本案患者受系统性红斑狼疮（SLE）之累已数十余年，其肾本虚，加之长期口服激素及免疫抑制类药，药毒性热耗气伤阴，又因妊娠事件致母体免疫力下降，热毒乘虚而入，胞脉无所系，故触发痼疾。

在临证辨析时，审证求因，挖掘疾病本质，知患者以肾气虚为本，阴虚血热为标。《难经正义》述："肾在男子以藏精，女子以系胞。"治疗首当重肾气，肾气盛则胞宫"脏"之属性得以维护，方能固胎养胎；肾气盛则收敛固摄功能正常，蛋白尿得以控制。故本案治法将补肾益气贯穿始终，时刻重视固护肾中之气，再以清热凉血、滋补阴液治其标。

本案患者一至四诊时症状急性加重，进展为狼疮肾炎（LN），为疾病活动期，此时邪热袭扰胞宫"脏"之属性，煎耗胎元，"邪热不去正气难复，邪热不清胎气难安"，急则治其标，治在清热凉血以减轻急性症状，首方中生地黄、知母、北沙参、百合、石斛滋阴补肾以泻火，另加菟丝子、续断、桑寄生，寓寿胎丸加减，旨在补肾气以安胎元，再佐黄芩滋阴降火，甘草一味以和诸药。全方共奏滋阴清热、补肾益气之效。二诊时患者热象稍减，故去知母、黄芩，加车前草以通利小便，另佐石韦、小蓟清热止血且能缓解蛋白尿，现代研究表明，石韦可以起到利尿通淋、保护肾功能、治疗尿路感染等作用；而小蓟则被称为治疗热盛尿血要药。总览全方，治病与安胎并举。三诊患者诸症皆有好转，效而不更方。四诊时患者小便通畅，故去车前草，防其渗利，加醋龟甲补肾滋阴以充先天之精，另加牡丹皮，因《本草求真》言："丹皮能泻阴中之火，使火退而阴生。"

五至八诊症状趋缓，为疾病稳定期，此期患者血热已除，但阴液未复，去清热凉血药，诸药配伍重在益气养阴，固冲安胎。

九至十诊症状已消，重在固本清源，为疾病恢复期，基于精气互化理论，以填精固本为主，使肾气不竭，孕而能实。此期外症悉除，缓则治其本，以寿胎丸为基础方，方中以菟丝子为君，陈士铎在《本草新编》中曾言其："益气强阴，补髓添精，止腰膝疼痛，安心定魂"，与桑寄生、续断配伍共奏补肾养血、强胎气之效。诸药配伍填精补髓，益气补肾，肾气盛则肾主封藏之能健固，达到补肾以固胞宫、安胎元之效。分期论治，随证加减。

如此抓主症，顾兼症，谨守病机，针对疾病的不同阶段分段论治，患者得以最终产下一健康男婴。

案三　妊娠期肝内胆汁淤积症

李某，女，32 岁，已婚。2021 年 9 月 3 日初诊。

主诉：孕 25W4D，皮肤瘙痒 3 个月余。

患者现孕 25W4D，于 3 个月前无明显诱因出现皮肤瘙痒，以颈部及后背为主，夜间瘙痒较重，身目黄，查总胆汁酸（TBA）24.1 μmol/L，随后复查 TBA 22.7 μmol/L，甘胆酸（CG）12.0mg/L，予药物治疗（具体不详）后复查 TBA 下降至 15.66 μmol/L，之后定期复查 TBA 及

CG 逐渐升高，今日复查 CG 5.0mg/L，TBA 25.2μmol/L，遂求中医诊治。LMP：2021年3月9日。

婚育史：适龄结婚，配偶身体健康，性生活正常，G1P0。

刻下：孕25W4D，皮肤瘙痒，以颈部及后背为主，夜间瘙痒较重，身目黄，便秘，大便4～5天1次，便干，如羊屎状，小便偏黄，口苦，纳眠可。舌红，苔黄腻，脉弦滑数。

专科检查：宫高23cm，腹围88cm，胎心率135次／分。

辅助检查：肝功能示谷草转氨酶（AST）220U/L，谷丙转氨酶（ALT）245U/L，谷氨酰转肽酶（GGT）116U/L，CG 5.0mg/L，TBA 25.2μmol/L。肝炎系列、糖耐量试验均正常。腹部彩超示胆囊内稍强回声沉积（胆泥？）、胆囊肿大。

西医诊断：妊娠合并肝内胆汁淤积症。

中医诊断：妊娠黄疸。

辨证：肝经湿热，冲脉瘀滞。

治法：清肝利胆，化湿行瘀。

处方：柴胡6g，黄芩8g，茵陈8g，大黄5g，栀子5g，生地黄10g，白芍10g，玄参10g，茯苓8g，白术10g，车前草10g，丹参10g。共7剂，每日1剂，水煎2次，共取汁400mL，早晚分2次温服。

二诊：2021年9月9日。孕26W3D，皮肤瘙痒稍有改善，夜间瘙痒较重，身目黄，大便干结，2～3日一解，小便量增多，色偏黄，口苦，纳眠可。舌红，苔黄，脉弦滑数。肝功能提示 AST 93U/L，ALT 40U/L，CG 4.3mg/L，TBA 10.08μmol/L。

处方：首方加地肤子10g，女贞子10g，墨旱莲10g。共7剂，每日1剂，水煎2次，共取汁400mL，早晚分2次温服。

三诊：2021年9月17日。孕27W4D，皮肤瘙痒明显改善，身目黄减退，大便偏干，小便量增多，小便淡黄，口苦缓解，纳眠可，舌红，苔薄黄，脉弦滑数。肝功能提示 ALT 25U/L，AST 18U/L，TBA

6.5 µmol/L。

处方：守二诊方。共 7 剂，每日 1 剂，水煎 2 次，共取汁 400mL，早晚分 2 次温服。

四诊：2021 年 9 月 28 日。孕 29W1D，瘙痒明显减轻，便秘明显好转，小便正常，无口干口苦。CG 3.4mg/L，TBA 6.3 µmol/L。

处方：柴胡 6g，黄芩 8g，茵陈 5g，栀子 5g，白芍 10g，人参 10g，茯苓 8g，白术 10g，山药 10g，生姜 10g，大枣 10g，炙甘草 6g。共 14 剂，每日 1 剂，水煎 2 次，共取汁 400mL，早晚分 2 次温服。

后随访患者身目黄消失，无皮肤瘙痒，二便可。

按语：妊娠合并肝内胆汁淤积症，又称特发性妊娠期黄疸，容易加大胎儿宫内窘迫、早产、胎死宫内和母体产时、产后出血等风险。中医学将本病归于"黄疸""妊娠身痒"以及"胎前病"的范畴。我们认为妊娠期肝内胆汁淤积症的发生与肝脏和冲脉密切相关，肝藏血，主疏泄，为冲任之系。孕后冲任养胎，因孕重虚，冲为血海，任主胞胎，冲任不调，营卫不和，若为湿热之邪熏蒸困扰，肝失疏泄，胆道阻塞而成阳黄，胞宫不得下注之气血涵养，则胎元不稳。

本案患者皮肤瘙痒，身目黄，小便偏黄，"诸病黄家，但利其小便，便秘者攻之，弱涩者利之，二便利之，清解之"，治疗应清肝利胆，化湿行瘀。方中茵陈其气香主散，味苦性寒，外达皮毛，发散郁热，内泄湿热而荡浊致新，能清肝胆、泻脾胃、利水湿、祛瘀热；栀子苦寒，其性轻浮，既入气分，又入血分，清三焦火邪；吴又可认为"退黄以大黄为专功"，与通利小便之车前草合，前后分消，使湿热从二便尽出；黄芩助茵陈加强清热利湿功效，也为安胎要药；柴胡疏肝解郁，升散火邪；《医学心悟》云："去瘀生新，而黄自退矣。"故加丹参行血中瘀滞。如此热泻则结毒自除，瘀行则血自活，瘀热分消，有形实邪渐去，经脉气血运行渐畅，下注胞宫以养胎。白芍养血柔肝，既补肝体，又顺肝用。生地黄、玄参兼具清热生津、润肠通便之功，如此大便得利。此外，在清利肝胆时，要时时固护脾胃,"见肝之病,知肝传脾,当先实脾",如白术、茯苓健脾益气,同时防苦寒之品克伐太过。全方不用攻破通瘀之品,却具活血化瘀、行气益气、利胆护胎之效。

此后随证加减,法同前方,二诊中皮肤瘙痒,湿邪较甚,加地肤子祛风燥湿止痒;女贞子和墨旱莲取二至丸之组成,为"清上补下之第一方",善补肝肾之阴,如此润燥滋阴,祛风止痒,使阴津得生,精血得补,气血得行,则燥象可治。

三诊过后患者诸症已大为好转,处方以柴胡、黄芩为君,辅以益气健脾之药,旨在调和肝脾,扶助正气,以防再发,巩固治疗效果。随访患者黄疸已消,未再复发。

案四　产后外感发热

高某,女,26 岁,已婚。2021 年 8 月 4 日初诊。

主诉:剖宫产术后 10 天,反复高热 6 天。

患者 10 天前剖宫产产下 1 女,后因夏季贪凉吹空调后开始出现发热,流清涕,头昏重,随即测体温 38.1℃,未予重视,后自觉身热逐渐加重,头痛,恶寒无汗,口渴面赤,胸闷,测得体温 39.2℃,其间给予多种抗生素治疗,未见明显效果。6 日来患者反复发热,体温高时可达 39.1℃以上。

既往史:既往健康状况良好,否认其他外伤史、手术史。

婚育史:适龄结婚,配偶身体健康,性生活正常,G2P2。

刻下:发热头痛,恶寒无汗,头昏重如裹,口渴面赤,心烦胸闷,四肢困重乏力,舌苔白腻,脉浮数。

体格检查:腹部稍紧张,局部压痛及反跳痛。剖宫产伤口无红肿,无渗液、溢脓,无疼痛。

专科检查:外阴已婚已产式,阴道通畅,阴道分泌物呈淡黄色,质脓稠,量适中,伴有恶臭,宫颈充血稍大,子宫后位,增大,降入盆骨腔内，质地中等，活动度差，无压痛。

辅助检查：血常规示白细胞（WBC）13.7×10⁹/L。

西医诊断：产褥期合并感冒。

中医诊断：产后外感发热。

辨证：暑温夹湿，复感于寒。

治法：祛暑解表，清热化湿。

处方：香薷 10g，厚朴 6g，连翘 10g，金银花 12g，鲜扁豆花 9g，佩兰 10g，当归 10g，川芎 8g，桃仁 10g，甘草 6g。共 3 剂，水煎服，每日1 剂，水煎 2 次，共取汁 400mL，分早晚 2 次温服。

二诊：2021 年 8 月 7 日。患者服上药后当日热退，头痛缓解，四肢仍感乏力，口渴缓解，咳嗽，咳痰黄，质黏稠，少许恶露，未闻及异常气味。舌淡，苔薄腻，脉浮滑。

处方：守上方加桔梗 6g，紫菀 10g，百部 10g。共 2 剂，煎服法同前。嘱患者注意避风寒，不适随诊。

后追踪患者病情，患者诉服药后身热已退，无恶寒，无口渴、咳嗽等症，精神好转。

按语：本案产妇即为产后外感发热，"邪之所凑，其气必虚"，剖宫产后气血俱虚，百脉空虚，腠理不密，卫外不固，兹值盛夏，暑湿之邪乘虚而入，贪凉复感风寒之邪，正邪相争，因而发热恶寒；患者头昏重如裹、心烦胸闷、四肢困重乏力等，乃因湿邪困阻，致气机升降失常，清阳不升。结合舌脉证辨为暑温夹湿，复感风寒之证。

产后病的治疗应遵循"勿拘于产后，勿忘于产后"的原则，以祛暑解表、清热化湿为法，治以辛温复辛凉之新加香薷饮为基本方加减。《本草纲目》曰："世医治暑病，以香薷饮为首药。"以香薷为君药，香薷有"夏月麻黄"之美称，虽为酷暑高热之季，香薷味辛，性微温，辛者能行能散，温者散寒，达到发汗解表、化湿和中之效，切不可用麻黄峻发其汗，恐伤津耗液而得不偿失。湿为阴邪，非温不散，厚朴性苦辛气香而性温，助香薷行气化湿除满；扁豆花配香薷益增解暑之相须作用，正如吴瑭所说："凡花皆散，取其芳香而散，且保肺液，夏月所生之物皆能解暑，以扁豆花为最。"金银花、连翘辛凉宣散，增强清透暑热之力，佩兰助香薷化湿行气；又因产后"多虚多瘀"，加当归、川芎、桃仁养血和血，祛瘀生新。诸药合用，外邪得解，营卫因和，瘀血得行，邪有出路，气血调和，身热得退。

二诊时患者发热已退，表证已解，但出现咳嗽咳痰，痰黄、质黏等痰热蕴肺的表现，故在原方基础上加桔梗、紫菀、百部以宣降肺气，润肺化痰，降气止咳。后随访患者痊愈如初。

案五 产后情志异常

林某，女，32 岁，已婚。2019 年 8 月 17 日初诊。

主诉：产后情志抑郁 1 个月余。

患者平素月经规律，13 岁初潮，5 天 /30 天，量中等，色暗红，有少许血块，无痛经、腰酸，伴经前期乳房胀痛。于 2019 年 6 月顺产 1 男婴，产后常常因琐事与丈夫发生争执，致情绪抑郁，忧愁思虑，心悸怔忡，悲伤欲哭。

刻下：患者精神抑郁，神疲乏力，四肢无力，心神不安，健忘，善太息，面色萎黄，乳汁分泌少，纳差，食欲不佳，寐差，失眠多梦，小便可，大便稀溏。舌淡苔白，脉弦细。

西医诊断：产后抑郁。

中医诊断：产后情志异常。

辨证：肝郁气结，心脾两虚。

治法：疏肝解郁，养心健脾。

处方：柴胡 6g，白芍 12g，黄芩 8g，法半夏 8g，煅龙齿 2g（先煎），琥珀 1.5g（研末冲服），浮小麦 20g，大枣 10 枚，甘草 9g，当归 10g，川芎 6g。共 7 剂，每日 1 剂，水煎 2 次，共取汁 400mL，分早晚 2 次温服。同时予以心理疏导，鼓励患者每周制定运动计划，每天散步或跑步30～60分钟。

二诊：2019年8月25日。患者悲伤情绪好转，睡眠仍欠佳，食欲稍感好转，乳汁分泌增多，二便调。舌色淡，苔白，脉弦细。

处方：柴胡8g，白芍12g，黄芩8g，法半夏8g，党参10g，黄芪20g，茯神10g，远志5g，白术10g，当归10g，酸枣仁10g，龙眼肉10g，木香6g，甘草6g。共14剂，每日1剂，水煎2次，共取汁400mL，分早晚2次温服。

三诊：2019年9月15日。患者服药后睡眠较前明显改善，精神可，面色红润，其他诸症好转，但仍时感胸闷胁胀。

处方：守上方加益母草30g，桃仁10g，枳壳10g。共7剂，每日1剂，水煎2次，共取汁400mL，分早晚2次温服。

2019年9月28日患者复诊，情绪改善，诸症愈。后随访半年未见复发。

按语：产后抑郁（PPD）是指以产褥期出现抑郁、沮丧、易怒，甚至伤害性行为为主要临床表现的情绪障碍类疾病，属于中医学"产后情志异常""脏躁"范畴。《诸病源候论·产后风虚癫狂候》较早论述了此病："产后气血俱虚，受风邪入并于阴则癫忽发……邪入并于阳则狂，发则言语倒错，或自高贤，或骂詈不避尊卑是也。"我们认为本病主要病位在心、肝、脾，女子产后阴血凝结，易于怫郁，易致肝郁；产后失血多虚，易致心脾失养。

本案患者产后血虚，血不养心，心神失养，神不足则悲；产后常常因琐事与家属发生争执，情志不舒，致肝气郁结；久郁土失木疏，肝脾不调，脾失健运而见纳差，食欲不佳；脾虚不运，气血乏源，故乳汁稀少不通。其辨证为肝郁气结，心脾两虚，当疏肝解郁，养心健脾。首方中柴胡疏肝气，解郁结，以顺肝性，当归、白芍、川芎柔肝调血，以和肝用，兼制柴胡之疏散太过；甘草、浮小麦、大枣三药合为甘麦大枣汤以养心气、缓肝急，如顾松园所言："此方以甘润之剂，调补脾胃为主，以脾胃为气血生化之源也，血充则燥止，而病自除矣。"黄芩、法半夏一寒一温，辛开苦降，调和阴阳；另少佐煅龙齿、琥珀安神除烦。全方善疏肝气，养心脾。

三诊时精神渐充，面色红润，但仍感胸闷胁胀，故酌加入益母草、桃仁祛瘀除败血，枳壳理气宽中，气血调匀则五脏安和，五脏安和则意定神安。

本案患者情志抑郁兼见缺乳，治疗未通乳而乳汁自通，实则肝气疏，乳络畅，故乳汁复行，故言"治病必求于本"。

杂病门

妇科杂病是指凡与女性生理、病理特点有密切关联，而又不单属于妇科经、带、胎、产疾病范围的妇科疾病。妇人一生有经、带、胎、产的特殊过程，虽患疾病，亦少注意，或根本得不到医治，所以容易导致冲任失调，气血瘀滞，严重影响妇女的身体健康，同时妇科杂病越发普遍，甚至迁延不愈，反复发作，逐渐发展为慢性病而影响生存生活质量，实有专题讨论的必要。根据疾病临床表现，现将多囊卵巢综合征、子宫内膜异位症、卵巢储备功能下降和绝经前后诸证，合为一章，在本篇进行论述。

本篇所涉范围较广，其病因病机更是复杂，其病因可概括为外感淫邪（主要为寒、热、湿邪）、情志因素、生活及体质因素。《金匮要略·妇人杂病脉证并治》谓曰："妇人之病，因虚、积冷、结气，为诸经水断绝，至有历年，血寒积结，胞门寒伤，经络凝结。"是故"因虚、积冷、结气"被后世医家称为妇人杂病病机之总纲。

"妇人病有三十六种，皆由冲任损伤而致。"我们认为肾和冲任的协同作用是妇人经、孕、胎、产等生殖活动的核心，然肾气不足，加之脏腑功能失常、气血失调或其他因素直接损伤胞宫，影响冲任督带的生理功能，冲任失调，胞宫失养，导致妇科杂病。

妇人杂病之治疗则应根据不同的病因来确定。其临床症候不同，病因病机各异，疾病病情多变。徐灵胎在《医学源流论》中论述："凡治妇人必先明冲任之脉……此皆血之所从生，而胎之所由系，明于冲任之故，则本源洞悉，而后所生之病，则千条万绪，以可知其所从起。"治疗时须以冲任胞宫气血为核心辨证施治，首重肾气，以补肾为主，补肾之药多入冲任，调补冲任的同时兼顾五脏阴阳与气血，并根据月经周期中胞宫"脏"与"腑"之属性用药，结合疾病特点，注重同中求异，有是证用是药，此为妇科杂病治疗总则，至于具体疗法，将在各节中介绍。

多囊卵巢综合征

概论

多囊卵巢综合征（PCOS）是常见的生殖内分泌代谢性疾病，严重影响患者的生命质量、生育及远期健康，常见的临床表现为月经稀发、不孕、高雄激素血症、卵巢多囊样改变等。在育龄妇女中患病率为5% ~ 10%，在无排卵的不孕症患者中发病率为 70% ~ 80%。

本节阐释我们对育龄期多囊卵巢综合征、青春期多囊卵巢综合征、多囊卵巢综合征性不孕、多囊卵巢综合征合并胰岛素抵抗和多囊卵巢综合征合并卵巢储备功能下降性不孕五个医案诊治思路，旨在引起对 PCOS 重要生理及病理特征及其合并症的重视，PCOS 作为复杂的多系统异常疾病，可危害机体多个系统的健康稳态，如生殖、内分泌、代谢和心理特征的异常，严重影响女性整体健康。

【病因病机】

中医学并无 PCOS 病名，根据其临床特征，可将其归属于"不孕""月经后期""闭经""崩漏"等范畴。大多数现代中医学者多将病机归于脏腑功能失常以致气血津液代谢途径异常，尽管冲任失调是妇科疾病重要病机，但在本病的病机认识中缺乏对冲任异常的分析，致使病机认识不全面，辨证分析受局限，临床疗效遇瓶颈。

冲脉根于肾，我们认为，当各种原因导致肾中亏虚而封藏失职，不能固摄以敛藏冲气，即有上逆之势。现代人喜食肥甘厚味，不节于口，致胃肠积热于里；久坐久卧，缺乏运动，多成气血壅滞；忧思愤懑，肝郁不疏，易成气血郁结。如此脏腑功能失调，或虚或实，气血津液生化失常，湿浊、痰饮、浊热、积聚等实邪内生导致冲脉不畅，并易致冲脉气血上逆而无以下注，胞宫失充，即成冲脉气血"逆盛"之证，孕育障碍由生，临床多表现为月经稀发、闭经、不孕等。《血证论》言："血余不从下泄而随气上行，循冲、任脉上绕唇颐，生为髭须。"气血不得按时从胞宫下泄反而循经上冲，血气盛于上，充肤热肉，转荣冲任所过之处如背里、腹部、唇口而生毫毛、胡须，高雄表征迭出，发为 PCOS。

【临证论治】

目前中医治疗重在补肾以调周。我们在临床治疗 PCOS 时以"补肾化浊安冲"为治疗大法，补肾即补益肾气，以调其本，使冲脉气血汇聚胞宫；化浊即祛除标实之证，如血瘀、湿热等所致的病理变化，以助冲脉气血畅达胞宫；安冲即安冲脉气血，以达任通冲盛，如此法调之，肾气盛，实邪消，冲任平顺，月事以时下。

案一　育龄期多囊卵巢综合征

黄某，女，32 岁，已婚。2021 年 4 月 9 日初诊。

主诉：月经周期推后 1 年余。

患者既往月经规律，15 岁初潮，5 ～ 8 天 /35 天。近 1 年月经稀发，周期 30 天～ 50 天不等，月经量较前稍减少，色暗红，质稠，经前胸胁及乳房胀痛明显，经期感腰酸膝软及小腹刺痛。LMP：2021 年 4 月 7 日。平素易感冒，白带量少似无。

刻下：神疲乏力，唇周少许痤疮，稍感胸闷，烦躁易怒，腰酸膝软，偶感口干口苦，纳欠佳，大便干结，小便平。舌暗红，舌体胖，边有齿痕，苔厚黄腻，脉沉滑数。

查体：身高 160cm，体重 68kg，身体质量指数（BMI）26.56kg/m²。

辅助检查：2021 年 4 月 9 日 AMH 12.56ng/mL；性激素示 FSH 6.54IU/L，LH 13.35IU/L，E₂ 58pg/mL，T 0.28ng/mL，PRL 15.23ng/mL；空腹胰岛素（FINS）7μIU/mL，空腹血糖（FPG）9.03mmol/L，胰岛素抵抗指数（HOMA-IR）＝（FINS）×（FPG）/ 22.5。HOMA-IR 2.81，甲状腺功能未见明显异常。2021 年 4 月 9 日阴式 B 超示双侧卵巢呈多囊样改变。

西医诊断：多囊卵巢综合征；胰岛素抵抗。

中医诊断：月经后期。

辨证：肾虚肝郁，湿热瘀滞。

治法：补肾疏肝，清利湿热，化瘀散结。

处方：菟丝子 12g，续断 10g，生地黄 10g，熟地黄 10g，柴胡 6g，郁金 6g，瞿麦 10g，车前草 10g，黄连 6g，桃仁 10g，浙贝母 10g，薏苡仁 10g，甘草 6g。共 7 剂，每日 1 剂，水煎 2 次，共取汁 400mL，分早晚 2 次温服。嘱其放松心情，积极运动。

二诊：2021 年 4 月 16 日。患者痤疮、烦躁易怒稍缓解，无口苦，舌暗红，边有齿痕，苔薄黄，脉沉滑数。湿热症状缓解，其余症状无明显改善，守方继进，观察变化。

处方：守上方。共 14 剂，每日 1 剂，水煎 2 次，共取汁 400mL，分早晚 2 次温服。

三诊：2021 年 4 月 30 日。患者烦躁易怒明显缓解，神疲乏力减轻，腰酸膝软，无胸闷，少许痤疮，纳欠佳，二便平。舌暗红，舌边齿痕减轻，苔薄黄，脉沉细数。目前患者湿热和肝郁症状缓解，然瘀血仍存，故用药突出活血通经之效。

处方：菟丝子 20g，续断 10g，杜仲 15g，熟地黄 10g，赤芍 10g，白术 10g，泽兰 10g，益母草 15g，当归 10g，川芎 6g，丹参 10g，甘草 6g。共 21 剂，每日 1 剂，水煎 2 次，共取汁 400mL，分早晚 2 次温服。

四诊：2021 年 5 月 28 日。5 月 19 日月经来潮，7 天净，月经量正常，色稍暗红，有血块，经前无明显不适，经期稍感腰酸。刻下稍感神疲乏力，余无明显不适。

处方：菟丝子 20g，续断 10g，杜仲 15g，黄精 10g，补骨脂 10g，知母 10g，白芍 10g，白术 10g，山药 10g，当归 10g，川芎 6g，阿胶 3g（烊化），甘草 6g。共 21 剂，每日 1 剂，水煎 2 次，共取汁 400mL，分早晚 2 次温服。

五诊：2021 年 6 月 23 日。今为月经第 2 天，月经量正常，色鲜红，无血块，经前及经期无明显不适。此次月经前 2 周出现带下增多，呈白色透明拉丝状，经前期高温相 11 天。现正值经期，经期胞宫以"通"为用，用药以行气活血化瘀为主。

处方：柴胡 6g，当归 10g，川芎 6g，桃仁 10g，郁金 6g，益母草 15g，泽兰 10g，甘草 6g。共 5 剂，每日 1 剂，水煎 2 次，共取汁 400mL，分早晚 2 次温服。

六诊：2021 年 10 月 17 日。初诊至今共经过 6 个月经周期的治疗后，月经均能一月一至，且监测体温发现有 3 次高温相大于 10 天，其中一次高温相查 P 10.56ng/mL。今为月经第 3 天，复查阴式 B 超示双侧卵巢呈多囊样改变。AMH 10.32ng/mL，性激素提示 FSH 7.25IU/L，LH 8.67IU/L，E_2 63pg/mL，T 0.21ng/mL，PRL 12.31ng/mL，HOMA-IR 1.92。复查提示患者 PCOS 病情较前有所缓解，已无明显不适。

按语：我们认为本案患者病机之本在于肾虚，肾虚则不能闭藏以收摄冲气，冲气易于上干，再兼肝郁湿热，故而冲脉气血逆行而不灌注于胞宫，致冲脉血气"逆盛"，故诱发种种症状。

患者形体肥胖，《素问·奇病论》云："肥者令人内热，甘者令人中满。"饮食不节、壅滞胃肠而易生湿壅热，胃肠积热循经上犯于皮毛则面部痤疮泛生；再有患者工作繁忙，劳心扰神而致肝郁气滞，故感胸闷，日久烦躁易怒；肝郁久而化火，伤津耗液，出现口干口苦、大便干结；结合舌脉辨证为肾虚肝郁，湿热瘀滞证，治宜补肾疏肝，清利湿热，化瘀散结。其中补肾气贯穿始终，前期治标为要，必先使实邪去除，以解肝郁、清湿热、化瘀阻为主，后期方能使肾气充盛。

首方中柴胡疏肝解郁，可调达枢机，是妇科调经种子要药，郁金清心火，解郁顺气，入气分，行气滞，走血分，散血瘀，《本草备要》言郁金"凉心热，散肝郁，治妇人经脉逆行"，二者配伍可疏通郁结之气，行散凝滞之血，如此气血调顺，胞脉通畅。菟丝子、续断、熟地黄补肾益精充肾气以固本；薏苡仁、车前草、瞿麦加强利水渗湿之功，使湿热从小便下；瘀热在里，血蓄于内，当破血逐瘀，故方用桃仁活血祛瘀，生地黄清热凉血以解瘀热助行血。黄连味苦性寒，善于治疗湿热蕴毒，现代研究证实黄连中提取的小檗碱能改善PCOS患者的胰岛素抵抗及糖耐量异常。全方补而不滞，收散相合，共奏补肾调冲、疏肝助孕之功。此外，应告知患者在治疗初期不可急躁，当徐徐而图之，坚持中药内服，养成良好的生活习惯，适度运动，才能获得良效。

经三诊后，患者痤疮消为湿热清，情绪平和为肝郁解，无小腹刺痛为瘀阻化。四诊后患者急症已解，"缓则治其本"，经期稍感腰酸为肾虚渐复未盛，患者平素易感冒为先天体弱，结合此病积久，后期以补益肾气为主。后随访患者月经均能按期来潮，药中肯綮，疗效甚佳。

案二 青春期多囊卵巢综合征

王某，女，17岁，学生。2021年5月21日初诊。

主诉：月经推后2年余，经期延长4个月余。

患者既往月经规律，12岁初潮，5天/28～32天，量可，无痛经、腰酸。近2年出现月经不规律，周期30～60天不定，近4个月经期长，5～15天干净，淋沥不尽，时多时少，色鲜红，无血块，稍感乳房胀痛、腰酸。患者平素喜食辛辣油腻。否认性生活史。LMP：2021年4月15日，

12 天干净，量中，色鲜红。

刻下：患者月经 36 天未来潮，腰酸，稍感口干舌燥，无耳鸣，纳欠佳，夜时烦躁，寐差，大便质黏，不成形，偶伴腹痛。舌暗红，苔厚黄腻，脉沉细滑。

查体：形体肥胖，身高 160cm，体重 76kg，BMI 29.69kg/m²；面部及后背痤疮、泛油明显，唇周、大腿毛发浓密。

辅助检查：2021 年 4 月 17 日（月经第 3 天）经直肠 B 超示子宫大小约 47mm×40mm×33mm，右卵巢单切面卵泡个数大于 12 个；性激素示 FSH 5.94IU/L，LH 13.37IU/L，E₂ 60pg/mL，T 0.37ng/mL，PRL 11.23ng/mL；AMH 10.97ng/mL；HOMA-IR：3.64，提示胰岛素抵抗；甲状腺功能及肝肾功能未见明显异常。

西医诊断：多囊卵巢综合征；胰岛素抵抗。

中医诊断：月经后期；经期延长。

辨证：肾阴不足，湿热瘀阻。

治法：滋肾清热，利湿化瘀。

处方：知母 10g，熟地黄 10g，黄柏 6g，生地黄 10g，瞿麦 10g，瓜蒌仁 12g，石斛 10g，醋鳖甲 15g（先煎），车前草 10g，泽兰 10g，桃仁 10g，桂枝 3g。共 7 剂，每日 1 剂，水煎 2 次，共取汁 400mL，分早晚 2 次温服。嘱其规律作息，积极锻炼，低糖低脂饮食，每日测基础体温。

二诊：2021 年 5 月 29 日。现月经第 45 天，面部痤疮、出油稍减少，仍感口干舌燥，寐欠安，纳尚可，偶有大便黏，不伴腹痛。舌暗红，苔稍黄腻，脉沉细滑。

处方：首诊方去瞿麦，加麦冬 10g，枸杞子 10g，百合 20g。共 14 剂，每日 1 剂，水煎 2 次，共取汁 400mL，分早晚 2 次温服。

三诊：2021 年 6 月 12 日。药后今日经潮，BBT 显示高温相短，稍感腰酸，余无明显变化。

处方：柴胡 6g，郁金 10g，当归 10g，川芎 6g，桃仁 10g，益母草

15g，茯苓 10g，泽兰 10g，甘草 6g。共 7 剂，每日 1 剂，水煎 2 次，共取汁 400mL，分早晚 2 次温服。

四诊：2021 年 6 月 19 日。患者诉 2021 年 6 月 12 日月经来潮，8 天净，经量适中，血块稍多。刻下见面部及后背痤疮、油腻感减轻，腰酸稍有所缓解，大便尚成形，寐可。舌暗红，苔薄黄，脉沉细滑。体重下降 2kg。

处方：知母 10g，熟地黄 10g，黄柏 6g，生地黄 10g，瞿麦 10g，瓜蒌仁 12g，石斛 10g，醋鳖甲 15g（先煎），车前草 10g，泽兰 10g，桃仁 10g，桂枝 3g。共 7 剂，每日 1 剂，水煎 2 次，共取汁 400mL，分早晚 2 次温服。

五诊：2021 年 6 月 25 日。患者面部及后背痤疮明显改善，仅剩少许，无口干舌燥，无夜间烦躁。今为月经第 13 天，白带增多，呈透明拉丝状。舌暗红，苔薄白，脉沉细。

处方：四诊方去瞿麦、黄柏，加黄芪 15g，白术 10g，山药 10g。共 21 剂，每日 1 剂，水煎 2 次，共取汁 400mL，分早晚 2 次温服。

六诊：2021 年 8 月 8 日。7 月 20 日月经来潮，7 天净，色红。2021 年 8 月 6 日血检化验 P 15.38ng/mL。患者面部及背部痤疮明显减少，舌淡红，苔薄白，脉沉细。

处方：上方去车前草、泽兰，加菟丝子 15g，枸杞子 10g，甘草 6g。共 14 剂，每日 1 剂，水煎 2 次，共取汁 400mL，分早晚 2 次温服。

患者坚持复诊至第 4 次月经正常来潮，经期复查性激素：FSH 4.19IU/L，LH 3.92IU/L，E_2 62.02pg/mL，T 1.58ng/mL，PRL 12.48ng/mL。AMH 8.05ng/mL；HOMA-IR 2.23。体重下降 10kg。唇周、大腿毛发稍有减少，面部及后背无痤疮、油腻感，偶感疲劳，余无明显不适，舌淡红，苔薄白，脉沉细。

按语：本案中患者为 17 岁学生，正值青春期，月经延后 2 年余，影像检查提示卵巢多囊样改变，符合青春期多囊卵巢综合征诊断。我们认为青春期 PCOS 的病机主要以青春期肾气充而未盛为根本,《素问·上古天真论》曰:"二七而天癸至。"肾气的"盛衰"决定着天癸的"至竭"、月经的"潮涸",肾虚不能闭藏以收摄冲脉之气,冲气上逆,冲脉气血逆行而不灌于胞宫,致冲脉气血"逆盛",冲任不通,则可出现月经失调、闭经等。患者平素饮食失常,脾失健运,痰湿内生,加之肾阴亏虚,易生内热,痰湿从热而化,湿热瘀阻,冲脉气血逆盛,则充肤热肉,血盛则澹渗皮肤而生痤疮、多毛;血热则蒸液外出,故见面部油腻;肾阴不足,津液不能上潮于口,故口干舌燥,辨证为肾阴不足,湿热瘀阻证,治宜滋肾清热,利湿化瘀。

首方中知母、熟地黄二药为君,滋肾育阴,肾水足则能制有余之火,阴平阳秘,使火热自去。黄柏、生地黄泻虚火,坚真阴,其中黄柏与知母合用共行滋阴降火之功,有金水相生之妙,《本草纲目》言:"知母之辛苦寒凉,下则润肾燥而滋阴,上则清肺金泻火,乃二经气分药也;黄柏则是肾经血分药,故二药必相须而行,昔人譬之虾与水母,必相依附。"醋鳖甲益阴散结,攻补兼施;瞿麦、车前草清热利湿,泽兰、桃仁活血利水,上药俱为臣药,寓泄浊化瘀之法。石斛、瓜蒌益阴生津,和胃润肠;少佐桂枝调纳逆气,使冲气引归其宅。诸药合用,达到补而不滞、通而不破的效果,使湿热得清,血脉通畅,肾阴得养,则冲任和,月经至。

此外,对青春期 PCOS 患者除药物治疗外,还应指导患者养成有益健康的生活习惯(如坚持锻炼、均衡饮食等),对其成年后的不孕及远期并发症(糖尿病和心血管疾病等)的早期预防具有深远意义。

二诊时患者湿热症状减轻,但口干舌燥、寐欠安等阴虚症状无明显改善,故增麦冬、百合等养阴清热之药,并兼一味枸杞子以平补肾中之阴,以治其本。

二至四诊处方均随证加减,以求湿热清,瘀血化,肾阴充。

五诊时患者诸症已消,中药方中减瞿麦、黄柏,加黄芪、白术、山药健脾土以运化水湿,从根源上减少痰湿化生。

全案病机相应，方证合拍，故取佳效。后随访4个月患者月经均按期来潮。

案三　多囊卵巢综合征性不孕

张某，女，26岁，已婚。2021年6月9日初诊。

主诉：月经稀发5年余，未避孕未孕1年余。

患者13岁初潮，自诉近5年来月经稀发，30天～4个月一行，7日经净，月经量稍少，色暗，质地稠，经期伴腰酸、小腹刺痛。有规律性生活，未避孕1年余未孕，男方精液检查未见明显异常。LMP：2021年2月21日。现为调经备孕前来就诊。

既往史：2016年确诊为多囊卵巢综合征。

婚育史：适龄婚育。配偶身体健康，G0。

刻下：患者情绪低落，面色晦暗，胃脘胀闷，时嗳气，眠可，大便溏，小便正常。舌淡暗，苔薄白腻，舌下络脉青紫，脉沉细滑。

查体：形体肥胖，BMI 28.03kg/m^2；面部少许痤疮，唇周毛发浓密。

辅助检查：2021年2月25日（月经第5天）AMH 18.94ng/mL；总胆固醇5.29mmol/L；阴式B超示子宫内膜9mm，双侧卵巢呈多囊样改变；宫腔镜检查未见明显异常。

西医诊断：多囊卵巢综合征；原发性不孕。

中医诊断：月经后期；不孕症。

辨证：肾气不足，痰瘀阻滞。

治法：补肾健脾，化痰行瘀。

处方：菟丝子15g，续断10g，党参10g，白术10g，茯苓10g，熟地黄10g，法半夏10g，当归10g，泽兰10g，桃仁10g，鸡内金10g，生山楂12g，水蛭3g，甘草6g。共14剂，每日1剂，水煎2次，共取汁400mL，分早晚2次温服。

二诊：2021年6月23日。昨日月经来潮，量适中，夹少许血块，经期感小腹刺痛及腰酸。胃胀气缓解，余无明显变化，舌淡暗，苔薄白，舌下络脉青紫，脉沉细滑。月经第2天查性激素示FSH 5.35mIU/mL，LH 14.41mIU/mL，E_2 32.36pg/mL，P 0.59ng/mL，T 42.70ng/mL，PRL 16.87ng/mL。恰值经期，即改以理气活血调经为法。

处方：当归10g，川芎6g，柴胡6g，泽兰10g，桃仁10g，桂枝6g，延胡索6g，郁金10g，白术10g，益母草15g，甘草6g。共5剂，每日1剂，水煎2次，共取汁400mL，分早晚2次温服。

三诊：2021年6月28日。2021年6月22日月经来潮。刻下症见面色更有光泽，胃胀稍缓解，情绪时而烦躁时而低落，大便偶干结，舌暗红，苔薄白腻，脉沉细。

处方：菟丝子15g，续断10g，党参10g，黄芪15g，茯苓10g，白术10g，山药10g，柴胡6g，当归10g，泽兰10g，桃仁10g，鸡内金10g，水蛭3g，甘草6g。共21剂，每日1剂，水煎2次，共取汁400mL，分早晚2次温服。

四诊：2021年7月24日。今为月经第2天，经前高温相12天。患者无明显不适，大便平。舌淡红，苔薄白，脉沉细。患者痤疮和舌苔白腻症状消失为痰瘀症状已去，高温相持久为冲脉气血渐盛。但本病病机之本在于肾气不足，故处方用药以补益肾气为主，并随证加减调理3个月余，以期肾气充盛。

五诊：2021年11月13日。患者就诊后月经按月来潮4次，无痛经。基础体温均为双相，2次高温相均10天以上。同上法继服药治疗5个月余，体重从原来的67kg降至51kg。近期白带增多，呈透明拉丝状，无异味，余无不适。刻下症见唇周毛发减少，余无明显不适。舌淡红，苔薄白，脉沉细。

处方：菟丝子15g，续断10g，党参10g，白术10g，茯苓10g，熟地黄10g，川芎6g，当归10g，泽兰10g，桃仁10g，山药10g，桂枝6g，甘草 6g。共 7 剂，每日 1 剂，水煎 2 次，共取汁 400mL，分早晚 2 次温服。嘱患者在白带拉丝时或经期 11 天开始经阴式 B 超监测排卵。

六诊：2021 年 11 月 22 日。今为患者高温相第 7 天，加补肾阳健脾气之药以助阳促动，养精促卵。

处方：守上方去桃仁、山药、桂枝，加杜仲 10g，肉苁蓉 10g，黄芪 10g。共 7 剂，每日 1 剂，水煎 2 次，共取汁 400mL，分早晚 2 次温服。

七诊：2021 年 11 月 30 日。患者自测尿妊娠试验阳性，医院复查血 HCG 阳性。稍感疲劳，舌淡红，苔薄白，脉沉细滑尺脉弱。辨证仍属脾肾亏虚。

处方：菟丝子 20g，续断 10g，杜仲 10g，黄芩 6g，生地黄 10g，黄芪 10g，白术 10g，阿胶珠 3g，甘草 6g。共 7 剂，每日 1 剂，水煎 2 次，共取汁 400mL，分早晚 2 次温服。

复诊至孕 12W+，NT 未见明显异常。随访患者顺产 1 子。

按语：基于"冲病理论"对 PCOS 中医病因病机的探析，我们认为肾虚是 PCOS 的本质，并贯穿始终，或兼脾虚湿盛、痰瘀闭阻，或兼肝郁化火。《校注妇人良方》中亦云：肾气全盛，冲任流通，经血既盈，应时而下，否则不通也。"《傅青主女科·妊娠篇》云："妇人受妊，本于肾气之旺。"明确指出肾气盛是调经孕子的根本。本案中患者确诊为 PCOS 数年，肾气虚，天癸不能泌至，冲任阻滞，气血不通，经血不应时下，故不能孕子；另患者形体肥胖，加之诊其舌象淡暗，苔白稍腻，舌下络脉青紫，候其脉象沉细滑，均为痰湿瘀阻之象，故辨证为肾气不足，痰瘀阻滞证，治以补肾健脾，化痰行瘀。

宗"脾非先天之气不能化，肾非后天之气不能生"之论，首诊方中以菟丝子、续断、熟地黄等补肾以固本培元；党参、白术、鸡内金益气健脾，先后天互资；半夏燥湿健脾，理气和中，痰祛瘀自除；当归、桃仁、水蛭、生山楂破血逐瘀散结之功显著，活血祛瘀通络，胞脉通畅而经血易行；纵观全方，旨在补肾扶正，化痰散瘀，如此水运血行，根基得固，标实得化，经顺如常。

以补益肾气贯穿疾病治疗始终，随证调理 5 个月余，患者痰祛瘀消，冲任调和，肾气将足，观察患者基础体温及卵泡发育情况，并适时指导其同房，毓麟如期而成。

七诊时患者自测尿妊娠试验阳性，由于 PCOS 患者具有难受孕和易流产的特点，因此建议患者继续服中药保胎。以寿胎丸为基础方加减调治，补肾健脾，使得精血充沛，胎有所系，胎元得固。后随访患者顺利分娩一子。

案四　多囊卵巢综合征合并胰岛素抵抗性不孕

陈某，女，34 岁，已婚。2020 年 6 月 16 日初诊。

主诉：月经后期 5 年余，未避孕 2 年未孕。

患者 14 岁初潮，自诉近 5 年来无明显诱因出现月经错后，2~4 个月一行，经期 4 ~ 7 天，经量少，色暗，质稀，无血块，无腹痛。2018 年曾在外院确诊为多囊卵巢综合征合并胰岛素抵抗，在医生指导下间断性服用炔雌醇环丙孕酮片（达英 -35）、二甲双胍 3 年余，效果不佳。结婚 2 年未避孕未孕。患者平素腰膝酸软，胸脘痞闷，头晕目眩。LMP：2020 年 5 月 14 日。量、色、质同前。

婚育史：配偶体健。G0。

刻下：精神差，头晕昏沉，乏力，胸闷，喉中多痰，腰膝酸软，口腻，纳尚可，寐欠佳，大便黏，小便可。舌淡暗，苔黄腻，脉细滑。

查体：形体肥胖，身高 163cm，体重 84kg，BMI 31.6kg/m^2；腰围 100cm，臀围 105cm，腰臀比 0.95。面部少许痤疮，色红，无脓头；后颈部、腋下、肘腕皮肤黑色增厚粗糙呈疣状，黑棘皮症（+）。

辅助检查：2020 年 5 月 15 日（月经周期第 2 天）血检性激素示 FSH 8.44IU/L，LH 8.59IU/L，E$_2$ 10pg/mL，T 0.12ng/mL，PRL 9.12ng/mL。AMH 10.06ng/mL。口服葡萄糖耐量试验（OGTT）示

空腹血糖 4.62mmol/L，餐后半小时血糖 8.4mmol/L，餐后 1 小时血糖 9.4mmol/L，餐后 2 小时血糖 7.8mmol/L；胰岛素释放试验示空腹胰岛素 25.94μIU/mL，餐后半小时胰岛素 133.03μIU/mL，餐后 1 小时胰岛素 272.17μIU/mL，餐后 2 小时胰岛素 277.46μIU/mL。HOMA-IR 5.32，提示胰岛素抵抗。2020 年 5 月 18 日（月经周期第 5 天）阴式 B 超示子宫前位，宫体大小约 40mm×33mm×25mm，肌层回声均匀，子宫内膜厚约 9.5mm。左侧卵巢大小约 32mm×19mm，内可见较大卵泡约 8mm×7mm，单侧面卵泡数约 12 个。右侧卵巢大小约 30mm×22mm，内可见较大卵泡约 7mm×7mm，单侧面卵泡数约 12 个。

西医诊断：多囊卵巢综合征合并胰岛素抵抗；原发性不孕。

中医诊断：月经后期；不孕症。

辨证：肾气不足，痰瘀蕴热。

治法：补肾化痰，行瘀泄热。

处方：菟丝子 15g，续断 10g，熟地黄 10g，巴戟天 10g，黄连 3g，黄柏 6g，桃仁 10g，泽兰 10g，车前草 10g，瓜蒌 12g，石斛 10g。共 7 剂，每日 1 剂，水煎 2 次，共取汁 400mL，分早晚 2 次温服。嘱其测基础体温，注意避免高糖高脂饮食的摄入，指导运动。

二诊：2020 年 6 月 23 日。今测 P 0.09ng/mL，提示未排卵，BBT 未见双相体温。患者诉服上方 7 剂后，腰膝酸软、胸脘痞闷、头晕目眩较前缓解，无新发痤疮，未见明显红肿痤疮，局部痤疮稍退，舌脉同前。

处方：守上方。共 7 剂，每日 1 剂，水煎 2 次，共取汁 400mL，分早晚 2 次温服。

三诊：2020 年 6 月 30 日。患者诉腰膝酸软、胸脘痞闷、头晕目眩较前缓解，局部痤疮稍退，颈部皮肤黑色减退，触之仍感粗糙。效果明显，可知方证相应，故效不更方。

处方：继予首诊方。共 21 剂，每日 1 剂，水煎 2 次，共取汁 400mL，分早晚 2 次温服。

四诊：2020年7月21日。患者诉最近出现带下量多，呈稀薄拉丝状，乳房胀痛，下腹部坠胀不适，易怒，今日测 P 12ng/mL，提示排卵，基础体温出现双相，面部无痤疮，颈部色素沉着减轻，舌淡暗，苔薄，脉弦。

处方：首诊方去黄柏，加柴胡6g，郁金10g。共7剂，每日1剂，水煎2次，共取汁400mL，分早晚2次温服。

五诊：2020年7月28日。患者自诉月经来潮，今日月经第1天，色暗，质稀，夹少许血块，无腹痛。

处方：柴胡6g，当归5g，川芎6g，丹参10g，泽兰10g，益母草15g，郁金10g，甘草6g。共6剂，每日1剂，水煎2次，共取汁400mL，分早晚2次温服。

六诊：2020年8月5日。患者诉此次月经6天净，量较前增多。胸部痞满、腰酸较前明显减轻，未见头晕目眩，纳可，寐安，二便平。舌淡红，苔薄，脉细。体重较前减轻7.5kg。

处方：菟丝子15g，续断10g，熟地黄10g，巴戟天10g，黄连3g，桃仁10g，泽兰10g，石斛10g，党参10g，白术10g。共21剂。每日1剂，水煎2次，共取汁400mL，分早晚2次温服。

七诊：2020年8月31日。患者自述月经来潮，今日月经第1天，色红，无血块，无腹痛。

处方：守五诊方。共6剂，每日1剂，水煎2次，共取汁400mL，分早晚2次温服。

八诊：2020年9月7日。患者服用上方6剂，诉此次月经7天净，量可，色红，无痛经及血块。刻下症见纳可，寐安。舌淡红，苔薄白，脉滑。

处方：菟丝子15g，续断10g，熟地黄10g，巴戟天10g，桃仁10g，石斛10g，党参10g，白术10g。共21剂，每日1剂，水煎2次，共取汁400mL，早晚分2次温服。

服药 6 个月后，情况明显好转，呈排卵性双相体温，复查阴式 B 超：子宫后位，大小约 40mm×33mm×25mm，肌层回声均匀，子宫内膜厚约 6.8mm，左卵巢约 26mm×15mm，单切面卵泡个数为 12 个；右卵巢约 30mm×23mm，单切面卵泡个数为 12 个。盆腔内未见明显异常不规则液性暗区，CDFI 未见明显异常血流信号。性激素检查：FSH 7.44IU/L，LH 3.59IU/L，E_2 10pg/mL，T 0.12ng/mL，PRL 9.12ng/mL。AMH 5.37ng/mL。OGTT：空腹血糖 4.94mmol/L，餐后半小时血糖 8.7mmol/L，餐后 1 小时血糖 9.15mmol/L，餐后 2 小时血糖 5.65mmol/L；胰岛素释放试验：空腹胰岛素 6.68μIU/mL，餐后半小时胰岛素 38.13μIU/mL，餐后 1 小时胰岛素 63.81μIU/mL，餐 2 小时胰岛素 23.16μIU/mL。HOMA-IR 1.47。继续随证加减服药半年，每个周期体温均呈双相。2023 年 3 月月经逾期未至，查尿 HCG 阳性，B 超显示宫内妊娠，后继续根据情况，进行保胎治疗。

按语：研究证实约半数 PCOS 患者存在不同程度的胰岛素抵抗状态（IR），IR 是 PCOS 的重要病理基础，也是 PCOS 患者出现肥胖、痤疮、不孕等临床症状的主要因素。我们在临床论治 PCOS 合并 IR 时，以本虚标实、脾肾两虚为其病机之本，浊热瘀阻冲任胞络为病机之标。本案患者一方面肾气不足，不得先天资助；另一方面饮食无制，食积阻滞，蕴而化热，脾失健运，水谷精微物质输布不畅，津行不利，清者难行，浊者难泻，发为胰岛素抵抗；痰浊湿热内生阻滞冲任，故不孕，正如《医宗金鉴·妇科心法要诀》云："女子不孕之故……或因体盛痰多，脂膜壅塞胞中而不孕。""肾虚胎难成"，须补益肾气以调经助孕，化痰泄热以畅通冲任。

首诊方中菟丝子补肾固冲，续断性温，能补肾封藏，亦可宣通经脉，亦补亦通。熟地黄、巴戟天阴阳互补。黄连、黄柏清热燥湿，除脾胃湿热，斡旋中焦气机，同时现代药理学研究表明，由黄连、黄柏等植物中提取的小檗碱是改善高糖高脂诱导的胰岛素抵抗的关键物质，并能显著改变肠道菌群的组成。车前草淡渗利湿，使邪有出路；瓜蒌入气，石斛入阴，二者配伍取瓜石汤之意以调冲任，开通闭结。另佐桃仁、泽兰以活血调经。诸药合用，攻补兼施，寓攻于补，补益肾气与清利湿热痰瘀同治，使气血得行，血脉通利，任脉通，太冲脉盛，气血、阴液等蓄积胞宫，月经调达。

一至五诊均随证加减以期痰瘀散，蕴热清，肾气盛，后继服中药分期治疗半年余，诸症皆消，月经应期而至，复查指标较前好转，HOMA-IR降低，体重下降，诸症皆平而喜孕。

案五　多囊卵巢综合征合并卵巢储备功能下降性不孕

郑某，女，29岁，已婚。2021年6月21日初诊。

主诉：月经稀发3年，未避孕未孕2年。

患者既往为求子辗转多地就医无果，2017年偶至我院，经过4个月的中药调理后顺利产下一男婴。现为求二胎，故又至我院调理备孕。患者诉2018年产后出现月经稀发，周期不定，30余日至3个月一行，经量少，色暗质稠，血块多，无痛经，无腰酸，伴轻度经前乳房胀痛。LMP：2021年5月13日。

既往史：2016年确诊为多囊卵巢综合征。

婚育史：适龄婚育。配偶体健，G1P1A0，2018年顺产1子。

刻下：头发干枯稀疏，嗳气多，常身热汗出，寐可，大便偏干，小便调。舌淡暗，夹瘀点，苔黄腻，脉沉涩。

查体：形体适中，身高158cm，体重55kg，BMI 22.33kg/m^2；腰间赘肉多，面部痤疮散发多年。

辅助检查：2021年5月15日（月经周期第3天）AMH 2.32ng/mL；性激素示FSH 16.49mIU/mL，LH 8.24mIU/mL，E$_2$ 83.19pg/mL，P 0.59ng/mL，T 34.15ng/mL，PRL 14.32ng/mL。2021年5月17日（月经周期第5天）阴式B超示子宫前位，宫体大小约

43mm×41mm×36mm，形态规则，宫体基层回声均匀，内膜线居中，子宫内膜厚约 5mm，内回声尚均，薄厚均匀，连续性尚可。左侧卵巢大小约 31mm×20mm，内可见较大卵泡约 4mm×5mm。右侧卵巢大小约 32mm×19mm，内可见较大卵泡约 4mm×3mm。双侧卵巢均可见 18 个以上的小卵泡。双侧卵巢未见优势卵泡。

西医诊断：继发性不孕；多囊卵巢综合征；卵巢储备功能下降。

中医诊断：不孕症；月经后期。

辨证：肾阴不足，湿热瘀滞。

治法：滋肾清热，化瘀行滞。

处方：知母 10g，山茱萸 10g，玄参 10g，生地黄 10g，醋龟甲 15g（先煎），北沙参 10g，石斛 10g，桃仁 10g，泽兰 10g，瞿麦 10g，薏苡仁 12g。共 7 剂，每日 1 剂，水煎 2 次，共取汁 400mL，早晚分 2 次温服。嘱患者适当运动减肥，避孕，并每日监测其基础体温。

二诊：2021 年 6 月 29 日。患者现月经第 47 天，似见白带，质稀色黄，身热汗出减轻，嗳气缓解，面部痤疮仍在，寐可，大便偏干。舌淡暗，苔黄腻，脉沉涩。

处方：首方加牛膝 6g，火麻仁 6g，黄芩 10g。共 14 剂，每日 1 剂，水煎 2 次，共取汁 400mL，早晚分 2 次温服。

三诊：2021 年 7 月 14 日。LMP 6 月 30 日，量中，色红，质稠，夹少许血块，伴腰酸。自诉全身发热症状较前明显减轻，活动后汗出，面部痤疮改善，大便平，小便可。舌淡暗，苔腻，脉沉缓。基础体温有骤升之象，查 P 16.96ng/mL。

处方：二诊方去火麻仁。共 14 剂，每日 1 剂，水煎 2 次，共取汁 400mL，早晚分 2 次温服。期间辅以针刺治疗 2 次。嘱患者每日运动减肥。

四诊：2021 年 7 月 30 日。患者今为月经第 1 天，量较前增多，色红，质稀，无腰酸。舌淡红，苔薄白，脉滑。

处方：益母草 15g，柴胡 6g，川芎 6g，当归 10g，郁金 10g，泽兰 10g，桃仁 10g，甘草 6g。共 7 剂，每日 1 剂，水煎 2 次，共取汁 400mL，早晚分 2 次温服。

五诊：2021 年 8 月 6 日。患者自诉不适症状明显改善，二便可。舌质红，苔薄白，脉缓。

处方：知母 10g，山茱萸 10g，玄参 10g，生地黄 10g，醋龟甲 15g（先煎），北沙参 10g，石斛 10g，桃仁 10g，泽兰 10g，瞿麦 10g，薏苡仁 12g，阿胶 3g，当归 10g，白术 10g。共 14 剂，每日 1 剂，水煎 2 次，共取汁 400mL，早晚分 2 次温服。

六诊：2021 年 8 月 20 日。患者近几日有白带，量中，质稠，可拉丝。精神可，面色红润，首诊诸症皆消。复查性激素（月经第 3 天）示 FSH 9.47mIU/mL，LH 8.24mIU/mL，E_2 45.19pg/mL，P 5.59ng/mL，T 0.15ng/mL，PRL 10.62ng/mL。

处方：守上方减白术，加枸杞子 10g。共 14 剂，每日 1 剂，水煎 2 次，共取汁 400mL，早晚分 2 次温服。

随证加减用药继续治疗 3 个月，并嘱规律作息，加强锻炼，调畅情志。患者 3 个月月经均如期来潮，体重较就诊前减轻 8kg，BMI 18.82kg/m^2；面部痤疮消失，经前 14 天有拉丝状白带。

2022 年 1 月 19 日患者就诊，停经 45 天，查 HCG 1358.0mIU/mL，E_2 154pg/mL，P 13.94ng/mL，嗜睡，乏力，腰酸痛，纳一般，食欲不振。舌淡红，苔薄白腻，脉滑。予寿胎丸加减以固肾安胎。

处方：菟丝子 20g，续断 10g，桑寄生 20g，阿胶 3g，白术 10g，党参 10g，当归 5g，川芎 6g，甘草 6g。共 14 剂，煎服法同前。

按语：《景岳全书·妇人规》云："若精血败而不行者亦有之，此由真阴之枯竭……阴分日亏，则精血日涸，而冲任肾气竭矣。"我们临证之际发现此案患者的多囊卵巢综合征以肾阴虚为本，湿热瘀互结为标，虚实夹杂，日久精血渐涸，冲任、肾气相应衰竭，天癸随之受损，进而演化为卵巢储备功能低下的状态，出现月经后期、闭经，甚至导致不孕。患者肾阴不足，阴血亏虚，脉道不充乃致血液运行不畅，瘀血内生；水湿内停，郁而化热，湿热瘀血互结阻于胞脉，冲任瘀滞，久成不孕之症。治法应以滋肾清热、化瘀行滞为主。

《医学正传》曰："经水全赖肾水施化，肾水既乏，则经水日以干涸。"首方中知母滋肾阴降虚火，山茱萸滋补肝肾，二者配伍清养力增；生地黄入肾经以调补肾阴，醋龟甲咸平，肾经药也，此二者大有补水制火之功；北沙参可补肺阴，清肺火，滋水之上源而救肺燥，玄参、石斛滋补肾阴，亦养肺阴，三药相合可取金水相生之义；桃仁祛瘀行滞而润燥，再佐泽兰、瞿麦助桃仁消瘀之力。诸药合用，泻火又益水之源，培本固元，使肾阴得养，天癸复盈，充盛冲任；荡扫邪滞，虚热得清，血脉通畅，则月经调和。并嘱患者规律作息，控制饮食，加强运动。

后湿热渐退，此时宜加强补肾填精养血之功，加阿胶、当归滋阴养血，血能养精，精血同源，充补肾精；白术益气健脾，以后天资先天。复查性激素六项，病情向好，出现正常排卵性月经。

我们临证时紧守病机，治病求本，随证调理 3 个月，药中肯綮，每月均出现正常排卵性月经，BBT 呈现标准的高低温双相变化，提示患者卵巢功能改善。

再次复诊时患者已处妊娠期，予以寿胎丸加减，方中菟丝子、续断、桑寄生补肾固胎；阿胶、当归、川芎养血安胎；白术、党参益气健脾，中气足则胞胎固；甘草调和诸药。诸药合用，脾肾健旺，肾精充足，气血充盈，冲任得养，胎元得系。

本案审证求因，分阶段论治，孕前预培其损，以"滋肾清热，化瘀行滞"为法，通过改善卵巢功能，建立规律月经周期，故能受孕；孕后积极安胎，以"补肾安胎"为法，有效降低不良妊娠的发生率。

子宫内膜异位症

概论

子宫内膜异位症（EMT），简称内异症，是指具有生长能力及功能的子宫内膜组织出现在子宫腔以外部位，是女性生殖内分泌的常见病之一。在全球流行病学调查研究中发现有 10% ～ 15% 的育龄妇女患有此病，但由于病因不清，临床治疗往往以控制病灶、缓解疼痛、改善体征和促进生育为目的。

【病因病机】

子宫内膜异位症属中医学"痛经""癥瘕""逆经痛"范畴。《古方汇精》中记载："凡闺女在室，行经并无疼痛，及出嫁后，忽患经痛，服药罔效，此乃新婚不知禁忌，或经将来，或行经未净，遂再交媾，震动血海，损及冲任，以致瘀滞凝结，月逢行经，断难流畅，是以作痛。""逆经痛"所描述的临床特征与子宫内膜异位症的临床特征基本相符，并早于 Rokitansky 首次发现子宫内膜异位症数十年。

中医学普遍认为子宫内膜异位症以及术后复发病机在于"气滞、痰湿、寒凝致离经之血成瘀"。然而，此"瘀血论"未能揭示子宫内膜异位症的核心病机，如内异症的病灶大小、疼痛之症状的不同程度与月经的消长密切相关。

我们认为内异症病机根本在于肾虚，肾居冲脉之下，为冲脉之根，肾气有吸纳闭藏之功，冲脉所司气血在肾气的吸纳作用下有序灌注胞宫。若肾气亏虚则不能潜藏于下，冲脉所司气血逆乱，致肾虚冲气逆乱。即《医学衷中参西录》曰："是以肾虚之人，冲气多不能收敛，而有上冲之弊。"或复因肝郁气滞或寒邪直中等因素，阻滞冲脉气血灌注胞宫，经脉所司气血逆乱更甚，又因经期冲脉所司气血下泄益盛，与上逆之冲相干，故经期小腹痛甚。即《素问·骨空论》曰："冲脉为病，逆气里急。"因此，我们提出了内异症的核心病机为"冲脉之气逆乱，离经之血成瘀"。同时，内异症往往与其他疾病合并，如内异症合并多囊卵巢综合征、内异症合并不孕等，但是由于病机复杂，临床治疗往往较为棘手。

【临证论治】

治疗上各医家以活血化瘀、行气止痛为基本治法，既有共识，又有各家心得。依据内异症新病机理论，根据《素问·至真要大论》"逆者平之""高者抑之"原则，提出治疗当以"平冲降逆"为第一要务，并创立了"平冲降逆，化瘀通络"治疗原则。治疗以补肾安冲、化瘀行滞为大法，临证时，审证求因，或佐以疏肝行气、散寒止痛之品等，使冲脉所司气血顺畅而有序灌注胞宫，企望既治病痛，又能助孕（针对有孕育需求之患者）。

案一 子宫内膜异位症性痛经

桂某，女，36 岁，已婚。2020 年 9 月 12 日初诊。

主诉：经行腹痛 2 年，进行性加重半年余。

患者平素月经不规律，15 岁初潮，5 ～ 8 天 /24 ～ 30 天，量中等，色暗红，有血块，经前乳房胀痛，经期小腹坠胀作痛。2018 年患者无明显诱因经期腹痛明显加重，牵涉腹股沟及大腿内侧，伴冷汗频出，服用非甾体类止痛药后稍缓解。患者平素易腰酸，疲倦乏力，手足欠温，嗜食冷饮，作息不规律。近半年经行腹痛呈渐进性加重，经行第 1 ～ 2 天小腹坠胀，剧痛难忍，拒按，伴手足冷。LMP：2020 年 9 月 11 日。

婚育史：适龄婚育。配偶体健，G6P2A4，育有 2 女，体健。

刻下：现月经第 2 天，小腹疼痛，痛引腹股沟，得热痛减，冷汗频出，疼痛视觉模拟评分（VAS）9 分，经血色暗，有血块，腰膝酸软，手足欠温，纳可，寐可，大便溏，小便稍频。舌质暗，苔白，脉沉紧。

辅助检查：2020 年 8 月 18 日阴式 B 超示子宫大小正常，后位，左侧附件区可见一大小约 37mm×25mm 的囊性回声，内见分隔，考虑为左侧卵巢巧克力囊肿；血清糖类抗原125（CA125）40U/mL。

西医诊断：卵巢子宫内膜异位囊肿。

中医诊断：痛经；癥瘕。

辨证：寒凝经脉，冲脉瘀滞。

治法：安冲降逆，理气通络，散寒止痛。

处方：桂枝15g，白芍10g，当归10g，川芎8g，五灵脂10g，生蒲黄6g（包煎），琥珀3g（研末冲服），钩藤10g（后下），甘草6g，乳香5g，没药5g，槟榔6g，青皮6g，吴茱萸5g。共7剂，每日1剂，水煎2次，共取汁400mL，早晚2次服用。并嘱其忌寒凉辛辣刺激性食物，作息规律。

二诊：2020年9月19日。患者经期刚结束，诉服药后经期小腹、腹股沟及大腿内侧疼痛稍缓解，然仍不满意，经血暗，夹有血块。刻下手足欠温及腰酸未见明显改善，纳寐可，大便溏薄，小便平。舌质淡暗，苔白，脉沉紧。

处方：守方去乳香、没药、槟榔、青皮、吴茱萸，加仙茅6g，淫羊藿10g。共21剂，煎服法同前。

三诊：2020年10月9日。现患者月经第2天，月经量较前增多，色暗，血块减少，疼痛较前明显缓解，有少许冷汗，但痛经仍较明显，疼痛视觉模拟评分（VAS）7分，稍感腰酸，手足尚不温，纳可，寐可，二便平，舌质淡暗，苔白，脉沉紧。

处方：守一诊方加巴戟天10g。共7剂，煎服法同前。

四诊：2020年10月16日。患者诉服药后经期小腹、腹股沟及大腿内侧疼痛缓解，经量增多，经色红，夹少许血块，偶感腰酸，稍感恶寒，纳寐可，二便平。舌质淡暗，苔白，脉沉。

处方：守二诊方加菟丝子10g，续断10g。共21剂，煎服法同前。

五诊：2020年11月9日。11月7日月经来潮，现月经第3天，月经量可，第2天痛经较前明显缓解，疼痛视觉模拟评分（VAS）4分，经色红，偶有血块，未见明显腰酸，手足尚温，纳可，寐可，二便平。舌质淡，苔薄白，脉滑。患者气滞寒凝已大部分祛除，疼痛明显缓解，去诸行气化瘀之药。

处方：守初诊方去乳香、没药、槟榔、青皮、吴茱萸。共 7 剂，煎服法同前。

六诊：2020 年 11 月 15 日。刻下患者手足温，偶有腰膝酸软，余无明显不适，纳寐可，二便调。舌淡红，苔薄白，脉滑。治拟益肾化瘀。

处方：菟丝子 10g，续断 10g，桂枝 15g，白芍 10g，当归 10g，川芎 8g，五灵脂 10g，生蒲黄 6g，琥珀 3g（研末冲服），钩藤 10g（后下），甘草 6g。共 21 剂，煎服法同前。

患者经用中药调理 6 个月后，偶有经行腹痛，无须服用止痛片，经量适中，LMP：2021 年 3 月 8 日，经量正常，色红，经前及经期腹股沟及大腿无明显疼痛，疼痛视觉模拟评分（VAS）2 分。2021 年 3 月 18 日复查阴式 B 超见子宫大小正常，左侧附件区可见一大小约 25mm×15mm 的囊性回声。考虑为左侧卵巢巧克力囊肿。CA125 22U/mL。

按语：子宫内膜异位症属中医学"痛经""癥瘕"范畴。"凡闺女在室，行经并无疼痛，及出嫁后忽患经痛，服药罔效，此乃新婚不知禁忌，或经将来，或行经未净，遂再交媾，震动血海，损及冲任，以致瘀滞凝结，月逢行经，断难流畅，是以作痛。"经过历代传承与发展，各医家多从"瘀"论治子宫内膜异位症以及术后复发，然瘀血论未能揭示子宫内膜异位症的核心病机，如内异症的病灶大小、疼痛之症状的不同程度与月经的消长密切相关。

我们认为内异症病机是以肾虚为根本，肾居冲脉之下，为冲脉之根，肾气有吸纳闭藏之功，肾气亏虚则不能潜藏于下而上逆，胞宫吸纳气血功能异常，致肾虚冲气逆乱。即《医学衷中参西录》曰："是以肾虚之人，冲气多不能收敛，而有上冲之弊。"或患者复因肝郁气滞或寒邪直中等因素，阻滞冲脉气血灌注，经脉气血逆乱更甚，又因经期冲脉气血益盛，故经期小腹痛甚。即《素问·骨空论》曰："冲脉为病，逆气里急。"

　　本例患者主要表现为经行腹痛，B超检查见囊性病灶，提示卵巢巧克力囊肿的可能，诊为子宫内膜异位症引起的继发性痛经。患者平素腰酸，易感疲倦乏力，手足欠温，肾气本不足，痛经已2年，久病气血运行不畅，血瘀内生，近半年又嗜食冷饮，寒邪内侵，痛经明显加重，而成寒凝经脉，冲脉瘀滞。急则治其标，缓则治其本，治疗先以安冲降逆、理气通络、散寒止痛为主，当体内寒邪散去，冲脉气血调顺后，为巩固治疗，防止复发，继续调治以补肾安冲。

　　初诊时我们重用桂枝为君，辛甘化阳，温通心阳，祛散内寒以温肾水，上通下达，阳气交通而气逆除。《本草思辨录》载："惟辛温能止其冲，桂枝乃下冲妙药，仲圣屡用之。"又如方有执《伤寒条辨》中记载："桂枝走阴降肾，能御奔豚于未至。"《神农本草经·中品》云："吴茱萸，主温中，下气，止痛，咳逆寒热。"古人认为槟榔"性如铁石之降"，故配伍吴茱萸加强散寒降逆之功，槟榔、青皮增降气破气消滞之力；五灵脂、生蒲黄为失笑散之组方，吴谦《医宗金鉴·删补名医方论》赞其："用灵脂之甘温走肝，生用则行血；蒲黄甘平入肝，生用则破血。佐酒煎以行其力，庶可直抉厥阴之滞，而有推陈致新之功。"诸药合用，散寒止痛，降逆行瘀。

　　六诊时见患者痛经明显缓解，乃体内寒邪散去，冲气得降，瘀血渐化，气血调顺，然内异症引起的痛经，其本在肾，此时当以补益肾气为主，以菟丝子、续断为君补益肾气，佐入甘温之桂枝，补肾安冲并举。

　　按此节奏继续调理4个月经周期，患者经行腹痛明显改善，仅偶伴小腹闷胀不适，无腰酸，手足温，诸症愈，并在一定程度防止了病灶复发，大大提高了患者的生活质量。

　　痛经是妇科常见病，临床治法有许多种。在《景岳全书·妇人规》中记载："经行腹痛，证有虚实。实者或因寒滞，或因血滞，或因气滞，或因热滞；虚者有因血虚，有因气虚。"临床上治疗痛经时，首辨虚实，实者为"不通则痛"，虚者为"不荣而痛"。寒邪凝滞者常配伍吴茱萸、艾叶、炮姜等温经散寒止痛；气滞者佐入木香、香附、延胡索等行气止痛；因寒、热、气滞等致气血不畅成瘀，往往配伍当归、川芎等理气化瘀，调经止痛；湿热瘀滞者多加入牡丹皮、赤芍凉血化瘀止痛；虚者气血不荣于经脉，冲任胞宫失于濡养，治疗时多加入黄芪、党参、白芍等补气养血之品。以止痛为核心，分期治疗，调理胞宫、冲任气血，标本兼治。

案二　卵巢子宫内膜异位囊肿

谭某，女，34 岁，已婚。2021 年 3 月 10 日初诊。

主诉：发现卵巢子宫内膜异位囊肿半年余。

平素月经周期欠规律，7 ~ 15 天 /33 天，月经量多，色暗红，有血块，伴痛经。LMP：2021 年 3 月 9 日。患者于半年前无明显诱因出现右下腹隐隐作痛，经行时疼痛加重，痛连腰骶，肛门坠胀感明显，于当地就诊测 CA125　100U/mL。妇科 B 超示右卵巢区见大小约 60mm×75mm 液性暗区，内见密集光点回声，考虑卵巢子宫内膜异位囊肿。当地建议行手术治疗，患者及家属拒绝，多方寻求中医治疗效果欠佳，故来求治。患者平素自感头晕沉重，胸闷，纳呆，腰酸，大便溏。

婚育史：适龄婚育。G5P3A2，3 次剖宫产，2 次无痛人工流产术。

刻下：患者月经第 2 天，感下腹部疼痛伴有肛门下坠感，经色暗红，夹血块，乏力，头晕沉重。舌质淡暗，苔白腻，脉沉滑。

专科检查：因阴道出血拒检。

西医诊断：卵巢子宫内膜异位囊肿。

中医诊断：癥瘕；痛经。

辨证：痰瘀互结。

治法：化痰消癥，化瘀安冲。

处方：浙贝母 6g，薏苡仁 10g，桂枝 15g，白芍 10g，茯苓 10g，巴戟天 10g，紫石英 15g（先煎），五灵脂 10g，生蒲黄 6g（包煎），甘草

6g，乳香 5g，没药 5g。共 5 剂，每日 1 剂，400mL，分早晚 2 次温服。

二诊：2021 年 3 月 16 日。患者此次月经 8 天干净，量多，色暗，血块稍有减少，经行小腹掣痛及肛门下坠感减轻，胸闷稍有好转，仍感乏力，头晕沉重，纳欠佳，大便溏，小便可。舌质淡暗，苔白腻，脉滑。

处方：守方去乳香、没药，加丹参 10g。共 14 剂，煎服法同前。

三诊：2021 年 4 月 2 日。患者自诉头晕沉重、胸闷较前明显好转，仍易疲倦，近日心情烦躁，易怒，仍感腰酸，纳一般，大便成形，黏厕。舌暗红，苔白腻，脉沉。用药加强疏肝解郁之力。

处方：上方加柴胡 6g，郁金 10g。共 7 剂，煎服法同前。

四诊：2021 年 4 月 10 日。现月经第 1 天，量可，色红，有少量血块，轻微小腹疼痛，肛门坠胀感明显减轻，疲倦感减少，无明显胸闷，纳一般，大便成形，小便可。舌淡红，苔白腻，脉细滑。

处方：桂枝 15g，白芍 10g，血竭 3g（研末冲服），水蛭 3g，五灵脂 10g，生蒲黄 6g（包煎），当归 10g，川芎 6g，丹参 10g，甘草 6g。共 7 剂，煎服法同前。

五诊：2021 年 4 月 18 日。患者此次月经 7 天干净，量可，色红，有少许血块，稍感小腹掣痛，头晕明显改善，偶有疲倦，无明显胸闷，腰酸，纳一般，二便平。舌淡红，苔薄白，脉沉。

处方：守二诊方加杜仲 10g，白术 10g。共 14 剂，煎服法同前。

六诊：2021 年 5 月 1 日。患者常感头部晕沉，偶有腰酸乏力，余无明显不适，纳寐可，二便调。舌淡红，苔白，脉沉。

处方：菟丝子 10g，续断 10g，巴戟天 10g，紫石英 15g（先煎），桂枝 6g，血竭 3g（研末冲服），水蛭 3g，醋龟甲 10g（先煎），芡实 10g，五灵脂 10g，生蒲黄 6g（包煎），甘草 6g。共 14 剂，煎服法同前。

七诊：2021 年 5 月 19 日。患者月经 7 天干净，量可，色红，有少许血块，无痛经，仍有腰酸，余无不适。舌质淡红，苔白，脉细。

处方：守上方。共 14 剂，煎服法同前。

继服 3 个月后复诊，2021 年 8 月 18 日复查阴式 B 超示右卵巢区见大小约 31mm×23mm 的液性暗区，内见密集光点回声。考虑卵巢子宫内膜异位囊肿，CA125 69U/mL。患者囊肿明显减小，CA125 数值下降，经期腹痛明显减轻，无肛门坠胀感，无头晕。半年后随访，囊肿无明显增大。

按语：卵巢子宫内膜异位囊肿是临床常见的子宫内膜异位症之一，属中医学"癥瘕""妇人腹痛"范畴。《素问·骨空论》云："任脉为病……女子带下瘕聚。"任脉主全身阴液，统率全身阴液的流通。若任脉为病，任脉经气不足，无力统率全身阴液流通而停滞不行，痰湿阻滞，液聚为瘕；或感受湿热之邪，湿热下注，阴液胶着成块，为盆腔炎性包块。

本案患者影像学检查提示卵巢液性包块，我们认为乃因任脉经气不足，汇聚于胞宫的阴液停滞，阻于胞脉，液聚为瘕。患者体内阴液运行不畅，痰湿内生，湿阻中焦，脾胃运化失常则见痞满、纳呆、大便溏；痰湿阻滞气机，清阳不升，故患者素感头晕沉重、胸闷。患者既往有剖宫产史及人工流产史，胞宫络脉受损，经脉气血不畅，冲脉气血不能有序灌注于胞宫而成瘀，致经行量多，腹痛，经血色暗，质稠。本案总属本虚标实，治以化痰消瘕，化瘀安冲。《本草简要方》提出："浙贝味大苦，为开郁散结化痰解毒之良品。"《本草新编》论其："薏仁最善利水，又不损耗真阴之气……视病之轻重，准用药之多寡，则阴阳不伤，而湿病易去。"《世补斋医书》云："茯苓一味，为治痰主药。痰之本，水也，茯苓可以行水，痰之动，湿也，茯苓又可行湿。"气能推动津液的运行，化湿利水而不能伤阴，因此选用既能行气又能化痰之浙贝母、利水而不伤阴之薏苡仁以及行水行湿之茯苓为君药；痰湿为阴邪，故佐以巴戟天、紫石英，温补脾肾以温阳利水，运化水湿；桂枝、白芍安冲缓急止痛；五灵脂、蒲黄力助化瘀之效。

二诊时无疼痛，瘀血证缓，水湿证显，故去乳香、没药，而加丹参增强散结除瘕之功。《神农本草经·上品》言："丹参，味苦，微寒。主心腹邪气，肠鸣幽幽如走水，寒热积聚，破癥除瘕，止烦满，益气。"三诊见患者情志不舒，气滞血阻，故加用柴胡、郁金以疏肝行气助血行。四诊时患者恰处于经期，此期重在安冲，缓解上逆之冲与经血的相干，故以桂枝、白芍为君，全方以安冲化瘀为主。五诊患者已度过经期，经治于此，痰湿渐去，而所困之脾未缓，故加白术健脾益气化痰。六诊见患者痰湿之象明显改善，缓则治其本，更方以补肾敛冲，补益任脉，温通经脉。以菟丝子、续断补益肾气为君；叶天士《临证指南医案》云："龟性阴，走任脉。"《傅青主女科·带下篇》云："芡实专补任脉之虚，又能利水。"故佐以醋龟甲、芡实补益任脉；继续配伍巴戟天、紫石英温补肾阳，温阳化气，增强补益肾气之功；桂枝重在温通经脉。

随证加减继续治疗3个月后患者症状明显缓解，肾气渐盛，任脉充盛，冲脉气血调畅，全身阴液循环有序，囊肿缩小，随访未见明显增大。

案三 子宫内膜异位症性不孕

张某，女，29岁，已婚。2021年8月16日初诊。

主诉：发现巧克力囊肿2年余，未避孕未孕1年。

患者平素月经欠规律，月经5～6天/30～40天，量多，色暗，血块较多，轻微痛经，经前腰酸。LMP：2021年8月1日，量、色、质同前。患者自诉于2年前因体检发现巧克力囊肿，未予以重视。结婚1年性生活正常未避孕而未孕，患者曾于外院就诊，调治半年余未见明显效果，现慕名而来我院门诊求治。

既往史：2019年确诊卵巢子宫内膜异位囊肿。

婚育史：适龄婚育。配偶体健，G0P0。

刻下：患者月经第16天，阴道分泌物量一般，质稀如水。情绪低落，伴咽喉有异物感，胸胁胀闷，腰酸，食欲不佳，寐欠佳，夜尿2次，大便正常。舌暗，苔白，脉沉涩。

专科检查：子宫增大，质地稍硬。

辅助检查：2020 年 12 月 6 日超声造影检查示两侧输卵管通而不畅。2021 年 8 月 16 日 CA125 64U/mL。AMH 3.3ng/mL。阴式 B 超提示右侧附件囊性包块 43mm×36mm×26mm，卵巢巧克力囊肿。

西医诊断：原发性不孕；卵巢子宫内膜异位囊肿。

中医诊断：不孕症；癥瘕。

辨证：肾虚肝郁，冲脉瘀滞。

治法：补肾疏肝，行瘀调冲。

处方：菟丝子 15g，续断 10g，柴胡 6g，郁金 6g，知母 10g，熟地黄 10g，醋龟甲 15g（先煎），阿胶 3g（烊化），巴戟天 10g，紫石英 15g（先煎），五灵脂 10g，生蒲黄 6g（包煎），半夏 12g，厚朴 9g，苏叶 6g。7 剂，每日 1 剂，水煎 2 次，共取汁 400mL，分早晚 2 次温服。嘱勿食生冷，注意保暖和休息。

二诊：2021 年 8 月 23 日。患者服上方 7 剂后，咽喉不适感稍减，睡眠一般，腰酸，余症状同前。

处方：守方加百合。共 14 剂，煎服法同前。

三诊：2021 年 9 月 12 日。患者 9 月 6 日月经来潮，5 天干净，经量多，色暗，血块减少，经前腰酸缓解，无明显痛经。诉服药后咽喉不适感明显改善，稍有胸胁胀闷，纳一般，眠可，夜尿 1 次。舌暗红，苔白，脉沉涩。痰气交阻症状大除，去行气化痰之药。

处方：守方去半夏、厚朴、苏叶、百合。共 14 剂，煎服法同前。嘱勿食生冷，注意保暖和休息。

四诊：2021 年 9 月 26 日。患者自诉服上方后，腰酸明显缓解，偶感胸胁不适，纳一般，寐可，二便可，偶有夜尿。舌暗红，苔白，脉涩。

处方：守上方。共 14 剂，煎服法同前。嘱勿食生冷，注意保暖和休息。

五诊：2021 年 10 月 10 日。10 月 8 日月经来潮，今月经第 3 天，经量较前减少，色红，夹有少量血块，无痛经。纳寐可，偶有夜尿，未伴明显不适。舌暗红，苔白，脉沉稍滑。症状较前好转，守法继进。

处方：守上方去柴胡、郁金。共 14 剂，煎服法同前。嘱勿食生冷，注意保暖和休息。

六诊：2021 年 10 月 25 日。患者现月经第 18 天，诉阴道分泌物增多，质黏，略透明，纳寐可，二便可。舌暗红，苔白，脉滑。

处方：守上方。共 14 剂，煎服法同前。嘱勿食生冷，注意保暖和休息。

患者经中药调理 6 个月后，月经周期 30 ~ 32 天，量可，色红，经期无不适，月经第 14 ~ 17 天左右常有鸡蛋清拉丝状白带。2022 年 2 月 15 日阴式 B 超示右侧附件囊性包块 36mm×31mm×20mm，卵巢巧克力囊肿。专科检查：子宫增大，质地稍硬。CA125 45U/mL。

2022 年 2 月末，患者月经推迟 15 日未至，自测尿 HCG 阳性，当日于本院测血 HCG 阳性。患者自述稍有腰酸，余无明显不适。舌暗红，苔白，脉滑。遵医嘱继服中药以补肾养血、固冲安胎治疗，并定期检查血 HCG 与妇科 B 超监测胚胎发育情况。后期门诊随访 10 个月后顺利诞下 1 女。

按语：子宫内膜异位症患者肾气本不足，肾虚不能敛冲，冲脉气血逆乱，致离经之血成瘀，瘀血阻滞，瘀结成癥，阻滞冲任胞宫，有碍两精相搏，而不能有子。内异症引起的不孕多为本虚标实证，治疗时应标本兼治，当有形实邪去除后，专以补肾助孕，补肾又以补肾精、益肾气为关键。

本例患者体检发现巧克力囊肿病灶，然症状不明显，未引起重视，直至婚后 1 年余未孕，就医检查未见输卵管等明显器质性病变，我们认为该患者是由子宫内膜异位症引起的不孕，其求子心切，情绪低落，肝气不疏，气机郁滞，"木性升散，不受遏郁，郁则经气逆"。故患者感咽喉有异物感，经行量多，腹痛不适，经血有较多血块；患者平素阴道分泌物量一般，质稀如水，腰酸，夜尿 2 次，乃肾虚的表现，辨其为肾虚肝郁、冲脉瘀滞证，治以补肾疏肝，行瘀调冲。

方中予菟丝子、续断补益肾气的同时，配伍知母、熟地黄、醋龟甲、阿胶滋阴之品，旨在充养肾精，少佐巴戟天、紫石英温补肾阳，意为温阳化气，共增补益肾气之功；患者肝气郁结为标，故加入柴胡、郁金，一气一血，气血并治，柴胡可升可散，善于疏散少阳半表半里之邪，又能升举清阳之气，且可疏散肝气而解郁结，为疏肝理气之要药，郁金体轻气窜，其气先上行而后下达，既入气分，又达血分，为疏肝活血之要药；《女科经纶》记载："半夏降逆，厚朴兼散结，故主之……苏叶味辛气香，色紫性温，能入阴和血而兼归气于血……而炙爯者用之，则气与血和，不复上浮也。"方中佐半夏、厚朴、苏叶取半夏厚朴汤之组成以行气散结，降逆化痰。

五诊见患者经血血块减少，无明显痛经，无胸胁胀闷，纳寐可，肝气调畅，气血调顺，故去郁金、柴胡易耗阴之品，以补肾化瘀调冲为主要治法，助其自然受孕。

患者随证调理半年余，气机调畅，气血调达，病灶缩小，肾气充盛，天癸泌至，冲脉所司气血有序灌注胞宫，病去经调，方成功受孕，孕后注重保胎，防止胚胎丢失。

案四　子宫腺肌病（伴严重子宫出血）

胡某，女，34 岁，已婚。2021 年 6 月 14 日初诊。

主诉：痛经伴月经量多 1 年，头晕乏力 1 个月余。

患者平素月经尚规则，13 岁初潮，5 天 /29 ~ 30 天，量中，色偏暗，经行稍有小腹闷胀不适、腰酸。近 1 年患者感经行疼痛明显，严重时疼痛拒按，甚则放射至腰骶部和大腿内侧，并伴有月经量明显增多，淋沥不尽，经期延长至 20 天左右，夹较多血块，色暗，伴头晕乏力感。遂于当地就诊，诊为子宫腺肌病，建议口服避孕药治疗，患者拒绝而多方寻求中医治疗，效果不显。LMP：2021 年 5 月 27 日，量多，色暗，夹血块。近

1 个月头晕乏力愈发明显，精神不振，影响正常生活，遂前来求治。

既往史：2020 年 12 月确诊子宫腺肌病。

婚育史：适龄婚育。G1P1，既往顺产 1 子，体健。

刻下：患者月经第 19 天，阴道出血，量较少，色暗红，头晕乏力明显，伴腰酸，纳差，寐安，二便平。舌质淡暗，苔薄，脉弦细滑。

专科检查：外阴已婚已产式，阴道通畅，分泌物一般，宫颈无接触性出血，子宫增大，质地稍硬，附件无压痛。

辅助检查：2021 年 6 月 14 日阴式 B 超示子宫前位，大小约 106mm × 88mm × 84mm，内膜 5mm，肌层回声不均，可见点线状强回声。超声提示子宫腺肌病。CA125 102U/mL。血常规示血红蛋白 70g/L。内分泌血检未见异常。

西医诊断：子宫腺肌病；异常子宫出血；中度贫血。

中医诊断：癥瘕；崩漏；血证。

辨证：脾肾两虚，冲脉瘀阻。

治法：补肾健脾益气，化瘀止血调冲。

处方：菟丝子 15g，续断 10g，党参 10g，黄芪 15g，熟地黄 10g，当归 10g，川芎 6g，白芍 10g，五灵脂 10g，生蒲黄 6g（包煎），花蕊石 10g（先煎），地榆炭 10g，茜草 10g，三七 3g。共 7 剂，每日 1 剂，水煎 2 次，共取汁 400mL，分早晚 2 次服用。嘱患者勿劳累，多休息。

二诊：2021 年 6 月 21 日。患者服药后，阴道出血量渐减，色暗，于 6 月 18 日干净，仍感腰酸、乏力。舌质淡，苔薄，脉弦细。

处方：守方去花蕊石、地榆炭、茜草、三七，加白术。共 7 剂，煎服法同前。嘱患者勿劳累，多休息。

三诊：2021 年 6 月 28 日。患者双侧乳房胀痛，感月经将来潮，恐月经量大而情绪不佳，腰酸、乏力仍明显，纳可，寐安，二便平。舌淡红，苔薄白，脉细滑。

处方：守初诊方加柴胡 10g，郁金 10g。共 14 剂，煎服法同前。嘱患者勿劳累，多休息。

四诊：2021年7月12日。LMP 6月30日。6月30日至7月4日，量多，色鲜红，质稠，夹较多血块，无明显痛经，7月5至7月10日，量逐渐减少，色暗，质稠，夹血块。患者现无阴道出血，此次月经11天干净，其内心无比感恩，精神一般，头晕明显改善，纳寐可，二便平。舌淡暗，苔薄白，脉细滑。改以补肾健脾而调经。

处方：菟丝子15g，续断10g，党参10g，黄芪15g，白芍10g，熟地黄10g，当归10g，川芎6g，白术10g，甘草6g。共7剂，煎服法同前。嘱患者多休息。

五诊：2021年7月19日。月经干净后患者无阴道异常出血，精神状态明显好转，腰酸乏力较前缓解，稍感头晕，纳寐可，二便平。舌淡红，苔薄白，脉细滑。

处方：守上方。共14剂，煎服法同前。

六诊：2021年8月2日。7月29日月经来潮，现月经第5天，量较前减少，色红，有少许血块，无明显痛经，纳寐可，二便平。舌淡红，苔薄白，脉细滑。

处方：守上方加紫石英15g（先煎），五灵脂10g，生蒲黄6g（包煎）。共14剂，煎服法同前。

七诊：2021年8月18日。患者诉此次月经8天干净，量中，色红，夹血块，精神可，头晕改善，腰酸缓解。舌淡红，苔薄白，脉细滑。

处方：守四诊方加阿胶3g（烊化）。共14剂，煎服法同前。

患者经用中药调理6个月后，经期缩短至1周，经量正常，经色红，偶有少量血块，经行腹痛明显改善。2021年12月30日复查CA125 58U/mL。血常规示血红蛋白115g/L。阴式B超示子宫前位，大小约70mm×71mm×81mm，内膜6mm，肌层回声不均，可见点线状强回声，提示子宫腺肌病。

按语：子宫腺肌病是引起女性子宫异常出血的常见原因。本案患者以痛经、异常出血为主要症状，内分泌检查未见明显异常，既往有子宫腺肌病病史，无剖宫产史，我们诊断其为子宫腺肌病引起的异常子宫出血。我们认为本案患者以肾虚为根本，肾吸纳、封藏失职，胞宫"脏"的属性异常，失于封藏，冲脉气血上逆，失于固摄，血溢于脉外；离经之血成瘀，阻滞经脉，致血不循经；久病耗气，致脾气亏虚，"脾主统血"，脾气虚则不能统摄血行于脉中而溢于脉外，病情恶性循环，导致严重出血。

本案患者有子宫腺肌病病史，平素腰酸疲倦，经量多，淋沥不尽，经期延长至 20 天左右，夹较多瘀块，乃肾虚血瘀之象，久病气血化生不足，头窍失于濡养，故头晕乏力明显，发为脾肾两虚，冲脉瘀滞。治疗须标本兼治，急以化瘀调冲止血，缓则补肾健脾养血。

患者因阴道异常出血前来就诊，伴头晕乏力明显，若只塞其流而不澄其源，则滔天之势不能遏。方中重用菟丝子、续断补肾固冲，党参、黄芪补气健脾，共为君药，《本草正义》有云："健脾运而不燥……鼓舞清阳，振动中气而无刚燥之弊。"《本草正》云："黄芪味甘气平，升多降少……补中益气……其所以止血崩血淋者。"党参、黄芪补气升阳，二者相须为用，使脾气健旺，气血生化有源，脾阳得升，统摄有权，出血自止。同时重用化瘀止血药，如五灵脂、生蒲黄、花蕊石、茜草、三七，瘀血清则血自止，止涩塞流与澄源并举。

二诊患者血渐止，故去花蕊石、地榆炭、茜草、三七以减止血之力，张景岳云："盖人之始生，本乎精血之源，人之即生，由乎水谷之养。"即加入白术增补土培中之力，脾胃得复则气血俱盛。

经过几诊治疗，患者经期逐渐缩短，阴道无异常出血，腰酸乏力较前缓解，精神状态明显好转，头晕不明显。故继续调治，补肾健脾养血以复旧。

患者全程分期调治半年后，脾气充，肾气盛，肾的吸纳封藏功能得以正常，冲脉气血有序灌注胞宫，瘀血去而冲脉调，月经恢复正常，全身症状改善。

子宫异常出血是妇科临床常见病，可见于崩漏、功能失调性子宫出血、子宫腺肌病、子宫肌瘤等所引起，在治疗上，古有唐川容在《血证论》中指出治疗血证的四大原则为"止血、消瘀、宁血、补虚"，且"止血为第一要法"，目前仍被视为治疗出血证的一般原则。对于出血的辨证，首当分清病理性质的虚实，区别实热、阴虚、气虚的不同，并须辨其脏腑病位，根据不同部位的出血，联系所属脏腑。临床上常用止血法有清热止血法，中药常选用黄连、黄芩、栀子等；对于血热妄行的血证，多用生地黄、玄参、丹参等凉血止血；气虚不能摄血，常采用黄芪、党参益气止血；再有血脉瘀滞，以致血出不止者，常配伍三七、茜草、蒲黄化瘀止血；若大出血，病情较急，急则治其标，当以侧柏叶、仙鹤草、血余炭收敛止血。凡出血后，脉洪大弦急者，须防再度出血。脉沉细欲绝和细数不清者，为虚脱之象，脉细弱和缓为亡血后气血虚弱，脉证相符之象，预后较顺。血证临证时当严谨辨治，慎加护理。

案五　子宫腺肌病（伴小便不利）

李某，女，45 岁，已婚。2021 年 5 月 14 日初诊。

主诉：痛经 2 年，伴小便不利半年。

患者平素月经规律，14 岁初潮，5 天 /28 ～ 39 天，量偏多，色暗红，有少许血块，经期小腹闷胀不适，偶有痛经。LMP：4 月 19 日，量、色、质同前，痛经，程度中。近 2 年痛经逐渐加重，经期第 1 ～ 3 天小腹疼痛拒按，严重时卧床不起，于当地就诊，诊为子宫腺肌病，并建议使用非甾体类抗炎药物治疗。半年前经期腹痛明显，同时感小便点滴而出，甚则闭塞不通，小腹胀痛并隆起，时有尿意，欲排不能，蹲厕 5 ～ 6 次／晚，痛苦不已，遂来求治。

既往史：子宫腺肌病病史，无结石病史，无尿路感染史。

婚育史：G1P1，育有 1 子，体健。

刻下：患者神志清，精神软，疲劳乏力，纳食一般，小腹胀满隐痛，小便点滴而出，无尿痛，大便平。舌紫暗，有瘀点，苔薄白，脉涩。

专科检查：子宫增大，质地稍硬。

辅助检查：2021年5月14日阴式B超提示子宫前位，大小约103mm×89mm×82mm，肌层回声不均，可见点线状强回声，提示子宫腺肌病。CA125 113U/mL。

西医诊断：痛经；子宫腺肌病；尿潴留。

中医诊断：痛经；癥瘕；癃闭。

辨证：瘀血阻滞，肺气失宣。

治法：化瘀安冲，宣肺开闭。

处方：桂枝15g，白芍10g，五灵脂10g，生蒲黄6g（包煎），血竭3g（研末冲服），琥珀3g（研末冲服），当归10g，川芎6g，巴戟天10g，桔梗6g，甘草6g。共14剂，每日1剂，水煎2次，共取汁400mL，分早晚2次温服。

二诊：2021年5月28日。LMP 5月19日，自诉此次经行第1～3天疼痛有所减轻，第5天稍感疼痛，7日经净。疲劳乏力感好转，排尿较前明显通畅，小腹胀满感减轻，纳可，睡眠不佳，起夜次数减至4次。舌质暗，苔薄白，脉涩。

处方：守方加百合。共14剂，煎服法同前。

三诊：2021年6月12日。患者精神尚可，无明显乏力感，双侧乳房胀痛，排尿尚通畅，小腹稍有胀满感，纳可，睡眠改善，起夜次数减至2次。舌质暗，苔薄白，脉涩。

处方：守初诊方加柴胡、郁金。共14剂，煎服法同前。

四诊：2021年6月28日。6月19日月经来潮，自诉此次经行无明显痛感，7日经净，排尿明显改善，余无明显不适，纳可，眠可。舌质淡红，苔薄白，脉涩。

处方：守初诊方。共14剂，煎服法同前。

五诊：2021年7月12日。患者精神可，排尿通畅，纳可，寐安。舌质淡红，苔薄白，脉涩。

处方：菟丝子 15g，续断 10g，桂枝 15g，白芍 10g，五灵脂 10g，生蒲黄 6g（包煎），血竭 3g（研末冲服），琥珀 3g（研末冲服），巴戟天 10g，甘草 6g。共 14 剂，煎服法同前。

经过以上诊治，患者已无经行腹痛，排尿顺畅，然子宫腺肌病病情复杂，容易复发，继守五诊方随证加减调治以固本。2021 年 12 月 18 日复查 CA125 58U/mL。阴式 B 超示子宫前位，大小约 73mm×74mm×80mm，肌层回声不均，可见点线状强回声。超声提示子宫腺肌病。患者经用中药调理半年后，病灶得以控制，症状得以改善。

按语：本例患者有子宫腺肌病病史，以肾虚为本，肾虚不能敛冲，冲脉气血逆乱成瘀，瘀血内阻，经行腹痛明显 2 年余，病程日久，血瘀阻于胞宫，渐成癥瘕；近半年痛经进行性加重，同时伴小便点滴难出，无结石病史，无尿路感染史，小腹胀痛并隆起，时有尿意，欲排不能，如《丹溪心法》言："肺为上焦而膀胱为下焦，上焦闭则下焦塞。譬如滴水之器，必上窍通而后下窍之水出焉。"此乃经脉气血运行受阻，气机不利，肺气失于宣发，发展为小便不利。因此，本病治疗重在化瘀，瘀血去则气血顺，气机正常，小便自利。

患者初诊时小便难，舌紫暗，有瘀点，脉涩等，为一派瘀象，治以化瘀为主，瘀血不去，则冲任难安，即《灵枢·百病始生》云："邪留而不去，传舍于伏冲之脉。"以桂枝、白芍为君，配伍活血散瘀止痛之血竭、琥珀等，以安逆乱之冲，缓解疼痛。《时方妙用》载："至于癃闭症，小便点滴不通。甚则胀闷欲死……如滴水之器，闭其上窍而倒悬之，点滴不能下也，去其上闭，则下窍通矣。"根据"上窍开而下窍自通"理论，佐入能辛宣苦降、开宣肺气之桔梗，《本草求真》言其："升提肺气，为诸药舟楫，使清气得以上升，浊气自可下降。"桔梗宣上窍而利下窍，肺气宣发肃降，水道通调则小便自利，达到"提壶揭盖"的目的。

如此以化瘀安冲为主、宣发肺气为辅随证加减治疗一段时间后见患者瘀象改善，小便自利，然子宫腺肌病病机核心为肾虚，肾虚不能敛冲，为巩固病情，防止复发，须以补肾安冲为治继续调理以固本。半年后，患者不仅症状改善，病灶也得到很好地控制。

案六 子宫腺肌病合并反复自然流产

熊某，女，31岁，已婚。2020年10月9日初诊。

主诉：痛经进行性加重半年伴2次自然流产。

患者平素月经尚规则，13岁初潮，7天/25～30天，量可，色红，夹少许血块，伴痛经、腰酸，尚可忍受，得热缓解，经前乳房胀痛，情绪易波动。2016年于当地就诊，阴式B超提示子宫腺肌病，予以激素类药物治疗1年余未见明显效果。3年前痛经逐渐加重，经来腹痛拒按，怕冷，常服用止痛药（具体药物不详），严重时卧床不起，经期逐渐延长，9～15天干净，月经量增多，经血色暗，血块较多，经前1周烦躁易怒，乳房胀痛，伴腰酸、小腹坠胀。LMP：2020年9月29日，量多，色暗，至今未净，痛经明显，自行服用止痛药未见效果。近半年痛经愈发加重，止痛药效果不佳，怕冷明显，常有小腹冷痛，结合既往不良妊娠史，现为求系统治疗前来就诊。

既往史：2016年确诊子宫腺肌病。

婚育史：适龄婚育，配偶体健。G2P0A2。2018年、2019年2次自然流产，曾进行相关检查未查明流产因素。

刻下：患者月经第11天，阴道少量出血，色暗，伴小腹坠胀不适，得热缓解。精神欠佳，情绪较低落，怕冷，纳可，寐不安，多梦，二便平。舌暗，苔薄白，脉沉弦。

专科检查：外阴已婚未产式，阴道通畅，宫颈光滑，子宫后位，有局限性隆起，质硬，有压痛。

辅助检查：2020年10月1日阴式B超示子宫体积增大，大小87mm×90mm×92mm，肌层回声欠均匀，内膜厚8mm，回声不均匀，左卵巢

27mm×16mm，窦卵泡数 4 个，较大者 5mm×4mm，右卵巢约 41mm×20mm，窦卵泡数 8～9 个，较大者 7mm×6mm，考虑子宫腺肌病；性激素检查示 FSH 8mIU/mL，LH 5.81mIU/mL，T 25.91ng/mL，P 14.56ng/mL，E_2 43.17pg/mL；CA125 79.6U/mL；AMH 2.35ng/mL。

西医诊断：子宫腺肌病；反复自然流产。

中医诊断：痛经；滑胎。

辨证：肾虚不固，寒凝瘀滞。

治法：补肾安冲，温经行瘀。

处方：菟丝子 20g，熟地黄 10g，当归 10g，桂枝 12g，白芍 8g，巴戟天 10g，紫石英 15g（先煎），吴茱萸 6g，五灵脂 10g，生蒲黄 6g（包煎），醋龟甲 15g（先煎），阿胶 3g（烊化），甘草 6g。共 7 剂，每日 1 剂，水煎 2 次，共取汁 400mL，分早晚 2 次温服。

二诊：2020 年 10 月 15 日。患者现月经第 17 天，阴道仍少量出血，小腹坠胀不适，热敷未见明显缓解，伴腰酸，稍怕冷，情绪尚可，纳可，寐不安，二便平。舌暗，苔薄白，脉缓。

处方：守方加三七、茜草。共 7 剂，煎服法同前。

三诊：2020 年 10 月 21 日。患者现月经第 23 天，诉月经第 18 天阴道出血停止。现烦躁易怒，情绪波动大，乳房胀痛，不能触衣，手脚稍可得温，纳尚可，寐欠佳，二便平。舌淡暗，苔薄白，脉缓，较前有力。

处方：初诊方加郁金、柴胡。共 14 剂，煎服法同前。

四诊：2020 年 11 月 2 日。10 月 29 日月经来潮，现月经第 5 天，量正常，色鲜红，血块减少，经期不适明显减轻，经前无明显烦躁及乳房胀痛，四肢尚温，无明显怕冷，纳寐可，二便平。舌淡，苔薄白，脉滑。

处方：菟丝子 20g，续断 10g，熟地黄 10g，当归 10g，川芎 6g，桂枝 12g，白芍 8g，醋龟甲 15g（先煎），阿胶 3g（烊化），杜仲 10g，白术 10g，甘草 6g。共 5 剂，煎服法同前。

五诊至九诊：2020 年 11 月 7 日患者五诊，当时为月经第 10 天，月经第 8 天已无阴道出血。舌淡暗，苔白，脉弦。患者体内寒邪乃去，其病机以肾虚为根本，缓则治其本，继补肾安冲为治以助孕固胎，每次就症状变化稍作加减，调治 4 个月余后，痛经改善，经量适中，无月经淋沥不尽现象，四肢温，症状均见好转，精神佳，嘱患者复查。

十诊：2021 年 4 月 2 日。患者复查性激素示 FSH 6.53IU/L，E_2 66pg/mL，AMH 3.01ng/mL，CA125 35.70U/mL。患者经量正常，无明显痛经，刻下无明显不适。

处方：菟丝子 20g，续断 10g，熟地黄 10g，当归 10g，川芎 6g，桂枝 12g，白芍 8g，醋龟甲 15g（先煎），阿胶 3g（烊化），黄芪 15g，甘草 6g。共 14 剂，煎服法同前。

十一诊：2021 年 4 月 15 日。LMP 3 月 10 日。自测尿妊娠试验阳性，当天于医院测得血 HCG 阳性，要求安胎治疗，患者易疲倦，伴腰酸，无小腹疼痛，无阴道出血。舌暗红，苔白，脉细滑数。2021 年 4 月 12 日 HCG 192mIU/mL，P 21.93ng/mL，E_2 478pg/mL。

处方：菟丝子 20g，续断 10g，桑寄生 20g，当归 5g，麦冬 10g，生地黄 10g，太子参 20g，石斛 10g，阿胶 3g（烊化），甘草 6g。共 7 剂，煎服法同前。

十二诊：2021 年 4 月 22 日。患者孕 1 个月余，阴道少量出血 3 天，诉偶有腰酸，纳寐可，大便干结，2～3 天一解，小便可。舌暗，苔薄，脉细。今血检示 P 31.75ng/mL，E_2 1029pg/mL，HCG 56725.6mIU/mL。血常规、电解质未见明显异常。

处方：守方加杜仲、佛手、苎麻根。共 7 剂，煎服法同前。

十三诊：2021 年 5 月 1 日。患者孕 8W+，腰酸，偶有恶心、呕吐，食欲欠佳，伴间断性阴道少量出血，小便可，大便可，1 日 1 行，质软。今血检示 P 18.13ng/mL，E_2 1486pg/mL，HCG 152401.0mIU/mL；阴式 B 超示宫腔内可见 29mm×31mm 孕囊，囊内见卵黄囊 3mm，胎芽 20mm，并见原始心管搏动，提示宫内早孕。

处方：守上诊方。共 14 剂，煎服法同前。

十四诊：2021 年 5 月 15 日。患者孕 10W+，腰酸，轻微恶心呕吐，无阴道出血，无明显不适症状，纳寐尚可，二便调。舌暗，苔薄，脉滑。妇科彩超提示孕囊 51mm×42mm×31mm，胎儿头臀径 36mm，见胎心。

处方：菟丝子 20g，续断 10g，桑寄生 20g，杜仲 10g，白术 10g，当归 5g，川芎 6g，阿胶 3g（烊化），甘草 6g。共 14 剂，煎服法同前。

十五诊：2021 年 5 月 30 日。患者孕 12W+，精神可，情绪佳，纳寐可。舌淡红，苔薄，脉滑。NT 检查正常，嘱其注意饮食调控，定期产检，不适随诊。

8 个月后患者家属报喜：足月顺娩 1 男活婴，现体健。

按语：我们认为子宫腺肌病患者病机以肾虚为本，肾主生殖，胞宫为妇人藏胎之所，肾气亏虚，冲脉气血不能灌注于胞宫，胞宫"脏"之属性功能异常，则难以封藏而育胎，导致流产；或复因脂满、寒痰湿、瘀血等邪侵胞宫，胞宫处于"脏"之属性的生理功能无以维系，胎不得滋养，则胎萎不长、滑胎、子死腹中或难产。故子宫腺肌病患者不孕或流产的风险相对较高。治疗以补肾为根本，兼以温经或化瘀等。

本例患者有子宫腺肌病病史，主要表现为经血色暗、痛经、月经淋沥不尽，可见瘀血内存，阻滞经脉，日久耗气伤血，本不足之肾气日渐匮乏而无以固胎，故流产；患者素体怕冷，常小腹冷痛，乃因瘀血内阻，有碍于肾阳的温煦和气化，寒邪内生，侵袭胞宫。辨证属虚实夹杂，肾气不固为本，寒凝经脉为标。补益肾气的同时，先重在温经散寒以化瘀，配伍紫石英、吴茱萸、巴戟天温阳散寒平冲，在《药性切用》有记载："（紫石英）甘辛微温，镇坠虚怯，专温血室，治血海虚寒，经久不孕，为温暖子宫专药。"《本草新编》云："巴戟天温补命门，又大补肾水，实资生之妙药。"《得配本草》中云："吴茱萸可疏肝燥脾，温中下气，开郁化滞，除阴湿，逐风寒，治一切厥气上逆""主冲脉逆气里急。"后见患者四肢尚温，无明显怕冷，经量正常，经血血块减少，痛经缓解，乃寒邪散去，瘀血去除，此时更方以补肾为重点，以菟丝子补益肾气的同时，配伍熟地黄益精填髓，醋龟甲、阿胶滋阴养血，气血阴阳并进，为妊娠奠定基础。

调理半年后，患者恢复正常月经周期，诸症愈，肾气渐复，正常受孕。清代《女科经纶》指出："女子肾藏系于胎，是母之真气，子之所赖也。若肾气亏损，便不能固摄胎元。"妇人妊娠与肾关系极为密切，肾气充盛才能载胎养胎。

十一诊时患者已孕，恐再次滑胎，遂积极服中药保胎，孕后血聚养胎，精血不足，而成血热，热扰胞宫，出现阴道出血，《景岳全书·妇人规》云："凡胎热者，血易动，血动者，胎不安"，故在补肾固胎的同时配伍麦冬、生地黄、石斛养阴之品，防火热之邪攻扰胞宫致"脏"的属性失常而引发流产。

十二诊时患者阴道少量出血，胎动不安，大便干结，故加杜仲补肾强腰膝，佛手调理中焦气机，苎麻根止血安胎，同时亦兼有润肠之功，可助患者通利大便。十三诊患者有阴道间断性出血，继续守十二诊方理气止血。

十四诊，患者孕 10 周余，无阴道出血，胎儿发育良好，继以补肾健脾安胎为法服中药至胎儿 12 周，NT 检查正常。

经过孕前以及孕后的调治，患者肾气充足，正气存内，病邪无以入侵，胎得肾系，安之则易。

案七　子宫内膜异位症合并多囊卵巢综合征性不孕

黄某，女，32 岁，已婚。2020 年 8 月 12 日初诊。

主诉：经行腹痛进行性加重 8 年，未避孕未孕 3 年余。

患者平素月经欠规则，13 岁初潮，7 天 /30 ～ 90 天，量一般，经行小腹胀痛拒按，色紫暗有块，块下痛减，经前胸胁、乳房胀痛。2012 年因痛经进行性加重于当地就诊，化验示 CA125 126.3U/mL，结合患者症状、体征，当地诊断为子宫内膜异位症，服中药调理 1 年余未见明显改善遂停药，后经期自行服用止痛药（具体药物不详）止痛。近 3 年体重明显增加，面部痤疮明显，月经周期推后，或 2~3 个月一潮，经期 2 ~ 3 天，经量较前减少 1/2，色暗红，夹少许血块，痛经较前加剧，伴腰酸，于当地就诊诊断为多囊卵巢综合征，服用短效避孕药治疗半年余。LMP：2020 年 6 月 30 日，量、色、质同前。现结婚已 3 年余，性生活正常，未避孕而未孕。素体忧郁，善太息，为求系统性中医治疗，遂来我院门诊求治。

婚育史：适龄婚育。配偶体健，G0。

刻下：患者停经 43 天，尿 HCG（-），头面部皮肤油亮，毛孔粗大，面部痤疮明显，喜高糖、油腻饮食，口干，易腰酸，纳寐可，二便平。舌质暗，苔黄腻，脉弦滑。

查体：体型肥胖，上唇、乳晕周围毛发明显。

专科检查：外阴已婚未产式，阴道通畅，宫颈光滑，子宫后位，正常大小，质地中等，无压痛，后穹窿触及小结节，伴触痛，附件增厚，包块可能。

辅助检查：2016 年 5 月输卵管造影提示"基本通畅"；2020 年 7 月 2 日性激素检查示 FSH 8.22IU/L，LH 23.16IU/mL，P 0.20ng/mL，PRL 17.57ng/mL，E_2 37pg/mL；2020 年 8 月 10 日阴式 B 超示子宫后位，大小约 42mm×45mm×40mm，肌层回声均匀，子宫内膜厚约 8mm。左卵巢约 30mm×16mm，较大卵泡约 6mm×5mm，单切面卵泡数约 12 个。右卵巢约 31mm×20mm，较大卵泡约 6mm×5mm，单切面卵泡数大于 12 个。左侧附件囊性包块 47mm×36mm×28mm，卵巢巧克力囊肿。盆腔未见明显不规则液性暗区。CDFI 未见明显异常血流信号。2020 年 8 月 10 日本院化验示 AMH 11.67ng/mL；葡萄糖耐量试验（OGTT）示空腹血糖 4.52mmol/L，餐后半小时葡萄糖 8.36mmol/L，餐后 1 小时葡萄糖 6.00mmol/L，餐后 2 小时葡萄糖 5.80mmol/L，血清胰岛素 7.68 μIU/mL，餐后半小时胰岛素 50.47 μIU/mL，餐后 1 小时胰岛素 46.12 μIU/mL，餐后 2 小时胰岛素 31.27 μIU/mL。

西医诊断：原发性不孕；子宫内膜异位症；多囊卵巢综合征。

中医诊断：不孕症；痛经；月经后期；月经量少；癥瘕。

辨证：肾气不足，湿热瘀滞。

治法：补肾安冲，清利湿热，化瘀行滞。

处方：菟丝子 15g，熟地黄 10g，知母 10g，玄参 10g，瞿麦 10g，车前草 10g，泽兰 10g，醋鳖甲 15g（先煎），桂枝 12g，白芍 8g，血竭 3g（研末冲服），香附 5g，甘草 6g。共 14 剂，每日 1 剂，水煎 2 次，共取汁 400mL，分早晚 2 次服用，并嘱其监测基础体温，合理进行有氧运动以减少腹部脂肪，忌高糖、高脂饮食。

二诊：2020 年 8 月 25 日。月经 8 月 21 日来潮，现月经第 5 天，量偏少，色暗红，夹较多血块，痛经仍显，伴有腰酸、双侧乳房胀痛。口干、腰酸无明显改善，纳可，寐可，二便平。舌质暗，苔薄黄，脉滑细。

处方：守方加桃仁、益母草。共 14 剂，煎服法同前，嘱其监测基础体温及运动，忌高糖、高脂饮食。

三诊：2020 年 9 月 7 日。现月经第 18 天，经后至今无明显拉丝状白带，B 超提示无优势卵泡，BBT 低温相。易疲劳乏力，头面部油腻稍有改善，仍有腰酸、口干，纳可，寐可，二便平。舌淡暗，苔薄黄，脉濡。

处方：守初诊方，加黄芩、黄连、黄柏。共 14 剂，煎服法同前，嘱其监测基础体温及运动，合理饮食。

四诊：2020 年 9 月 20 日。现月经第 31 天，BBT 低相，无高温相，情绪烦躁易怒，乳房偶有胀痛，面部痤疮增多。舌淡暗，苔薄黄，脉弦细。

处方：上方加郁金、柴胡。共 9 剂，煎服法同前。同时予以口服黄体酮胶丸 100mg，2 次／日，口服，6 天。

五诊：2020 年 9 月 28 日。服用黄体酮胶丸后，月经于 9 月 25 日来潮,量少,月经第 3 天仅有少量褐色分泌物,痛经较前明显缓解,口干,双侧乳房胀痛,烦躁易怒,纳尚可,寐欠佳,二便尚平。舌淡暗,苔薄白,脉弦细。

处方:柴胡 8g,郁金 10g,桃仁 10g,泽兰 10g,益母草 15g,当归 10g,川芎 6g,甘草 6g。共 4 剂,煎服法同前。

六诊:2020 年 10 月 2 日。患者现月经第 8 天,腰酸,无痛经,面部痤疮改善,皮肤出油改善,口干明显缓解。舌淡红,苔薄黄,舌边齿痕,脉沉细滑。

处方:守三诊方。共 14 剂,煎服法同前。

七诊:2020 年 10 月 15 日。患者现月经第 21 天,诉月经第 16 ～ 19 天有拉丝状白带,BBT 持续升高 5 天。皮肤出油、痤疮减少。舌淡红,苔薄白,舌边齿痕,脉细涩。

处方:守方加黄芪。共 14 剂,煎服法同前。

八诊:2020 年 10 月 30 日。10 月 25 日月经来潮,现月经第 6 天,量较前增多,色红,血块减少,无痛经。痤疮数量减少且不再发,体重减轻,腹围缩小。舌淡,苔薄,脉细滑。

处方:菟丝子 15g,续断 10g,当归 10g,熟地黄 10g,知母 10g,玄参 10g,醋鳖甲 15g(先煎),桂枝 12g,白芍 8g,血竭 3g,甘草 6g。共 14 剂,煎服法同前。

患者体内湿热去除,瘀血渐去,充实肾气须循序渐进,如上之法继续调理 5 个周期,5 个周期月经来潮规律,且近 3 个周期 BBT 高温相维持 12 天,面部痤疮基本消退,皮肤较前细腻,无口干,无腰酸。2021 年 3 月 26 就诊,停经 32 天,自测尿 HCG(+),感腰酸,无小腹疼痛,无阴道出血。舌淡红,苔薄白,脉沉滑弱,予以寿胎丸(菟丝子 20g,续断 10g,桑寄生 20g,阿胶 3g)加减。

后随访母体及胎儿情况均良好,顺产 1 子。

按语:本例患者有子宫内膜异位症病史,痛经 8 年余,病机以肾虚为根本，肾虚之人，冲气多不能收敛，而有上冲之弊，患者又素体忧郁，情志不遂，气机阻滞，冲脉气血下泄受阻，致冲脉气血"逆盛"，血气盛，充肤热肉，而见多毛，月经失调或闭经；素嗜油腻、高糖饮食，食积化热，湿热内生，湿热壅滞，熏蒸于上，致头面部皮肤油亮，面部毛孔粗大、痤疮；辨为虚实夹杂之证，以肾虚为本，湿、热、郁、瘀为标，终成婚久不孕。治疗时在补肾的同时兼清利湿热，改善气血运行，湿热症状好转后，减少清利之品，主以补肾安冲为治。

《素问·上古天真论》云："冲为血海，任主胞胎，二者相资，故能有子。"提出冲任二脉在女性生殖中的重要作用。方中选药以补益肾气首选，以甘味补虚、性平无偏、补而不峻之菟丝子，配伍熟地黄养精血，调冲任；瞿麦、车前草利水泻心，活血通经；热易伤阴，故配伍知母、玄参滋阴泻火；湿热积于胃肠，肺与大肠相表里，常佐入宣畅气机之品，选用泽兰入肝、脾二经，行血利水，散郁疏肝，补而不滞，行而不峻，行气行水而百脉通；香附能疏肝理气解郁，气行则血行；此外方中巧用醋鳖甲，增强退热之功且能散热瘀之结。

三诊疗效不显，症结在湿热胶结，阻滞气机，加黄芩、黄连、黄柏清热燥湿，气机一畅，邪气始除。

诊疗过程中，恰逢患者处于经期时，见其经量少，色暗，乃瘀血阻滞，经脉不通，治以行气活血化瘀，正如"女子胞中之血，一月一换，除旧生新，旧血即瘀血"所言，选用柴胡、郁金、泽兰、益母草等，行血而不伤新血，养血而不滞瘀血，畅营通隧，调和气血，使之不复聚积而留瘀。

调治2个月余后，患者痤疮基本控制，体重减轻，腹围缩小，湿热症状明显缓解，改以补肾安冲为法继续调治。

患者调理半年余后，体征明显改善，月经正常来潮并稳定3个周期以上，肾气足，天癸泌至，冲脉气血有序灌注于胞宫，"孕育之'器'"正常发挥功能，天癸之水如期渗透，两精相搏故能孕，孕后以寿胎丸为基础方积极保胎治疗。

案八　卵巢子宫内膜异位囊肿术后并卵巢储备功能下降性不孕

王某，女，31 岁，已婚。2021 年 3 月 27 日初诊。

主诉：巧克力囊肿术后 4 年，痛经伴月经量少 2 年，未避孕未孕 2 年。

患者既往月经规律，14 岁初潮，3 ～ 5 天 /28 ～ 32 天，经量正常，经色红，质稠，夹较多血块，痛经明显，无经前乳房胀痛。LMP：2021 年 3 月 7 日。2017 年患者痛经呈进行性加重，常放射至腰骶部和大腿内侧，遂于当地就诊检查 AMH　1.26ng/mL，CA125　100.7U/mL。阴式 B 超发现盆腔包块，左侧和右侧附件区分别可见 70mm×45mm×38mm 和 73mm×64mm×50mm 的无回声区，并于当地医院行腹腔镜下双侧卵巢巧克力囊肿剥除术，术后予以注射用醋酸曲普瑞林治疗半年，痛经较前缓解。停药 2 个月余，患者月经渐恢复来潮，然患者易感疲倦、腰膝酸软，性欲减退，月经量较前减少一半，阴道分泌物明显减少，质稀，偶有阴道干涩不适。2019 年无明显诱因出现痛经且进行性加重，经期乏力明显，面色青，恶寒肢冷、麻木，采用非甾体类止痛药对症治疗后效果不佳，现患者考虑卵巢巧克力囊肿复发可能性大，心情苦恼并求子心切，转求中医治疗，故前来求治。

既往史：2017 年腹腔镜下行双侧卵巢巧克力囊肿剥除术。

婚育史：适龄婚育。G1P1A0，2015 年顺产 1 子。

刻下：患者神清，今月经第 21 天，白带量少，质稀，阴道干涩，感疲劳，腰膝酸软，纳可，眠一般，二便平。舌暗，有瘀点，苔薄，舌下络脉迂曲，脉细涩。

辅助检查：2021 年 3 月 27 日本院化验示 AMH　0.85ng/mL，CA125　68.7U/mL，

西医诊断：继发性不孕；卵巢储备功能不足；卵巢子宫内膜异位囊肿术后。

中医诊断：不孕症；痛经；月经过少。

辨证：肾气不足，瘀血阻滞。

治法：补肾养血，化瘀行滞。

处方：菟丝子15g，熟地黄10g，当归10g，阿胶3g（烊化），党参10g，醋龟甲15g（先煎），桂枝12g，白芍8g，生蒲黄6g（包煎），五灵脂10g，甘草6g。共7剂，每日1剂，水煎2次，共取汁400mL，分早晚2次温服。

二诊：2021年4月9日。4月6日月经来潮，现月经第4天，阴道有少量褐色分泌物，稍感小腹疼痛，腰酸，纳可，寐差，二便平。舌暗，有瘀点，苔薄，脉细涩。嘱患者查性激素及B超。性激素提示FSH 14.85IU/L，LH 4.65mIU/mL，E$_2$ 42pg/mL，T 0.94ng/mL，PRL 19.08ng/mL，内分泌系列未见明显异常。阴式B超示子宫后位，大小约49mm×47mm×40mm，肌层回声均匀，子宫内膜厚约7mm，左卵巢约26mm×16mm，较大卵泡约6mm×8mm，单切面卵泡数约3个；右卵巢约25mm×15mm，较大卵泡约5mm×4mm，单切面卵泡数约2个；盆腔内未见明显不规则液性暗区。CDFI未见明显异常血流信号。

处方：守方加百合、桃仁、凌霄花。共21剂，煎服法同前。

三诊：2021年5月9日。5月3日月经来潮，本次月经量较前增多，血块减少，腰酸膝软缓解，纳可，睡眠明显改善，二便平。舌淡暗，苔薄白，脉弦细。患者总体感觉良好，效不更方。

处方：守初诊方。共14剂，煎服法同前。

四诊：2021年6月17日。LMP 6月6日，6天经净，量中，色红，血块减少，稍感腰酸膝软，无痛经。现月经第11天，白带量增多，色白透明。舌淡红，苔薄白，脉细。

处方：守上方加白术。共14剂，煎服法同前。

根据上述治法继续调理3个月后，患者腰膝酸软症状明显改善，月经量恢复正常，排卵期分泌物增多，有鸡蛋清样拉丝状白带。嘱患者经期复查 FSH 及 E_2，排卵期行 B 超检查关注卵泡发育情况。2021 年 9 月 5 日复查性激素（月经第 3 天）示 FSH 8.53IU/L，E_2 76pg/mL。2021 年 9 月 16 日阴式 B 超（月经第 14 天）示内膜 8mm，左侧卵巢见 10mm×6mm 卵泡，右侧卵巢见 21mm×18mm 优势卵泡，指导其同房。于 9 月 29 日基础体温高温相第 14 天本院血检示 HCG 阳性，告知妊娠注意事项，中药以补肾健脾、益气安胎为法，予以寿胎丸[菟丝子 20g，续断 10g，桑寄生 20g，阿胶 3g（烊化）]为基础方，加生地黄 10g，黄芩 10g，当归 5g，杜仲 10g，白术 10g，甘草 6g。

随访至 12 周，NT 正常。

按语：卵巢子宫内膜异位囊肿属于子宫内膜异位症的常见类型之一，囊肿剥除术是其常见治疗手段，然其对女性正常生理功能的影响不容忽视，往往导致女性生育能力下降。本例患者既往有子宫内膜异位症囊肿病史和手术史，术后逐渐出现疲倦、腰膝酸软、性欲减退、经量减少、阴道分泌物减少等症状，而无其他明显诱因，可视为手术、金刃耗伤阴血，冲任失其充养，任之阴液不通，太冲脉气血不盛，胞宫胞脉失于濡养，天癸失资，且肾气虚弱，冲逆更甚，瘀血阻滞，痛经加重，难以受孕。

《医学衷中参西录》曰："是以女子不育，多责之冲脉。"肾虚不敛冲，冲脉气血逆乱致瘀，故治疗以补肾、化瘀并举，当气血调顺，瘀象改善后，专以补肾安冲为治。方中菟丝子、熟地黄、阿胶调补肾之阴阳，填精补血，使肾精充，肾气盛，精血俱旺；脾胃为后天之本，气血生化之源，月经以血为用，故配以党参健脾益气，以益气血生化之源，补后天以养先天；配伍桂枝、白芍、生蒲黄、五灵脂，重在安冲行瘀。全方补而不腻，行而不滞，补肾不忘培土，补血兼以活血，使肾气得补，瘀血得化，水到渠成则经水自调。

二诊时值经期，月经量少色褐，伴痛经，其病机为气滞血瘀、血不归经，加桃仁、凌霄花散瘀止血，瘀去血归于经，则痛经愈、经水畅，大禹治水之理也。

三诊时患者瘀血症状改善，然本病虚实夹杂，仍须以补肾安冲行瘀治法继续治疗，双管齐下巩固病情。

此后患者遵从前法，随证加减继续治疗 3 个月后，月经正常，症状明显改善，肾精充沛，肾气足，任通冲盛，气血充足，阴液满盈，月事应时应量而下，故能有子，孕后积极保胎，随访至孕 12 周，胎儿正常。

案九　子宫内膜异位症性痛经（针刺治疗）

杨某，女，21 岁，未婚，2021 年 12 月 8 日初诊。

主诉：经行腹痛 3 年余，小腹及腰骶疼痛 12 小时。

患者月经基本规律，周期 27 ~ 33 天，7 天经净，LMP：2021 年 12 月 7 日。患者嗜食寒凉之物，3 年前因外出求学开始出现痛经。经前 1 周出现腰酸、乳房胀痛，经期第 1 ~ 2 天小腹冷痛明显，疼痛放射至腰骶，偶有肛门坠胀感，经量较多，色暗红，夹血块，伴恶心呕吐，四肢冰凉，冷汗淋漓。2 年前服用布洛芬尚能缓解，后药效不显，病情逐渐加重，四处求医未见显著疗效。

既往史：2020 年于外院诊断为卵巢子宫内膜异位囊肿。

刻下：患者精神萎靡，今月经第 2 天，经量多，色暗红，夹血块，小腹及腰骶剧痛难忍，伴上吐下泻、肛门坠胀感、冷汗淋漓、食欲不振、失眠，小便正常。舌质淡，苔薄白，脉沉细弦。

辅助检查：本院阴式 B 超提示右侧卵巢巧克力囊肿？ CA125 78U/mL。

专科检查：右附件区包块及压痛。

西医诊断：子宫内膜异位症。

中医诊断：痛经；癥瘕。

辨证：寒凝血瘀，冲气上逆。

治法：温经散寒，平冲止痛。

针刺治疗：选取关元、气冲（双侧）、三阴交（双侧）、太冲（双侧）、照海（双侧），使用 40mm×0.25mm 无菌毫针。针刺得气后，均施提插捻转泻法 30 秒，气冲穴操作以针感传导至小腹为佳，以达"气至病所"之效。留针 30 分钟，辅以艾箱灸小腹（以关元为主）。

初诊疗效记录：留针 15 分钟后患者小腹疼痛有所缓解，30 分钟后疼痛明显减轻，无恶心呕吐及肛门坠胀感，冷汗减少，经量无明显变化。嘱患者注意保暖，避免生冷辛辣饮食。

二诊：2024 年 12 月 9 日。针灸治疗方法同前，治疗后疼痛显著缓解，冷汗消失，经量减少，腰腹及四肢回温，二便调畅，舌脉同前。

三诊：2024 年 12 月 10 日。针灸治疗方法同前，治疗后面色稍红润，小腹及腰骶疼痛轻微，能忍受，其他不适症状明显改善。

处方：桂枝 12g，白芍 10g，蒲黄 6g，五灵脂 10g，降香 5g（后下），血竭 1.5g（研末冲服），琥珀 1.5g（研末冲服），浙贝母 6g，巴戟天 10g，牡丹皮 6g，麦冬 10g，半夏 10g，甘草 6g。每日 1 剂，水煎服，14 剂。嘱患者回家后于经前 14 天开始服用。同时嘱患者经前 5 天开始来院行针灸治疗。

四诊：2022 年 1 月 9 日。经前无腰酸及乳房胀痛，经期第 2 天小腹及腰骶疼痛明显缓解，经期治疗 3 次后腹部及腰骶稍感凉，其他症状显著改善。针灸治疗方法同前。

五诊：2022 年 2 月 12 日。经期第 1 天疼痛较以往明显减轻，经期治疗 3 次后，无肛门坠胀感及恶心呕吐，腹部及腰骶冷感显著改善，病情稳定。针灸治疗方法同前。

经过以上诊治，再单纯连续予以中药调理 3 个月，经期疼痛基本控制，月经量正常。随访 3 个月无复发。

按语：患者痛经属寒凝血瘀、冲气上逆。因嗜寒凉、居寒湿之地，寒邪客于冲脉，逆气里急，致冲气上逆，与血搏结，气血运行不畅，瘀血阻络，不通则痛，发为痛经。我们认为治疗子宫内膜异位症痛经时尤重平冲降逆以止痛，寒凝血瘀者佐以温经散寒，使冲脉之气安守，冲中之血不逆，达到气血自调、缓急止痛的效果，故急以针刺关元、气冲、三阴交、太冲、照海。关元为任脉要穴，乃阴中之阳穴，《针灸聚英》云："带下癥瘕，因产恶露不止，断产绝孕，经冷，灸关元百壮"，灸之能温通气血、助阳散寒，使冲任得以温养；气冲为胃经与冲脉交会之处，为气血生发之源，取之善通调冲脉、理气降逆；太冲为肝之原穴，善疏肝气郁结，调达肝脉之气以助气血运行有序；三阴交是肝、脾、肾三经之会，可调补肝、脾、肾三脏，一可补气调血，二可疏肝行气，三可温肾阳、散寒凝；照海为肾经八脉交会穴，可补益肾气，肾为冲之根，肾气充足则冲脉气血灌注有力。诸穴配伍精妙，灸法配合针刺，温通并进，共奏平冲止痛、温经散寒之功。

再配以"平冲降逆方"，方中桂枝具有温通经脉、平冲降逆的功效，为"平冲降逆"之要药，故治疗时以桂枝为君药，配伍白芍酸甘敛阴，缓急止痛，加入活血化瘀之蒲黄、五灵脂、血竭、琥珀等，平冲降逆化瘀，使冲气平顺，气血调畅而病安。

子宫内膜异位症为慢性疾病，须长期管理，目前西药止痛药具有一定局限性，针灸疗法具有简便、安全、有效的特点，适合基层推广，但远期疗效有待进一步研究，通过针药结合，可显著提升痛经患者的生活质量及远期疗效，值得进一步推广和研究。

卵巢功能减退类疾病

概论

卵巢储备功能下降（DOR）、早发性卵巢功能不全（POI）、卵巢早衰（POF）是卵巢功能逐渐下降的三个不同阶段，但其并不是完全分离，而是相互重合的，本书医案主要论及前两个。DOR是妇女卵巢功能衰退的早期表现，临床表现主要为停经或月经稀发，以及卵巢内卵母细胞的数量减少和／或质量下降，其临床发病率为 1.2% ~ 2.7%。POI是女性在 40

岁之前出现的长期月经稀发或闭经现象，以促性腺激素分泌过多、雌激素水平降低为特征。2022 年国际绝经学会报道的 POI 患病率为 1%～4%。卵巢功能减退类疾病是育龄期妇女长期不孕的重要原因，近年来该病发病率逐渐上升，特别是患者人群有年轻化趋势。由于卵巢功能减退的不可逆性，自然预后不佳，给此病妇女带来生理上和精神上的双重负担。

【病因病机】

在中医典籍中并无"卵巢功能减退"相关病名，但依据其相关临床表现，可将其归属于"血枯""闭经""不孕症"等中医范畴。我们认为此病的发病根本多责之于癸水不足。天癸源于父母先天肾精，肾气盛，精化气至颠，聚集形成癸水；胞宫纳冲任所司阴血、阴液，并受命门之火蒸腾，使癸水得养。若肾气不足，冲任阴血、阴液匮乏，无以汇聚至胞宫，或阳气亏虚，蒸腾乏力，致天癸早竭。

【临证论治】

临床治疗上，我们在古今医家调理气血基础上，更加重视女子癸水的充养。随着当今时代的发展，人们普遍压力过大，容易心火过旺，致阴液耗伤，且普遍过食油腻厚味等高热量饮食，易胃肠积热，使胃燥伤津。充养天癸，须重视充养阴血、阴液，为气化提供物质基础；滋养五脏之阴而重在滋补肾阴，使胞宫中阴液充足又兼顾五脏阴液；适当补益命门之火，使胞宫中的阴血、阴液得以蒸腾向上，充养天癸。

案一　卵巢储备功能下降

刘某，女，24 岁，已婚。2020 年 4 月 10 日初诊。

主诉：未避孕未孕 2 年余，月经量少 1 年余。

患者既往月经尚规则，4 天 /26～30 天，量可。患者性生活正常，未避孕未孕 2 年余，配偶精液常规正常，未予治疗。自诉近 1 年无明显诱因月经量较前减少 1/2，白带量少似无。近 3 个月症状明显，经量少更甚，点滴即净，色暗红，无血块，无痛经。LMP：2020 年 4 月 8 日。

婚育史：适龄婚育。配偶体健，G0。

刻下：面色潮红，活动更甚，易汗出，情绪波动大，易心烦，感腰膝酸软，口干舌燥，喜冷饮，纳可，大便干结，小便调。舌红少津，苔少，脉弦细数。

辅助检查：2020 年 4 月 10 日（月经第 10 天）AMH 0.81ng/mL；性激素示 FSH 19.45IU/mL，LH 6.78IU/mL，E_2 35.51pg/mL，PRL 11.41ng/mL，T 0.38ng/dl；2020 年 4 月 9 日阴式 B 超示子宫内膜厚约 5mm。左侧卵巢内未见明显卵泡，右侧卵巢卵泡数约 2 个。

西医诊断：原发性不孕；卵巢储备功能下降。

中医诊断：不孕症；月经过少。

辨证：肾精亏虚，阴虚内热。

治法：补肾填精，养阴清热。

处方：知母 10g，山茱萸 10g，生地黄 10g，熟地黄 10g，地骨皮 10g，醋龟甲 15g（先煎），阿胶 3g（烊化），茯苓 10g，玄参 10g，巴戟天 10g。共 7 剂，每日 1 剂，水煎 2 次，共取汁 400mL，分早晚 2 次温服。嘱暂避孕。

二诊：2020 年 4 月 17 日。患者潮热汗出有所减轻，仍自觉口干，稍感心烦，腰膝酸软，纳可，寐差，梦魇频发，大便干结，小便可。舌红，苔薄白，脉细数。

处方：守上方加火麻仁 10g，夜交藤 10g，酸枣仁 10g。共 14 剂，煎服法同前。

三诊：2020 年 5 月 12 日。LMP 5 月 8 日，3 天经净，经期感腰酸，小腹坠胀。患者诉诸症皆缓，寐欠安，但较往日有所好转，大便畅。舌淡红，苔薄白，脉细数。

处方：守上方去火麻仁。共 14 剂，煎服法同前。

四诊：2020 年 6 月 9 日。LMP 6 月 3 日，行经期 4 天，量较前明显增多，色红，夹血块，经期稍感腰酸。潮热心烦等不适消失，寐安，二便平。舌淡红，苔薄白，脉细。2020 年 6 月 5 日复查性激素示 FSH 12.05IU/mL，LH 7.71IU/mL，E_2 43pg/mL，PRL 5.41ng/mL，T 0.4ng/dL。

处方：守一诊方加丹参 10g，白术 10g。共 14 剂，煎服法同前。嘱 B 超监测子宫内膜及卵泡。

五诊：2020 年 6 月 23 日。患者面容红润，精神佳，带下量多，呈透明拉丝状，纳寐可，二便调。舌淡红，苔薄白，脉平和有力。阴式 B 超示子宫内膜厚约 7mm，可见一优势卵泡 19mm×17mm。指导患者适时同房。

处方：菟丝子 12g，女贞子 10g，枸杞子 10g，桑寄生 20g，知母 10g，山茱萸 10g，熟地黄 10g，阿胶 3g（烊化），牡丹皮 6g，北沙参 10g，石斛 10g，甘草 6g。14 剂，煎服法同前。

根据病情变化调整用药继续调理 2 个月，LMP 2020 年 8 月 16 日。2020 年 9 月 26 日患者来诊，诉晨起恶心欲呕，嗜睡乏力，腰酸痛，纳一般，食欲不振。舌淡红，苔薄白腻，脉滑。血检示 HCG 11358.0mIU/mL，E_2 884pg/mL，P 28.04ng/mL；阴式 B 超示可见宫内孕囊。予寿胎丸加减固肾安胎。

处方：菟丝子 20g，续断 10g，桑寄生 20g，阿胶 3g（烊化），陈皮 10g，白术 10g，太子参 10g，当归 5g，川芎 6g，甘草 6g。14 剂，分早晚 2 次温服。

服药后胎象平稳，患者于 2021 年 5 月 21 日顺利产下 1 健康男婴。

按语：卵巢功能衰退是一个动态的逐渐发展的过程，从卵巢储备功能下降到早发性卵巢功能不全，最终发展成卵巢早衰。《素问·上古天真论》记载："女子七岁，肾气盛……七七任脉虚，太冲脉衰少，天癸竭，地道不通，故形坏而无子也。"肾蕴藏先天父母之精，精化气，肾气盛，天癸如期而至，正常女性随着年龄的增长，肾中精气由盛趋向衰，天癸由"至"发展到"竭"，表现为月经错后，渐至闭经，生殖功能也渐次衰竭，即天癸的涸竭与卵巢功能衰退高度关联；而先天之精渐消，需要后天脾胃运化水谷精微源源不断地充养；肝脏藏血，肾脏藏精，肝肾同源，精血互化，肝中所藏之血可转化为精，所化之精不断封藏于肾，使得肾精充盈，天癸得充。同时，血、精、液等物质之间，物质与能量之间的互相转化与运行，有赖于督脉之命门之火的推动和气化；如此，以上任何一个环节出现问题皆会影响卵巢功能。

本例中患者肾精本虚，精不化气，天癸至而不盛，精血亏虚，血海满溢不足，故年未老而经水先断，经量少而色淡暗；初诊症见情绪波动大、易心烦，为水不涵木，郁而化火所致；日久阴阳失调，阴虚内生虚热，则见面色潮红、汗出、口干喜冷、脉细数等症；任脉所司阴液不足，则带下量少；癸水欠充，更难觅氤氲之期之带下，故不孕。临证治疗时，补肾之法贯穿治疗过程的始终，并根据兼证不同，辨证施治。初诊时阴虚火旺证显，重在泻虚火滋肾水，泻火又益水之源，培本固元；标邪去后，心情调畅，以调经助孕为主，治以益肾养血，调养冲任，当气血、阴液充足，阳气旺盛，癸水得养，则"的候"如常，胎孕自成。

方中知母滋肾降火，玄参、生地黄、地骨皮等滋阴清热，滋清兼具；山茱萸平补肝肾，熟地黄、阿胶、醋龟甲皆味厚滋补，补肾填精，益阴养液，填补欲竭之真阴而滋水以涵木，阴液充盛则为气化提供物质基础；辅以少量巴戟天温补肾阳，补益命门之火，助气化以充养天癸；茯苓健运后天以培肾中精气，亦有补而不滞之意。

随证加减治疗至四诊时，虚热大退，余症皆消，月经方净，加养血和血之丹参理滞祛瘀以通达胞络，健脾益气之白术助生天癸化生。药对病所，肾精得补而天癸泌至，癸水周期性浸润胞宫，形成氤氲之时，带下即量多呈拉丝状。至五诊时，以补肾气养阴血为法，方中菟丝子、桑寄生补益肾气，女贞子、枸杞子、山茱萸、熟地黄、北沙参、石斛等补肾滋阴养血；知母、牡丹皮辛苦寒凉，防全方燥热之弊。诸药合用，冲任和调，精旺血足阳旺而天癸充养，女性生殖生理功能得以正常，故能孕。

案二 卵巢储备功能下降性不孕（高龄）

刘某，女，43 岁，已婚。2020 年 4 月 8 日初诊。

主诉：月经量少 2 年，未避孕未孕 1 年余。

患者平素月经尚规则，2～4 天/26～30 天，量偏少，色淡红，质清稀，无血块，经期腰酸膝软更甚，伴小腹下坠感。自诉 2 年前开始月经量减少，较正常少约 1/2，色暗红，带下量少，余无明显变化。2019 年孕 2 个月余因胚胎停育行药物流产处置术，术后未避孕未孕至今，辗转多家医院求治未果。LMP：2020 年 4 月 6 日。G2P1A1，2015 年顺产 1 女婴，现体健。2019 年 11 月至外院促排取卵行胚胎移植术，孕 8 周余胚胎停育行药物流产术。治疗期间查子宫输卵管造影、宫腔镜、配偶精液常规等均未见异常。

刻下：神疲乏力，面色㿠白，头晕，腰膝酸软，小腹坠胀，纳差，寐一般，大便尚可，小便频数，多时甚则数十次。舌淡，苔白，脉沉弱。

辅助检查：2020 年 4 月 8 日性激素（月经第 3 天）示 FSH 39.45 IU/mL，LH 7.61IU/mL，E_2 13.80pg/mL，PRL 8.51ng/mL，P 0.10ng/mL，T 0.54ng/dl；AMH 0.48ng/mL；阴式 B 超示子宫内膜厚约 4mm。右侧卵巢卵泡计数约 3 个，左侧卵巢内未见明显卵泡。

西医诊断：继发性不孕；卵巢储备功能下降。

中医诊断：不孕症；月经过少。

辨证：肾气亏虚，天癸早竭。

治法：补肾益气，养血助孕。

处方：菟丝子 15g，续断 10g，当归 10g，熟地黄 10g，枸杞子 10g，醋龟甲 15g（先煎），阿胶 3g（烊化），党参 10g，川芎 6g，巴戟天 10g，鹿角霜 10g。14 剂，每日 1 剂，水煎 2 次，共取汁 400mL，分早晚 2 次温服。嘱暂避孕。

二诊：2020 年 4 月 23 日。患者诉精神尚可，面色稍红润，不耐劳作，腰酸无力感、小腹下坠感减轻，纳差，寐可，小便频数，多至每天十数次，大便可。舌淡，苔薄白，脉细弱。

处方：守方加沙苑子 10g，补骨脂 10g，山药 10g。共 14 剂，煎服法同前。

三诊：2020 年 5 月 8 日。5 月 7 日月经来潮，现月经第 2 天，轻微腰酸，感小腹不适，小便 7 ~ 8 次／天，大便可。舌淡，苔薄白，脉稍弱。

处方：守上方。共 7 剂，煎服法同前。

四诊：2020 年 5 月 18 日。LMP 5 月 7 日，4 天经净，量较前多，色红，经期腰酸减轻。刻下精神尚可，白带增多，无明显不适，纳寐可，二便尚可。舌淡，苔白，脉稍细弱。

处方：守首诊方。共 14 剂，煎服法同前。

五诊：2020 年 6 月 9 日。LMP 6 月 3 日，4 天经净，量正常，色红，质稠，稍感腰酸。6 月 5 日复查性激素（月经第 3 天）示 FSH 22.05IU/mL，LH 7.71IU/mL，E_2 43pg/mL，PRL 5.41ng/mL，T 0.61ng/dL。刻下面色尚红润，口干，稍感腰酸，大便畅，小便平，余无明显不适。舌淡红，苔白，脉沉。

处方：菟丝子 15g，续断 10g，桑寄生 15g，当归 10g，生地黄 10g，枸杞子 10g，醋龟甲 10g（先煎），阿胶 3g（烊化），太子参 15g，川芎 6g，鹿角霜 10g。共 14 剂，煎服法同前，嘱 B 超监测子宫内膜及卵泡。

六诊：2020 年 6 月 23 日。患者面容红润，精神佳，纳寐可，二便调。舌淡红，苔薄白，脉平和有力。阴式 B 超示子宫内膜厚约 10mm，可见成熟卵泡（19mm×15mm）。

处方：菟丝子 12g，女贞子 10g，枸杞子 10g，桑寄生 20g，知母 10g，山茱萸 10g，熟地黄 10g，阿胶 3g（烊化），牡丹皮 6g，北沙参 10g，党参 15g，甘草 6g。共 14 剂，煎服法同前。此周期可见优势卵泡，治疗效果尚可。

继续治疗 6 个月经周期以巩固疗效。

七诊：2021 年 1 月 22 日。患者诉停经 53 天，今晨测尿妊娠试验阳性，LMP 2020 年 12 月 1 日。刻下见晨起恶心欲呕，嗜睡乏力，腰酸痛，食欲不振。舌淡红，苔薄白腻，脉滑。HCG 81358.0mIU/mL，E_2 1354pg/mL，P 34.94ng/mL。阴式 B 超示宫腔内见一 23mm × 25mm 孕囊，内有胎心搏动，胎芽长约 13mm。辨证属脾肾两虚证，治以补肾健脾，益气安胎，方予寿胎丸加减。

处方：菟丝子 20g，续断 10g，桑寄生 20g，阿胶 3g（烊化），白术 10g，党参 15g，陈皮 6g，当归 5g，川芎 6g，甘草 6g。共 14 剂，煎服法同前。服药后胎象平稳。

后经电话随访，患者于 2021 年 9 月 8 日足月顺产一健康男婴。

按语：年龄是卵巢储备功能的重要预测指标，随着年龄增长，卵巢储备逐渐下降，35 岁以后明显下降。明代张介宾在《景岳全书·妇人规》中说："妇人所重在血，血能构精，胎孕乃成。""五七"之后，妇人阳明脉衰，气血生化乏源，肾气亦渐衰，天癸随之衰减至竭绝，胞宫失于润养，土壤贫瘠。

本案患者年至"六七"，肾气渐衰，加之生育、流产、多次促排耗精伤血，冲任虚衰，精血匮乏，故经水量少、带下量少，而致胎孕无时；肾虚腰府失养则腰膝酸软；气化失司则小便频数；日久阴阳气血失调即见神疲乏力、面色㿠白、舌淡脉弱等一派虚象。辨证为肾气亏虚，血海不足。治疗上补肾填精，化生肾气，健运脾气，助生气血，充养先天，滋阴养血使冲任所司阴血、阴液充盛，如此经血按时而行，天癸泌至，癸水周期性浸润胞宫，形成"的候"，一遇时机成熟，则发挥"功化斯神"之效，胎孕乃成。

方中菟丝子性甘温，平补肾中阳气，固阳益阴，不燥不滞，醋龟甲、阿胶、熟地黄、枸杞子滋肾填精，滋阴养血，共用为君；欲求天癸化生，赖阳气温煦蒸腾之力，鹿角霜温通督脉，巴戟天温补肾阳兼以补命门之火，少火生气以助气化，共助君药充养天癸之力；党参健脾益气，以益气血生化之源，再佐以当归、川芎通调气血，意在补而不滞，使冲脉所司气血调畅。

二诊肾气稍充，但仍失固，方中加沙苑子甘温不燥，"色黑象肾，能补肾固精，强阳有子"，配伍健脾补肾之补骨脂、山药，更添温下固涩之意；三至五诊正气渐复，结合带下情况及各项指标提示卵巢功能渐复，继以补肾益气、养血助孕为法用药，守方续进以固疗效；六诊时提示优势卵泡形成，加强滋阴养血之力，促进卵泡成熟排出。

继服6个月经周期，气血充沛，万物有源，可孕而育，育而子壮坚实。气盈则胎有所载，血荣则胎有所养，即孕后予寿胎丸加减，遵健脾益肾之治法，助孕安胎，以冀万全。

此外，"女子六七，三阳脉衰于上，面皆焦，发始白"，对于三阳脉衰的根本原因，张介宾认为："女为阴体，不足于阳，故其衰也，自阳明始。"足阳明胃经与冲脉交会于气街，脾气健运则血旺而经调，故在补肾的同时要兼顾后天之本以充养先天肾精、天癸，才能冲任调达、胞宫得养，为孕育奠定坚实基础。综上所述，本医案以寿胎丸为基础方补益肾气，辅以固护脾胃之药（如党参、白术、山药），以期无孕调经、有孕安胎之效。

案三 早发性卵巢功能不全

朱某，女，35岁，已婚。2019年6月3日初诊。

主诉：月经稀发2年。

患者月经周期不规律，15岁初潮，4～5天/30～180天，量少，色暗红，无血块，轻度痛经，无带下。患者于2017年行人工流产术后出现月经逐渐停闭，最长月经6个月之久未行，须口服激素促进月经来潮，停药后停经。LMP：2019年4月30日。

刻下：腰酸，脱发，头晕耳鸣，记忆力减退，口干咽干，盗汗，心胸烦热，纳差，夜寐不宁，失眠多梦，二便调。舌红少津，脉细数。

婚育史：配偶体健，G2P0A2。2017 年 2 月、2018 年 10 月因个人原因先后行 2 次人工流产术。

辅助检查：2019 年 1 月 27 日本院性激素（月经第 3 天）检查示 FSH 35.02mIU/mL，LH 46.71mIU/mL，E_2 15.8pg/mL。阴式 B 超示子宫大小约 36mm×24mm×29mm，子宫内膜厚约 3.8mm，左卵巢大小约 26mm×16mm，单切面卵泡数约为 2 个；右卵巢大小约 26mm×15mm，单切面卵泡数约为 2 个。子宫、附件未见明显结构异常。

西医诊断：早发性卵巢功能不全。

中医诊断：月经后期。

辨证：肾精亏虚，心肾不交。

治法：补肾滋阴，宁心降火。

处方：知母 10g，山茱萸 10g，玄参 10g，生地黄 10g，麦冬 10g，天冬 10g，醋龟甲 15g（先煎），阿胶 3g（烊化），北沙参 10g，石斛 10g，地骨皮 10g，黄柏 6g，莲子心 5g，甘草 6g。共 7 剂，每日 1 剂，水煎 2 次，共取汁 400mL，早晚分 2 次服用。嘱其监测基础体温。

二诊：2019 年 6 月 11 日。LMP 4 月 30 日。服用上方 7 剂后，月经仍未潮，诸不适症状均有所改善，纳尚可，失眠，可见拉丝样带下，体温呈不典型双相。舌淡暗，苔白，脉细数。

处方：守方加泽兰 10g，白芍 10g。共 14 剂，煎服法同前。

三诊：2019 年 6 月 25 日。今日月经来潮，量中，色暗红，夹较多血块，稍感痛经、腰酸。此次经前体温呈不典型双相。

处方：益母草 15g，柴胡 6g，川芎 6g，当归 10g，郁金 10g，泽兰 10g，桃仁 10g，甘草 6g。共 5 剂，每日 1 剂，水煎 2 次，共取汁 400mL，早晚分 2 次温服。

四诊：2019 年 7 月 3 日。诉此次月经 5 天净，量明显较前增加，余无明显不适，近期因工作、家事烦扰，烦躁易怒，头晕目眩，胁痛，失眠，大便干。舌质暗红，苔少，脉细弦。

处方：熟地黄 15g，山药 12g，山茱萸 10g，牡丹皮 10g，茯苓 10g，泽泻 10g，白芍 10g，栀子 10g，酸枣仁 10g，柴胡 6g，当归 10g，知母 10g，地骨皮 10g，甘草 6g。共 14 剂，煎服法同前。

五诊：2019 年 7 月 18 日。患者自诉服上药后，烦躁易怒、头晕目眩、胁痛均明显缓解，现已无明显脱发、耳鸣、口干咽干等首诊不适，记忆力自觉有所恢复，纳眠可，二便平。

处方：熟地黄 15g，菟丝子 15g，山药 10g，仙茅 10g，淫羊藿 10g，制巴戟天 10g，枸杞子 10g，知母 10g，山茱萸 10g，玄参 10g，生地黄 10g，麦冬 10g，醋龟甲 15g（先煎），阿胶 3g（烊化），甘草 6g。共 14 剂，煎服法同前。

前后治疗 6 个月后，临床症状基本消失，月经恢复每月一行，量中，色鲜红，偶夹血块，无明显痛经、腰酸。2019 年 12 月 23 日（月经第 2 天）复查基础性激素示 FSH 9.6mIU/mL，LH 5.3mIU/mL，E_2 30.2pg/mL；阴式 B 超示子宫大小约 36mm×24mm×29mm，子宫内膜厚约 5.5mm，左卵巢大小约 30mm×16mm，单切面卵泡数约为 4 个；右卵巢大小约 26mm×20mm，单切面卵泡数约为 4 个。盆腔内未见明显异常不规则液性暗区，CDFI 未见明显异常血流信号。

按语：早发性卵巢功能不全作为卵巢储备功能下降的进展阶段，若不及时治疗，进一步发展即出现卵巢早衰。本病的核心病机为天癸早竭，表现为女子未及"六七"即经水渐亏，甚则经断不行。盖女子之月经来潮，须得肾精充足为之根本，阴血、阴液充盛，冲任调达，胞宫"脏""腑"属性有序交替，月事方以时下。

本案患者为"五七"之年，肾气渐亏，阳明脉衰，全身气血乏源，冲任不足，胞宫难以满盈，加之 2 次人工流产手术，匮乏更甚，故出现月经后期、月经量少；肾虚不荣则头晕耳鸣、脱发、口干咽干、带下量少；肾阴不足，阴不制阳，加之肾水不能上济心火，导致心火亢盛，更伤阴液，心气不得下通以助冲脉气血下注，愈致月经不调；心失所养，则见失眠多梦、心胸烦热。本病病机复杂，病程日久，总属肾虚为本，虚实夹杂之证。而治疗时单补肾滋阴则难以奏效，"心静"才能"肾实"，火降则阴复，故在补肾阴的基础上泻心亢盛之邪，泻南补北，以求其衡。

方中知母滋阴润燥、清实热而使气机向下，如《用药法象》云："泻无根之肾火，疗有汗之骨蒸，止虚劳之热，滋化源之阴。"配山茱萸、玄参、生地黄、麦冬、天冬等滋阴药物，重在"养"而不在"清"，滋养心肾之阴，补水制火以交济心肾；地骨皮、黄柏清肾中虚火，潜降兴阳，同时依其咸盐之味引药下行入肾，与填精养血之阿胶、醋龟甲配伍补而不过耗，以助心肾各安其位；《温病条辨》言莲子心可交通心肾，"由心走肾，能使心火下通于肾，又回环上升，能使肾水上潮于心"。清心火以安神，心静则阴复。

二诊时患者病情明显好转，守上方稍加活血调经之药，后患者月经来潮。三诊时患者正处经期，以"通"为顺，治以化瘀利水，使胞宫排血通畅，以达除旧布新之效。

四诊又因情志失畅，肝郁化火，阴血更伤，故予六味地黄丸滋阴化源，予知母、地骨皮增益阴清热之力；伍酸枣仁养血宁心安神，当归、白芍、柴胡、栀子等以疏肝解郁，清热养血。

五诊时患者诸症明显改善，转补肾健脾为主。菟丝子、仙茅、淫羊藿、制巴戟天、枸杞子、醋龟甲、熟地黄等药滋肾阴，温肾阳，补肾气，配知母、山茱萸、玄参、生地黄、麦冬等滋阴养血，山药补脾助运，以资后天之源。精、血、气得以兼顾，阴阳并补，可达阴阳调和，诸症可除，经水得下。此后，考虑到患者病情较久，冲任虚滞严重，继续予以补肾滋阴、养血调经中药治疗数月，颇中病机，故获良效。

案四 早发性卵巢功能不全性不孕

王某，女，30岁，已婚。2019年2月4日初诊。

主诉：月经量少3年余，未避孕未孕1年余。

患者 13 岁初潮，3 ~ 5 天 /24 ~ 26 天，量少，色淡，夹少许血块，腰酸明显，经前偶有乳房胀痛，带下过多，质稀。患者 3 年前无明显诱因下出现月经量减少，较之前减少 1/2 以上。LMP：2019 年 1 月 25 日。2018 年 1 月结婚，有规律性生活，未避孕而未孕。

婚育史：既往体健，配偶体健，G0。

专科检查：未见明显异常。

刻下：神疲乏力，纳可，寐差，多梦，小便清长，大便溏。舌淡，苔白，脉细弱。

辅助检查：2019 年 1 月 27 日性激素（月经第 3 天）示 E_2 20pg/mL，LH 16.9mIU/mL，FSH 26.5mIU/mL；AMH 0.8ng/mL；2019 年 1 月 27 日阴式 B 超示子宫后位，大小 40mm×35mm×38mm，内膜 4mm，左卵巢 26mm×13mm，卵泡数 2 个左右，较大为 5mm×6mm。右卵巢 27mm×15mm，卵泡数约 3 个，较大卵泡 6mm×7mm。

西医诊断：原发性不孕症；早发性卵巢功能不全。

中医诊断：不孕症；月经量少。

辨证：脾肾阳虚，天癸早竭。

治法：补肾益精，化气养癸。

处方：菟丝子 15g，续断 10g，当归 10g，熟地黄 10g，醋龟甲 15g（先煎），阿胶 3g（烊化），枸杞子 10g，党参 10g，巴戟天 10g，鹿角胶 3g，甘草 6g。共 7 剂，每日 1 剂，水煎 2 次，共取汁 400mL，早晚分 2 次服用。嘱其监测基础体温，日常调畅情志。

二诊：2019 年 2 月 12 日。神疲乏力好转，纳可，寐欠佳，仍有多梦，带下无明显变化，小便清长，大便质稀。舌淡，苔白，脉弱。

处方：守方加茯神 10g、白术 10g 以宁心健脾安神。共 14 剂，煎服法同前。

三诊：2019 年 3 月 1 日。2 月 27 日月经来潮，现月经第 3 天，经前无乳房胀痛，量较前增加，色淡红，夹少许血块，稍感腰酸。昨日因聚餐暴食出现胃脘胀满，呃逆，稍感神疲乏力，寐尚可，二便平。舌质淡，苔厚腻，脉滑。

处方：当归 10g，川芎 6g，桃仁 10g，泽兰 10g，益母草 15g，神曲 10g，山楂 12g，半夏 10g，陈皮 6g，厚朴 10g，枳实 10g，甘草 6g。共 7 剂，煎服法同前。

四诊：2019 年 3 月 10 日。无明显神疲乏力，纳呆，寐欠安，带下量中，小便平，大便溏。舌淡，苔白，脉弱。

处方：菟丝子 15g，续断 10g，当归 10g，熟地黄 10g，醋龟甲 15g（先煎），阿胶 3g（烊化），茯苓 10g，白术 10g，神曲 10g，半夏 10g，砂仁 10g，陈皮 6g，甘草 6g。共 14 剂，每日 1 剂，水煎 2 次，共取汁 400mL，早晚分 2 次服用。

五诊：2019 年 3 月 30 日。3 月 29 日月经来潮，今月经第 2 天，量中，色红，无血块。纳少，食后腹胀，寐可，二便可。舌淡红，苔薄白，脉弱。复查阴式 B 超示子宫后位，大小 42mm×30mm×38mm，内膜 4.7mm，左卵巢 17mm×18mm，较大卵泡 8mm×6mm，单切面卵泡数约 3 个。右卵巢 27mm×15mm，较大卵泡 7mm×7mm，单切面卵泡数约 3 个。

处方：柴胡 6g，当归 10g，川芎 6g，桃仁 10g，郁金 6g，益母草 15g，泽兰 10g，白术 10g，甘草 6g。共 5 剂，每日 1 剂，水煎 2 次，共取汁 400mL，分早晚 2 次温服。

六诊：2019 年 4 月 7 日。精神较好，偶感腰酸，纳可，寐安，二便平。舌淡，苔白，脉细。

处方：守首诊方。共 14 剂，每日 1 剂，水煎 2 次，共取汁 400mL，早晚分 2 次服用。

上法继续治疗 6 个月余，月经量较前明显增多，带下量、质正常。复查基础性激素及 B 超，性激素（月经第 3 天）示 E_2 34pg/mL，LH 7.5mIU/mL，FSH 10.4mIU/mL。阴式 B 超示子宫后位，大小 41mm×38mm×35mm，内膜 5mm，左卵巢 30mm×16mm，较大卵泡

15mm×18mm，单切面卵泡数约 5 个。右卵巢 27mm×20mm，较大卵泡 16mm×19mm，单切面卵泡数约 4 个。2019 年 11 月 10 日复诊，停经 33 天，自测尿 HCG 阳性，无特殊不适。嘱患者定期复查血 HCG 及妇科彩超以了解胚胎发育情况。

按语：陈修园言："水与土相调，则草木生；脾与肾相合，则胎息成。"先天肾气肾阳温养激发后天脾土，后天脾土充养培育先天肾精、天癸，肾虚不固，脾虚不养，天癸难以充养而成早竭，故孕难成。

本案患者素体肾虚，日久阴阳失调，肾阳亏虚，命门之火不足，则机体无法正常温煦，主要表现出腰酸、带下量多质稀、小便清长等症状；肾阳虚久之导致脾阳不足，脾虚运化不利，脾肾俱亏，精血难生，冲任血虚，胞宫失养，命门之火蒸腾无力，天癸不充，发为神疲乏力、月经量少色淡、婚久不孕；舌淡、苔白、脉细弱均为脾肾阳虚之症。肾藏五脏六腑之精，为精之处；脾运水谷化生精血，为生气之源。治病当求本，本案应温肾兼顾补脾胃，养精益气，土旺精生，佐以温补命门，天癸得充，则育麟有望。立法补肾益精，化气养癸。

方中君药菟丝子补益肾气，温而不燥，与续断配，温肾又益精，滋而不腻；醋龟甲益肾阴而通任脉，鹿角胶补肾阳而生精血，正如李时珍所言："龟、鹿皆灵而有寿。龟……能通任脉，故取其甲，以补心补肾补血，皆以养阴也；鹿……能通督脉，故取其角，以补命补精补气，皆以养阳也。"两者合用取龟鹿二仙胶之意，填补精血、温补元阳之力宏。熟地黄、枸杞子、阿胶补养阴血，巴戟天温补肾阳，助精化气，且补益命门之火，助蒸腾气化以充养癸水；当归养血活血，党参补后天脾胃之气，以增强化生气血之源。依法治疗，阴生阳长，气固血充。

三诊时患者因暴食伤及脾胃，更方以健脾消食、理气行滞为法，治标实为先，方中当归、川芎、桃仁、泽兰、益母草行气活血，利水通经，因势利导；神曲、山楂健脾消食，半夏、陈皮、厚朴、枳实理气行滞。

标实除后，经期以"通"为顺，非经期时效初诊方，仍以补肾健脾治之，分期论治，如此继续维持治疗半年余，后天助先天，先天辅后天，脾肾相滋，相互补养，则精血充足，冲任通盛，阳气旺而气化如常，天癸得养，自能摄精成孕。

案五　卵巢储备功能下降性不孕（针刺促卵泡发育）

崔某，女，36 岁，已婚。2022 年 5 月 21 日初诊。

主诉：未避孕未孕 3 年，伴月经量少 1 年余。

患者 16 岁初潮，平素月经规律，5 ～ 7/30 ～ 32 天，量中，色鲜红。患者 1 年前无诱因出现月经量减少约 1/2，色暗红，偶尔提前 1 周来潮。LMP：2022 年 5 月 17 日。婚后 3 年规律性生活未避孕未孕，输卵管双侧通畅，男方精液正常。

婚育史：既往体健，配偶体健，G0。

刻下：形体消瘦，面部潮红，腰膝酸软，手足心热，口干舌燥，心烦失眠，大便干结，夜尿频多，阴道干涩。舌红少苔，脉细数。

辅助检查：2022 年 2 月 19 日性激素（月经第 3 天）示 FSH 18.5IU/L，LH 7.2IU/L，E_2 30pg/mL，AMH 0.53ng/mL；阴式 B 超提示双侧卵泡 2 ～ 3 个，诊断为卵巢储备功能下降，监测卵泡 3 个月经周期未见优势卵泡。

西医诊断：原发性不孕症；卵巢储备功能下降。

中医诊断：不孕症；月经过少。

辨证：肾阴亏虚，天癸早竭。

治法：育阴补肾，调理冲任。

处方：育阴补肾方。熟地黄 10g，生地黄 10g，北沙参 10g，石斛 10g，麦冬 10g，百合 10g，枸杞子 10g，牡丹皮 6g，菟丝子 12g，巴戟天 10g，醋鳖甲 10g（先煎），阿胶 3g（烊化），甘草 6g。每日 1 剂，水煎服，14 剂。嘱患者监测基础体温，观察阴道分泌物变化。

二诊：2022 年 6 月 14 日。患者经前阴道干涩稍缓解，基础体温高温相 10 天。LMP 2024 年 6 月 12 日，经量较前稍增多，色暗红，腰膝酸软明显缓解，手足心热及口干舌燥症状改善。继续予育阴补肾方，共 21 剂，煎服法同前。

三诊：2022 年 7 月 15 日。患者诉经前阴道分泌物增多，基础体温高温相 12 天。经量较前增加，色转鲜红，面色潮红减轻。偶有腰膝酸软，略感口干舌燥。继予巩固治疗，共 21 剂，煎服法同前。

四诊：2022 年 8 月 13 日。自诉经前阴道分泌物明显增多，基础体温高温相 13 天。月经量较前明显增多，色鲜红，伴少许血块。继服育阴补肾方，共 14 剂，煎服法同前。嘱患者重点关注透明拉丝状分泌物，结合针刺促卵泡发育。

五诊：2022 年 8 月 23 日。月经第 12 天，阴道分泌物少许，B 超见左侧卵巢 15mm×12mm 卵泡。

针刺治疗：关元、中极、足三里（双侧）、血海（双侧）、太溪（双侧），采用提插捻转泻法，每穴 30 秒，留针 30 分钟。辅以艾箱灸关元穴，治疗后患者感小腹轻微胀痛。

六诊：2022 年 8 月 26 日。月经第 15 天，B 超示左侧卵泡增大至 18mm×16mm，患者感暖流从小腹散向下肢，双踝胀痛感明显。继予针灸治疗。

七诊：2022 年 8 月 27 日，阴道分泌物呈透明拉丝状，排卵试纸阳性。B 超示左侧卵泡增大至 21mm×17mm。增加针刺三阴交、气穴，嘱次日同房。

2022 年 8 月 30 日，复查 B 超示卵泡已排出。

2022 年 9 月 4 日，基础体温升高 5 天，孕酮水平 11.3ng/mL。患者 2022 年 9 月 14 日月经来潮，经前期高温相 14 天。

就诊后的第一个月经周期继续依上法治疗，平时以中药治疗为主，见透明拉丝状阴道分泌物出现，即加以针灸治疗，并密切监测卵泡，结合排卵试纸，指导试孕。2022 年 10 月 13 日查尿 HCG 阳性，确定妊娠，2022

年 12 月 18 日查 NT 结果正常。

按语：患者卵巢储备功能下降，中医证属肾阴亏虚、天癸早竭。我们认为从女子"孕育之'器'"的"气化规律"角度而言，卵巢储备功能下降导致的不孕多归于肾气不足，冲任所司阴血、阴液等难以汇聚胞宫，影响阴血、阴液充养天癸，致天癸早竭。本案患者月经初潮晚，先天肾气不足，后天久婚未孕，情志内伤，暗耗阴血，症见腰膝酸软、手足心热、舌红少苔等。治疗以育阴补肾为主，通过治疗，患者经量逐渐增加，口干舌燥缓解，透明拉丝状阴道分泌物增加，说明阴血、阴液得复，癸水得养。

针刺治疗重点选在"的候"期，关元、中极均为任脉要穴，皆为任脉与足三阴经交会所在，二穴一居脐下 3 寸，一居脐下 4 寸，共主胞宫，具有调通冲任、补益肾阴的作用；配合足三里、血海以调和气血，健运中州；太溪为肾经输穴，增肾之吸纳作用，使冲脉气血灌注胞宫。待卵泡成熟时加以三阴交、气穴，三阴交通于任脉，气穴与足少阴肾经和冲脉相通，二穴相配以进一步增强冲任二脉输注气血阴液的功能，为胞宫提供充足的气血阴液供应，进一步促进卵泡发育与排卵。诸穴相配，一则补益肾气以纳冲任阴血、阴液；二则调和冲任以充养癸水，达到调顺冲任、天癸得养之效。

本案显示，中药与针灸联合治疗在改善卵巢储备功能下降所致不孕方面具有良好疗效，中药通过补肾育阴、温阳助气化，使胞宫中阴血、阴液渐复并蒸腾以充养天癸；针灸则通过补益肾气，进一步助冲任气血、阴液灌注胞宫，以达卵泡发育与排卵之效。中药、针灸协力共助使阴液得复，癸水得充。

绝经前后诸证

概论

妇女绝经前后由于卵巢功能衰退、性激素波动或减少而出现的一系列诸如月经改变、血管舒缩症状、自主神经功能紊乱和心理神经症，被称为绝经综合征（MPS），乃身心性疾病。血管舒缩症状主要表现为潮热，是雌激素水平降低的特征性症状；自主神经功能紊乱则常出现如心悸、眩晕、头痛、失眠、耳鸣等症状；心理神经症状多表现为注意力不易集中及情绪波动大，如激动易怒、焦虑不安或情绪低落、抑郁等情绪症状。这些症状的出现会影响女性的日常活动及工作生活，其中严重者会严重影响女性的身心健康及生活质量，甚至会影响家庭的稳定，值得我们持续深入地关注和研究。

【病因病机】

根据本病临床表现，古代医籍对该病症状的记载主要见于"百合病""脏躁""郁证"等病的论述中，归属于中医学"绝经前后诸证"范畴。《素问·上古天真论》中就有对女子生长衰老自然规律的描述，七七肾气渐衰，天癸将竭，月经则止而不下，生殖器官亦渐萎闭而失其胎产之力，这个过程部分妇女可顺利度过，但部分妇女由于体质因素、生活环境、社会因素等影响，或患者素有肝郁、心火亢盛等，则此阶段更易出现阴阳失衡，表现出明显的绝经前后诸证。

【临证论治】

我们根据"冲任新说"理论，已知妇人渐至知天命之年，易出现阴血屡伤，肾精亏虚，冲任脉虚，天癸衰竭，脏腑失和，阴阳失衡。此期天癸衰竭，实属正常生理，但机体须重新达到"阴平阳秘"的状态。故临证治疗时当守其肾虚之病机，以平和肾中阴阳为期，或滋肾养阴，或肾阴阳双调，或泻心火，或调肝经，撷取古方，融汇今论，辨证以用，立起沉疴。

案一 绝经前后诸证（以自主神经功能失调为主）

邓某，女，44岁，已婚。2020年7月25日初诊。

主诉：月经量少伴失眠、潮热半年。

患者平素月经规律，15岁初潮，5～6天/30天，量可，色鲜红，夹少量血块，轻微痛经。半年前无明显诱因开始出现月经不规律，1~2个月一行，月经量少，较既往减少约 1/2，经色暗。LMP：2020 年 7 月 1 日。

刻下：精神较差，心烦，健忘，头晕耳鸣，腰膝酸软，潮热盗汗，口干咽燥，食纳一般，失眠多梦，大便干结，3~4 日一行，小便量少、色黄。舌红少津，苔少，脉细数。

辅助检查：2020 年 7 月 2 日性激素（月经第 2 天）检查示 FSH 45.32mIU/mL，LH 46.89mIU/mL，E_2 <10pg/mL，P 0.62ng/mL；AMH 0.16ng/mL。阴式 B 超示子宫大小 44mm×35mm×47mm，内膜厚约 3mm，左卵巢大小 20mm×19mm，右卵巢大小 21mm×18mm，余未见明显异常。心电图（-），心脏彩超（-）。

西医诊断：绝经综合征。

中医诊断：绝经前后诸证。

辨证：心肾不交。

治法：滋肾养阴清热，养心健脾安神。

处方：知母 10g，生地黄 10g，山茱萸 10g，玄参 10g，麦冬 10g，天冬 10g，百合 20g，酸枣仁 10g，五味子 6g，党参 10g，茯苓 10g，莲子心 5g。共 7 剂，每日 1 剂，水煎 2 次，共取汁 400mL，分早晚 2 次服用。

二诊：2020 年 8 月 2 日。月经仍未来潮，精神好转，各症状较前减轻，纳呆，睡眠好转，易醒，大便偏干，尿黄。舌质红，苔少，脉细数。

处方：守方加白术。共 14 剂，煎服法同前。

三诊：2020 年 8 月 17 日。8 月 13 日月经来潮，现月经第 5 天，量较前多，夹少许血块，腰酸。患者诉近日胸膈满闷，自觉有气自下上冲，失眠，大便干。舌质红，苔少，脉大而弦直。

处方：守方去玄参、天冬，加生赭石、半夏、芡实。共 7 剂，煎服法同前。

四诊：2020 年 8 月 23 日。疲劳时感耳鸣，潮热盗汗、心烦、胸膈满闷较前减轻，无口干、头晕，自觉有气上冲感消失，纳可，寐欠安，但可以正常入睡，大便偏干，1～2日一行，小便平。舌淡红，苔薄白，脉和缓。

处方：守初诊方加肉苁蓉。共7剂，煎服法同前。

五诊：2020年9月5日。9月3日月经来潮，今日月经第3天，复查性激素示FSH 33.02mIU/mL，LH 36.09mIU/mL，E_2 10pg/mL，P 0.92ng/mL。现月经量中，色红，偶感腰酸。精神佳，无明显不适，纳可，寐安，二便平。舌淡红，苔薄白，脉细。

处方：守上方去肉苁蓉，加当归、川芎。共14剂，煎服法同前。巩固治疗。

随访患者得知经治疗半年后，月经量较前增多，未再发作烘热汗出等类似不适症状，夜间睡眠大致正常。

按语：绝经综合征属于中医学"绝经前后诸证"的范畴，中医学认为女子"七七"之年，天癸衰竭，肾精渐亏，或肝血日益不足，导致肝肾阴虚；或肾水亏损不能上济于心，水不济火，心火偏亢，导致心肾不交；或肾阳演变为脾肾阳虚，严重者，阴损及阳，致阴阳两虚。

本例患者年近"七七"，月经不规律，心烦失眠，潮热盗汗，腰酸腿软，心电图正常，激素检查提示其生殖功能衰退，诊断为心肾不交型绝经前后诸证。此外，《素问·骨空论》谓任脉上至咽喉，为"阴脉之海"，总司精、血、津、液等一身之阴，我们认为口中津液是否充足与阴液之盛衰有关，故临证时常将口干舌燥认为是任脉不盛的标志之一。

《杂病源流犀烛》记载："补肾而使之时上，养心而使之善下，则神气清明，志意常治。"故治疗以滋肾养阴清热、养心健脾安神并举。患者失眠、心烦盗汗明显前来就诊，选用能泻无根之肾火，疗有汗之骨蒸，止虚劳之热，滋化源之阴的知母为君药，配伍生地黄，能滋肾水以制火，还入血分以养血，血不燥则津自润；玄参、天冬、麦冬甘寒滋润，增强清虚火之效；茯苓取其趋下之性，健脾宁心，引诸药下行，火随水降；五味子味酸收涩，温润滋阴，《本草蒙筌》曰："五味子……入肺肾二经，收敛耗散之金，滋助不足之水。"与酸枣仁同用酸以收敛心气而安心神，既补阴血不足之本，又治虚烦少寐之标。

二诊稍加白术增健脾益气开胃之力，补而不滞。

三诊患者诉经量较前增多，症状缓解，肾虚仍显。患者胸膈满闷，自觉有气自下上冲，脉大而弦直，张锡纯释"此证乃下元虚损，冲气因虚上逆……其用药亦是在于补虚安冲"，即去性寒泻火之玄参、天冬，加芡实补肾固精，性收涩以敛冲气之浮越，生赭石、半夏镇冲降逆，病机得解，而其脉自平，其症自消。

四诊后见患者无口干咽燥，无心烦，无头晕耳鸣，无潮热盗汗，提示体内虚火退去，正气渐充而邪已祛大半，为巩固病情，加入适当养血之品如肉苁蓉养血润肠通便。五诊患者大便干结改善，去肉苁蓉，加当归、川芎养血理血，以滋养阴液。

调理半年余后，肾阴能上滋于心阴，使得心阳不亢，水济龙潜，心肾交而诸症得消，再配合心理疏导，使患者顺利度过此阶段，提高生活质量。

案二　绝经前后诸证（以血管舒缩功能失调为主）

姜某，女，47 岁，已婚。2021 年 3 月 2 日初诊。

主诉：月经推后 1 年余，烘热汗出、畏寒 2 个月余。

患者平素月经规律，29 天一行，5 日经净，月经量可，色红，无血块，无痛经。近 1 年月经常推迟，久则 3～5 月一行，2～3 天即净，经量少。前次月经（PMP）2020 年 9 月 2 日，LMP 2020 年 11 月 14 日。近 2 个月无明显诱因出现汗出不止，午后及夜间尤甚，醒后衣物湿透，伴畏寒肢冷，倍感疲倦和烦躁。

刻下：患者神疲乏力，烦躁易怒，腰酸，午后、夜间或应激状态下面部和颈部皮肤阵阵发红，伴有汗出，汗出后畏寒肢冷，偶有头晕耳鸣，稍感口干舌燥，无口苦，纳尚可，眠差，易醒，大便不成形，夜尿2次。舌质淡，少苔，脉细弱。

辅助检查：2021年3月2日AMH 0.27ng/mL；性激素示FSH 42.49mIU/mL，LH 33.96mIU/m，E_2 15pg/mL，P 0.57ng/mL。阴式B超示子宫大小为51mm×62mm×45mm，子宫内膜厚7mm，回声尚可，左侧卵泡1个，右侧卵泡2个。

西医诊断：绝经综合征。

中医诊断：绝经前后诸证。

辨证：肾阴阳俱虚。

治法：温肾阳，补肾阴，泻肾火，调理冲任。

处方：仙茅6g，淫羊藿10g，当归10g，巴戟天10g，知母10g，生地黄10g，熟地黄10g，百合20g，地骨皮10g，醋龟甲10g（先煎），覆盆子10g，黄柏6g。共14剂，煎服法同前。嘱患者少食辛温燥热之品，畅情志，避风寒，适运动。

二诊：2021年3月17日。月经未来潮，烘热汗出及口干舌燥症状稍缓解，余无明显变化。舌淡暗，苔薄白，脉沉弦细数。

处方：守方加菟丝子15g，肉桂3g。共14剂，煎服法同前。

三诊：2021年4月6日。LMP 2021年3月19日，经量少，3天净，色暗。刻下患者汗出次数减少，烦躁易怒、心悸不宁、口干舌燥等症状缓解，无头晕耳鸣，无夜尿。舌淡暗，苔薄白，脉沉细数。

处方：守上方去覆盆子。共21剂，煎服法同前。

四诊：2021年5月5日。LMP 4月28日，经量少，4天净，色深红，夹少许血块。刻下患者稍感汗出，偶感烦躁，眠尚可，大便成形。舌暗红，苔薄白，脉沉细数。病情好转，继予巩固。

处方：仙茅6g，淫羊藿10g，巴戟天10g，黄柏6g，知母10g，生地黄10g，熟地黄10g，枸杞子10g，五味子6g，炙甘草6g。共21剂，煎服法同前。

五诊：2021 年 6 月 9 日。LMP 6 月 5 日，月经量少，4 天净，色深红，无血块。刻下患者头晕耳鸣间作，汗出及烦躁不显，大便偶干结，余无明显不适。舌暗红，苔薄白，脉沉细。

处方：守方加肉苁蓉 10g。共 14 剂，煎服法同前。

2022 年 1 月电话随访，患者诉月经 30～80 日一行，3～5 日经净，经量少，色深红。初诊症状均明显好转，二便平，无夜尿。

按语：患者年近"七七"，天癸衰竭，肾精匮乏，故潮热盗汗，汗出后畏寒肢冷，伴头晕耳鸣、腰膝酸软；肾阴虚损，阴损及阳，导致肾阴阳俱虚。以阴阳双补为法，基于二仙汤随证加减，切忌用药过燥，以淫羊藿、仙茅为君，与巴戟天、黄柏、知母、当归配伍，集寒热补泻之功，温而不燥，凉而不寒，阴阳并调，以温肾阳，补肾精，泻相火，滋肾阴，调理冲任，再加入醋龟甲滋阴潜阳，调阴燮阳以治之；患者夜尿 2 次，佐入覆盆子益肾固精缩尿；生地黄、熟地黄配伍以填精养血，使得阴血互生。诸药合用，既补阴阳之亏虚，又泻有余之相火。

二诊患者阴虚症状稍缓，疗效不显，可知纯补阴阳非其治也，故酌加菟丝子平补肾气，少佐肉桂补益肾阳，与滋阴药配伍以鼓动血海，活跃肾气，阴阳互求，阴阳互生。

三诊夜尿症消，故去收敛之覆盆子。

四诊患者潮热感明显改善，减滋补肾阴之药，而重在阴阳平补，使得肾阴阳制衡。

五诊加肉苁蓉润肠通便。继服中药以平补阴阳为法巩固疗效，阴平阳秘，诸症乃愈。

医论医话篇

"任脉通，太冲脉盛"的临证辨析

　　"任脉通，太冲脉盛"最早记载于《素问·上古天真论》，言任脉通达、太冲脉旺盛是经行有时及妊子的必要条件。历代中医著作多强调冲任损伤为妇科疾病发生之病机。隋代巢元方在《诸病源候论》中论妇人病，皆以损伤冲任立论；《妇人大全良方》云："妇人病有三十六种，皆由冲任劳损所致。"《医学源流论》曰："凡治妇人，必先明冲任之脉。"可见，冲任之通盛在女性生殖生理中的地位不可小觑。中医学认为"有诸内，必形诸外"，《灵枢·外揣》把内在病变与外在表现形象地比喻为日月之投影、水镜之照形，故而，寻求"任通冲盛"之外在表现对于临床洞察冲任通盛与否具有较为重要的现实意义。

　　1."太冲脉之盛与不盛"临证辨析　唐代王冰注曰："太冲者，肾脉与冲脉合而盛大，故曰太冲。"太冲脉以"盛"为用，太冲脉盛则冲脉之气足，脏腑气血充盛。《灵枢·逆顺肥瘦》云："夫冲脉者，五脏六腑之海也，五脏六腑皆禀焉。其上者，出于颃颡，渗诸阳，灌诸精……其下者，并于少阴之经，渗三阴；其前者，伏行出跗属，下循跗，入大趾间，渗诸络而温肌肉。"其循行经过上下内外而通行全身，为全身气血运行的要冲，调节十二经的气血而灌诸经、温肌肉，上渗诸阳、下渗三阴，故称冲脉为"血海""五脏六腑之海"。

我们认为冲脉气血流向具有方向性，肾主纳气，血随气行，冲脉气血"下注"胞宫，有赖于肾的固摄纳气之功能以引血下行。《景岳全书·妇人规》云："冲为五脏六腑之血海，故经言太冲脉盛，则月事以时下，此可见冲脉为月经之本也。"女子发育成熟后，脏腑气血充盛，"太冲脉盛"，血海满盈，下注胞宫使胞宫有行经、胎孕的功能。故而，调治女性经带胎产等诸疾，冲脉气血与肾均须重视。

"太冲脉不盛"可表现为：一则冲脉蓄灌、调节气血功能失常，胞宫血海不能按时溢满或溢出量少，出现月经异常，如月经量少、经色淡、质稀、月经延后甚至闭经等冲脉气血不足的症状；二则冲脉之气不旺，温煦之力不足，则见畏寒肢冷、面色淡黄或淡白无华、肌肤少泽、毛悴色夭、肢体麻木、关节活动不灵、运动不利等症。三则《素问·骨空论》云："冲脉为病，逆气里急。"如张锡纯所言："冲为血海……下连少阴。少阴肾虚，其气化不能闭藏以收摄冲气，则冲气易于上干。"而当劳伤内损及肾，肾气不足，冲脉亦出现空虚，导致腹部出现拘急疼痛的症状，《诸病源候论》将此虚劳里急的病机归于"肾气不足，伤于冲脉。"《脉经·平奇经八脉病》曰："脉来中央坚实，径至关者，冲脉也。动苦少腹痛，上抢心，有瘕疝遗尿，女子绝孕。"又如张锡纯曰："冲为血海，居少腹之两旁，其脉上隶阳明，下连少阴……阳明胃虚，其气化不行以镇安冲气，则冲气亦易于上干。冲中之气既上干，冲中之血自随之上逆，此倒经所由来也。"

当证属"太冲脉不盛"时，除月经的改变，患者常常不知其病或偶感肢冷，故我们在临证用药时，凡兼有类似症状，须抓主症以辨证治疗，考虑冲脉病机。习张锡纯之法，治以补肾调冲、益气养血，往往比对证或对因治疗疗效更佳。

2. "任之通与不通"临证辨析　任脉为阴脉之海，主胞胎，调节全身之精、血、津、液流通至胞宫，为胞宫产生月经及孕育胎儿提供物质基础，其过程以通盛为要，"盛"与"通"相互依存，相互为用，互为因果。我们对于任脉通的全新认识，主要体现在以下两个方面：一是任脉主司全身阴液，主要为精血津液，它们是互相滋生、相互转化的，即精血津液之间互生、互化之路必须畅通；二是指任脉所司之阴液在全身的流通要通畅，阴液贵在流通，以通为要，任脉所司之"阴液"通过三焦流通全身，倘若津液停聚则生痰饮。

结合任脉的循行、功能及长期临床观察，我们认为可将口中津液看作是代表全身阴液的一个点。此当从两部分分析：一从任脉循行部位看，《素问·骨空论》云："任脉者，起于中极之下，以上毛际，循腹里，上关元，至咽喉，上颐循面入目。"《傅青主女科·带下篇》有云："任脉直上，走于唇齿。唇齿之间，原有不断之泉，下贯于任脉以化精……则口中之津液尽化为精，以入于肾矣。"任脉为阴脉之海，任所司阴液循环周身，入任化精，上承津液于口，下抵于胞宫，则口不渴，胞宫功能活动如常。若女子因情志不畅、饮食偏嗜、外感六淫等病因致任脉不通盛或阴液不足，津液不能润泽于口，则口渴见矣。

《沈氏女科辑要》引王孟英注："带下，女子生而即有，津津常润，本非病也。"《景岳全书·妇人规》曰："盖白带出自胞宫……精之余也。"张洁古曰："带下证，皆任脉经虚也。"任脉乘津液以泌带下，为"妊子"提供"不间断"且"不同质"的阴液，为人体妊养之本，"任脉通盛"为女性生殖生理之基础，同时是"妊子"的必要条件，正常的生理性带下，是人体内的一种阴液，随着肾气的充盛、天癸的分泌，质和量随着月经周期的变化而改变。若"任脉不盛"，阴津匮乏，必然会出现带下量少的病理表现，甚者阴道干涩，影响生活；湿热互结，壅滞任脉，累及带脉，发为带下色黄有异味。

《素问·骨空论》曰："任脉为病……女子带下瘕聚。"叶天士解释其病机道："任脉为阴海之冲，虚攻入络为瘕。"高世栻注："瘕聚，血液内瘀也。"盖任脉主一身之阴，任脉有病，经脉气血即滞，久而成瘕聚。瘕，指石瘕；聚，指结聚。本应流通的阴血如滞留不去，日久形成瘕聚，相当于现代妇科疾病中的子宫内膜异位卵巢囊肿、卵巢囊肿、妇科炎性包块等。

反复推敲任脉的循行及其功能，对于任脉通畅的具体表现，我们认为口中津液是否充足及生理性带下量的多少与阴液之盛衰有关，故而选取口中津液和带下阴液这两个外在表现作为观察任脉通畅与否的窗口。

肾气，不离冲任善治妇人者，首重

妇人生理以经血为先，以生殖为己任。历代妇科医籍认为月经、生殖是由脏腑、气血、经络、胞宫共同作用的结果，而与之关系最为密切的则是肾气和冲任，如《续名医类案》中指出："经本于肾，旺于冲任二脉。"本医话中"善治妇人者，首重肾气"即指临床善治妇科疾病者，先要重视肾气的盛衰，顾护肾气，补益肾精。"不离冲任"，即指治疗时当以冲任理论为指导，贯穿始终。肾气、冲任二者关系密不可分，互相作用，互相影响，共同维持女性正常的生理活动；若肾气不足，冲任失调则带来一系列病理变化，此乃妇人致病之本，是妇科疾病的总病机。

一、善治妇人者，首重肾气

（一）肾气决定女子生理全周期变化

肾为先天之本，生命之源，主藏精、纳气。肾精是人体生长发育和生殖的物质基础。精在气先，气由精化，肾精所化之气，称为肾气。我们认为肾藏精是实现肾生理功能的物质基础，肾气是其功能的表现形式。肾气的"盛""衰"决定着女子生、长、壮、老、已的生命过程。即如《素问·上古天真论》所谓："女子七岁，肾气盛，齿更发长；二七而天癸至，任脉通，太冲脉盛，月事以时下，故有子……七七，任脉虚，太冲脉衰少，天癸竭，地道不通，故形坏而无子也。"这是中医学对女子生理全周期的最早描述，说明了在整个大生殖周期中，肾气的"盛""衰"影响着天癸"至""竭"，而天癸与女性生殖周期密切相关，其由"至"到"竭"的时间段决定着女性具有生殖功能的相关年龄段。因此，我们认为，肾气决定女子生理全周期变化。

（二）肾气是女性生殖生理原动力

《素问·上古天真论》原文指出："女子七岁，肾气盛，齿更发长；二七而天癸至，任脉通，太冲脉盛，月事以时下，故有子。"说明先天肾气在女子青春期发育启动过程中起着非常重要的作用。从生理看，首先，在先天肾气、肾精充盈的前提下，青春期第二性征才能出现，生殖器官才能发育成熟，从而具备孕育生殖功能。其次，生殖是女性的根本。女子在育龄期，肾精充足，精化气，则肾气旺盛，达到"天癸至，太冲脉盛"的状态，阴阳气血充足，冲脉气血旺盛、下注胞宫，维护胞宫封藏属性，使之具备妊娠、产育等功能，为生殖奠定基础。

（三）肾气推动了"天癸－胞宫"之"器"的气化运动

清代陈昌治刻本《说文解字》曰："天，颠也。至高无上，从一大。"《医宗金鉴》云："二七而天癸至，谓先天癸水中之动气，至于女子胞中也。"肾蕴藏先天父母之精，精化气，气如云雾，向上升至巅顶，逐步形成"天"之态。同时，肾吸纳冲脉气血向胞宫灌注，汇聚任脉所主之全身阴液至于胞宫。天癸清扬之天及胞宫厚重之地，形成一"器"，蕴含"升降出入"的气机运动。

（四）肾气充实是胞宫功能正常的保障

胞宫是女子特有的生殖脏器，为奇恒之腑。肾为封藏之本，肾主纳气，为冲之根。肾气盛，冲脉气血充足，肾吸纳冲脉气血下注胞宫，为生殖奠定基础，因此，肾气是维持胞宫"脏"属性的主气。"脏"，藏而不泻，维持胞宫"脏"的属性是实现生殖功能之关键环节。"脏"之属性功能一是受孕，二是孕育胎儿，即女性受孕及孕育胎儿过程均须在胞宫属"脏"之属性时发生。若女子未孕，冲脉气血充盈胞宫后犹如月盈则亏、水满则溢，此时胞宫属性由"脏"转"腑"，月事以时下；若受孕，胚胎足月，胞宫亦呈现"腑"的特性，表现为泻而不藏，胎儿娩出。因此肾气（精）充实是胞宫功能正常的保障。临床上应注重补肾气、益冲任、养血调经等方法，维护胞宫精气充实，才能实现胞宫"脏"的属性，此对于完成胞宫的生理功能、调节胞宫的病理失常有重要意义。

（五）肾气不足导致诸多病理现象

在女性一生大的周期中，若女子于"二七"阶段，先天肾精不足，肾气不充，则可见青春期发育迟缓，出现子宫发育欠佳、原发性闭经、不孕症。同时，女子肾精的充养有赖于后天水谷精微的滋养和肝血的充足输布。若女子脾虚失运、肝郁血虚，则表现为肾精不充，天癸早竭，继而出现未老而经水先断、月经量少。故临床治疗上，关键要察肾气是否充盛。鉴于肾藏精，精化气，故治疗上一是要辨其先天之肾精是否充足；二是要辨肾精化气的功能强弱；三是要辨其脾胃运化功能是否正常，肝血是否充足等。

二、善治妇人者，不离冲任

冲任理论是中医妇科理论体系的核心，有着重要且特殊的地位。清代徐灵胎在《医学源流论·妇科论》中说："凡治妇人，必先明冲任之脉……冲任脉皆起于胞中，上循背里，为经脉之海，此皆血之所从生，而胎之所由系。明于冲任之故，则本源洞悉。"冲、任二脉功能直接影响女性的经、带、胎、产等生理活动。因此，在女性生殖疾病的治疗中以冲、任二脉为要，使机体气血充盈，经脉通畅，胞脉得养，发挥正常的生殖功能。

（一）从冲任的起源、循行部位和解剖学基础角度

冲脉为总领诸经气血之要冲，为"十二经脉之海"，与督脉、任脉一源而三歧，对"阳脉之海"的督脉和"阴脉之海"的任脉起着调节作用。《儒门事亲》言："冲、任、督三脉，同起而异行，一源而三歧，皆络带脉……统于篡户，循阴器，行廷孔、溺孔上端……以带脉束之。"冲任二脉循行路线正是女性特有的生殖器官所在部位。胞宫是女性实现生理生殖功能的重要器官，与脏腑有着密切的经络与功能联系，且这种联系主要通过冲任督带四脉而实现。胞宫的功能与冲任二脉密切相关，从而使冲任二脉在女性生殖生理中占有重要地位。

（二）冲、任所司之气血、阴液是女性生殖生理的物质基础

生殖是女性生理功能的核心。冲任二脉对女性生殖生理有着重要的调节作用。王冰注："冲任流通，经血渐盈，应时而下……冲为血海，任主胞胎，二者相资，故能有子。"此话是对冲任生理功能的高度概括。冲为经脉之海，又曰血海，冲脉为全身气血运行的要冲，调节十二经的气血，具有促进生殖的功能。冲脉之气血旺盛则下注胞宫，使胞宫有行经、胎孕的功能。《素问·上古天真论》曰："太冲脉盛……故有子。"又说："女子不育，多责之冲脉……冲脉无病，未有不生育者。"任脉主一身之阴，凡精、血、津、液均为任脉所司，为"阴脉之海"。王冰曰："谓之任脉者，女子得之以妊养也"，且"任主胞胎"。任主一身之阴液，为人体妊养之

本，对人体生长生育及生殖功能具有重大影响。

（三）冲任失常将导致一系列病理情况

冲任失常是妇科疾病的重要基础。现代女性工作生活压力大，情绪、饮食、作息时间的改变或耗伤阴精，致使"阴脉之海"任脉损伤，导致不孕、带下量少、绝经前后诸证等。冲脉为十二经脉之海，若冲脉气血亏虚，则易致月经量少、闭经等；若冲气上逆则出现经行吐衄、高催乳素血症、子宫内膜异位症等妇科临床常见疾病。临证巧用"平冲降逆"之法，往往效如桴鼓。

"肾气盛"是女性青春期发动先决条件，继而具备生殖功能的前提与基础；"任脉通，太冲脉盛"是女性生殖生理核心，而肾气和冲任关系密不可分。张锡纯《医学衷中参西录》曰："肾为冲之根""冲任之本在肾""冲为血海……下连少阴。少阴肾虚，其气化不能闭藏以收摄冲气，则冲气易于上干。"肾为封藏之本，一身阴阳气血之所系，肾气的强弱除了直接与冲任的通盛密切相关外，还直接影响冲任的固藏。在肾气的主导下，冲任二脉与女性生殖生理息息相关，肾气和冲任共同决定和影响着女性孕育生殖功能，故我们认为，临床"善治妇人者"，必"首重肾气，不离冲任"。

『阴中求阳，阳中求阴』应用心得

"阴中求阳，阳中求阴"理论最早源于《黄帝内经》阴阳学说，明代张景岳继承发展了此理论，他采撷诸家之书，结合自己的临床经验，在《景岳全书·新方八阵》中提出经典著述，即："善补阳者，必于阴中求阳，则阳得阴助而生化无穷；善补阴者，必于阳中求阴，则阴得阳升而泉源不竭。"除此之外，由张景岳所创制的左归丸、左归饮、右归丸、右归饮，在治疗阴阳虚损类疾病时一直被历代医家奉为圭臬。我们在临床诊治妇科疾病时，遇女子阴阳虚损类证候，常以张景岳"阴中求阳，阳中求阴"治法为宗，其结果往往效如桴鼓。我们将阐述该治法的应用心得，以飨同道。

肾为先天之本，元气之根，藏精而化肾阴肾阳，《素问·调经论》记载："阴阳均平，以充其形。九候若一，命曰平人"，突出体现阴阳平和对女性生命健康的重要性。我们在临床实践中总结出五脏之中，肾衰独早，对于女性来说，多以肾阴阳虚损为主，主要表现为经断、形坏而无子两大特征。在诊治此类妇科疾病时，我们以补肾精、调阴阳为治疗法则，依据阴阳互根互用、互生互化的原理，临证遣方时常常补阴、补阳药物相互配伍，即于补阳药中适当佐以补阴药，阳得阴助而生化无穷，以达到阴中求阳的目的；补阴药适当佐以补阳药，阴得阳升而泉源不竭，以达到阳中求阴的目的。此法不但能增强疗效，亦能制约纯补阳或纯补阴时药物的偏性。

1. 阴中求阳　肾阳不足，则冲任虚寒，胞宫失于温养，可发生月经后期、闭经、妊娠腹痛、胎萎不长、不孕症等；阳气虚微，封藏失职，以致冲任不固，则发为崩漏、带下病等；肾阳虚，气化失司，湿聚成痰，痰浊阻滞冲任、胞宫，可致闭经、不孕症；若肾阳不足，不能温煦脾阳，致脾肾阳虚，可发生经行浮肿、经行泄泻、子肿等；肾阳虚，血脉失于温运，则发生肾虚血瘀，导致更为错综复杂的妇科疾病。

对于此类患者我们认为不能单是温阳，因单用温燥之品以补阳唯恐劫伤真阴，而应根据"阴为阳之基"的原理，欲扶人体之阳气，必须勿忘人体的阴精，以补肾温阳化气之品为主，填精补髓、滋补阴精之物为导，从而达到阴阳相偶、化生阳气的目的。

对于临床中绝经前后诸证属肾阳虚证的患者，除对证选用温补肾阳的药物外，方中补肾阴的药物用量亦不轻，有时甚则多于温阳药物，这与绝经前后诸证的病机特点密切相关，对于此阶段的女性即使只表现为肾阳虚症状，但由于阴阳互根，阳气亏损不能化生阴液，必进而损伤人体之阴精，最后导致肾阴阳俱虚，所以我们会在助阳药中佐以滋阴剂，以求"阴平阳秘"的状态。再如我们在治疗肾阳虚型多囊卵巢综合征时，常习张氏创制右归丸（熟地黄、山药、山茱萸、枸杞子、鹿角胶、菟丝子、杜仲、当归、肉桂、制附子）之心得，采用"阴中求阳"治法，常在补肾阳类药中（如肉桂、鹿角胶等），加滋阴药合用，阴阳兼顾，仍以温肾阳为主，妙在阴中求阳，使阳得以归源。稍加肾阴类药（如熟地黄、山茱萸、枸杞子、山药等），使得温补而不刚燥，以防燥伤真阴，并助阳气化裁有源。处方中以大量温阳药为主，稍稍配滋阴药为辅，诸药取"阴中求阳"

之义，使元阳得以归。所谓："善补阳者，必于阴中求阳，则阳得阴助而生化无穷。"

2. 阳中求阴 同样在妇科疾病中，女子肾阴虚者表现为阴虚内热及阴虚阳亢之象，症见月经量少质稠，月经推后，甚至闭经等，或伴腰膝酸软、头晕耳鸣、失眠多梦、五心烦热、潮热盗汗、口苦咽干等。对于此类患者，若仅仅以阴柔之物填补，不但孤阴不生，且难免有伤中之变。故肾阴虚者当以养阴为主，同时适当佐以扶阳之品，使补阴而不抑真火，养阴而不滋腻，并发挥阳气温煦推动作用，助阴生发，达到育阴而涵阳之目的。

对于女子肾阴虚者，我们在临床遣方用药时，常在补肾阴类药（熟地黄、山茱萸、枸杞子、山药、龟甲胶）中加温肾阳药（鹿角胶、肉桂），以达到育阴而涵阳之目的。张氏"阳中求阴"治法滋补肾阴的代表方为左归丸（熟地黄、山药、山茱萸、枸杞子、牛膝、菟丝子、龟甲胶、鹿角胶），《景岳全书·新方八阵》中记载："左归丸，治肾虚腰痛，真阴不足，壮水之主，以培左肾之元阴，而经血自充。"左归丸具有壮水之主、培左肾之元阴之功效。方中大量运用补肾阴之品，如重用熟地黄滋肾以填真阴，枸杞子益精明目，山茱萸涩精敛汗；龟甲胶、鹿角胶二胶，为血肉有情之品，鹿角胶偏于补阳，龟甲胶偏于滋肾，两胶合力，沟通任督二脉，益精填髓，包涵"阳中求阴"之义。菟丝子配牛膝，强腰膝，健筋骨，山药滋益脾肾，共收滋肾填阴、育阴潜阳之效。《何氏虚劳心传》云："从纯补，犹嫌不足，若加苓、泽渗利，未免减去补力，奏功为难，故群队补阴药中更加龟、鹿二胶，取其为血气之属，补之效捷耳。"我们在治疗肾阴虚型多囊卵巢综合征时，以《金匮要略》中的金匮肾气丸为基础方，方中重用熟地黄滋阴补肾，山茱萸、山药补肝脾而益精血，泽泻、茯苓利水渗湿泄浊，牡丹皮清泻肝火。在这一众滋阴药物中，配入少量附子、肉桂，助命门以温阳化气，取"少火生气"之义。其治疗及配伍恰好体现了"益火之源以消阴翳"、阴中求阳、少火生气的特征，正如柯韵伯在《伤寒来苏集》中所云："意不在补火，而在微微生火，即生肾气也。"

论妇科养阴

妇女以血为本，以血为用，经、带、胎、产、乳均以阴血为物质基础。随着社会发展，现代女性多有长期熬夜、沉溺电子产品、盲目进补、过食辛辣、过度纵欲、思虑过多等不良生活习惯，日积月累中不断暗耗阴血。另妇人因多产、堕胎、哺乳、劳役、偏食等亦常处于阴常不足、阳常有余的状态。我们在继承发扬先前医家重视妇科养阴思想下，时刻谨记庇护女子阴液，并在长期的实践中总结归纳出妇科"养阴五法"。养阴，即顾护人体生命活动所必需的物质基础，具体方法包涵补血养阴、益气养阴、填精养阴、补肾滋阴、调冲养阴。根据女子临床证候，辨证论治，立足治病求本，养阴兼以补血、益气、补肾等，往往有立竿见影之效。

1. 补血养阴 补血养阴法当用之于阴血亏虚。女子为阴，以血为本，血、精、津、液皆属阴，阴虚即血亏，养血即养阴也。《竹林女科证治·室女虚热经闭》云："室女月水不行，日渐羸瘦，时作潮热，此阴虚血弱，火盛水亏，治当养血益阴。"津液充而阴血得养则阴虚之证自除，故临床多用滋阴养血之品，如《外科心法要诀·溃疡主治类方》所论："盖血虚则阴虚，阴虚生热，故补血药中，多加寒凉之味也。"如情志不遂、气郁化火都会导致肝血、肝阴耗伤，此时应用当归、白芍等养血柔肝，滋养阴血；若思虑过多，疲劳过度，久病耗损，皆会导致心血不足、心阴暗耗，治当以滋阴补心，如龙眼肉、酸枣仁等。

2. 益气养阴　气为血之帅，血为气之母。宋代医家杨士瀛《仁斋直指方·血荣气卫论》言："气者血之帅也，气行则血行，气止则血止，气温则血滑，气寒则血凝。"清代叶其蓁《女科指掌》云："经水淋浊不肯除，皆因气血本元虚。"明代王肯堂《女科证治准绳》言："妇人月水不断……或因劳损气血而伤冲任……皆令气虚不能摄血，故治血须益气，养阴必得益气。"我们在临床中常以人参、黄芪、党参、白术、天花粉、北沙参、石斛等入方，达到益气生津并举。

3. 填精养阴　《诸病源候论·虚劳精血出候》有云："肾藏精，精者，血之所成也。"《景岳全书·新方八阵》载左归丸："凡精髓内亏，津液枯涸等证，俱速宜壮水之主，以培佐肾之元阴，而精血自充矣。宜此方之。"《傅青主女科·种子篇》提到："精满则子宫易于摄精，血足则子宫易于容物，皆有子之道也。"若先天禀赋不足、疲劳过度、房事不节或多次流产等导致肾精亏虚，肾阴不足所致月经量少、不孕等，治当用补肾填精之物，如鹿角胶、龟甲胶等血肉有情之品，既能滋补肾精，亦能滋阴养血。

4. 补肾滋阴　肾为一身阴阳之根本，肾中阴阳水火平衡，肾水肾阴充盛才能涵养精卵。《石室秘录》云："肾水（包括癸水）亏者，子宫燥涸，禾苗无雨露之濡，亦成萎亏。"然而我们在临床实践中并不纯补肾阴（水），而是以补肾气为主。因为我们认为，肾精是实现肾功能的物质基础，而肾气是肾功能的表现形式。根据精气互化理论，肾气充则肾精不竭，所以重于补肾气。

如更年期女性肾阴耗竭，出现阴道干涩、不寐等症状，我们以六味地黄丸为基础方，酌加补益肾气之品，如菟丝子、山药、巴戟天之类，使肾阴源泉不竭。再如女子月经延后，甚至闭经、不孕之症，《傅青主女科·调经篇》云："经水出诸肾，经水早断，似乎肾水衰涸。"肾阴不足则冲任失调，胞宫失养，终至经水渐断，故临床多采用养阴滋肾之物。但在临床中，我们若以补益肾气为主，以填补肾精为辅，往往比纯补肾阴更得佳效，因肾气充足，封藏有度，才能满足月经正常来潮及妊娠的需要。《本草从新》中记载熟地黄："滋肾水，封填骨髓，利血脉，补益真阴。"

5. **调冲养阴**　冲为血海，任主全身之阴液。《景岳全书·妇人规》云："经本阴血，何脏无之？惟脏腑之血，皆归冲脉，而冲为五脏六腑之血海，故经言太冲脉盛，则月事以时下，此可见冲脉为月经之本也。"任脉所司精、血、津、液充沛，冲脉广聚脏腑之血而血盛，冲任二脉相资，血海按时满盈，则月事以时下。徐灵胎亦在《医学源流论》中指出："冲任二脉皆起于胞中，为经络之海，此皆血之所从生，而胎之所由系。明于冲任之故，则本源洞悉，而后所生之病，千条万绪，以可知其所从起。"由此可见，冲任损伤是妇科疾病最重要的病机。任脉通达，冲脉气血旺盛，可使女子阴津充盛，故在临床实践中我们以调冲任为法，而达到养阴之妙，对于因冲任失调导致的女子阴津亏少之证往往收效甚佳。

调理冲任有一些常用方药，如补冲脉之气用吴茱萸、巴戟天、枸杞子、鹿茸、紫河车、肉苁蓉、紫石英、杜仲等；补冲脉之血用当归、鳖甲、丹参、川芎等；降冲脉之逆用沉香、木香、槟榔等；固冲脉用山药、莲子等。补任脉之气用鹿茸、覆盆子、紫河车等；补任脉之血用醋龟甲、丹参等；固任脉用白果等。有治冲任病的专方，如龟鹿二仙胶、四物汤等。

临证口渴（干）辨析

津液是机体一切正常水液的总称，《素问·经脉别论》所云："饮入于胃，游溢精气，上输于脾，脾气散精，上归于肺，通调水道，下输膀胱，水精四布，五经并行。"体内津液代谢与脏腑功能密切相关，如胃肠的吸收、脾的传输、肺的布散、肾的蒸腾气化等，任何一脏或任何一种生理功能的异常，均能导致津液的代谢失常。体内津液不足，或是津液输布异常均会引起口渴或口干。

口干和口渴不尽相同。"口干"多指口中津液不足，不一定有饮水要求，而"口渴"则多指有饮水欲望而言，是人的一种感觉症状，二者似同而异。如《中国内科医鉴·证候与治法概编·第五章》中言："口渴与咽干口燥似同而异。前者欲饮汤水。后者虽觉干燥但不欲饮水。向口内望之有湿者也。"

一、临证口渴（干）常见于妇科哪些疾病

在临床上妇人口渴（干）常见于因热邪炽盛而致血不循经的各种出血证，如月经先期、月经过多、崩漏、经行吐衄等；因脏腑阴血津液不足，阴虚内热所致病症，包括围绝经期综合征、卵巢功能下降或卵巢早衰、带

下过少、子痫、产后高热等；或因运化失常，如湿邪阻遏阳气，湿性趋下，易袭阴部，湿郁日久为热，聚为痰湿，多见于妇科盆腔炎性疾病、带下病、经行浮肿、多囊卵巢综合征等；又有瘀血停聚，津液失于输布，阻滞冲任，易导致经期延长、产后恶露不绝、痛经、癥瘕等。

二、口渴（干）发生的中医病因病机

体内津液代谢异常由多种原因导致，总属津液的盈亏与输布失常。

脾胃为气机升降的枢纽，若肝失疏泄，脾失健运，则脾气不能散津，津液不升；或因肾阳不足，膀胱气化不利，气不化津，津不上承而见口渴；或因中焦虚寒，浊阴上逆，水饮停聚，津液输布障碍而不能气化上承于口，见口渴而不多饮，甚则饮入即吐。

现代女性工作生活压力大，情绪压抑，致肝主疏泄功能失常，肝阴不足；加上作息不规律，劳伤心神，耗伤心阴，阴不制火，致心火旺，心属火，肺属金，火本克金，进一步导致肺阴亏损，李杲云："阴精所奉其人寿，谓脾胃既和，谷气上升。"故五脏阴液暗耗，虚损日久，必将累及阴阳之根本，导致肾阴亏虚，损伤任脉之阴液，出现口渴咽干。

外感六淫致病，如感受热邪，邪热炽盛致津液损伤，口微渴或大渴；或感受湿邪，由外受，或由内生，均致水饮停留于局部而生阻滞，气机升降受阻，壅塞不通，气滞津停而致口渴但不多饮，身热不扬。《妇人大全良方》指出："妇人以血为基本。"女子气虚、气滞、血寒、血热等均可使血行不畅，离经之血成瘀，瘀血内阻，津液失于输布，故口干渴，但体内津液本不匮乏，因此虽渴但不欲咽下。

三、临证常见症状及常用药物

1. 口渴欲饮

（1）渴而欲饮冷：多为热证。口微渴、发热、脉浮数者乃邪热伤津不甚；若大渴，喜冷饮，壮热，舌红，脉数，常因热邪炽盛，灼伤津液，津液大伤；口渴伴咽喉干、鼻干燥热多因秋季燥邪伤津。临床上多用上能清肺、中能凉胃、下能潜降肾火、可清泻肺胃实热并能滋阴生津之知母以及清肺、胃二经实热，又能生津止渴之天花粉，再配伍北沙参、石斛、麦冬等加强滋阴生津之效。

（2）口渴而咽干夜甚：口渴咽干，夜间尤甚，五心烦热，颧赤盗汗，舌红，脉细数，为阴虚津亏、虚火内炽所致。张锡纯在《医学衷中参西录》曰："阴虚之甚者，其周身血脉津液，皆就枯涸。必用汁浆最多之药，滋脏腑之阴，即以溉周身之液。"可用玄参、生地黄、石斛、北沙参、麦冬、龟甲胶等。玄参苦咸而凉，滋阴润燥，壮水制火，启肾水以滋肠燥；生地黄甘苦而寒，清热养阴，壮水生津，以增玄参滋阴润燥之力；石斛、麦冬、北沙参甘寒生津，清养肺胃，养阴润燥生津。

（3）口渴但不多饮：口渴，但不多饮，身热不扬，心中烦闷，苔黄腻，多见于湿邪阻遏阳气。治湿不仅在于化湿，也在于散湿，须宣通三焦阻塞之气机，方能使气行通畅，水液得行。湿邪阻滞上焦，宜宣肺化湿，用杏仁宣利上焦肺气，气行则湿化；湿蕴中焦，多健脾以运化水湿，用白蔻仁芳香化湿，行气宽中，畅中焦之脾气；湿邪易下客阴户，直中胞宫，下注冲任，引起带下病、阴痒或盆腔炎等，则宜清利肝经湿热，如用龙胆泻肝汤。

（4）口渴喜热饮，饮入不多，或水入即吐：症见口干欲饮，或喜热饮，但饮水不多，水入即吐，舌胖质淡，苔润滑，脉弦无力，或沉迟，或沉缓，或沉弱。痰饮内阻，津液输布障碍而不能气化上承于口，出现口渴，又因体内有饮邪，故不多饮。中焦虚寒，浊阴上逆，可见水入即吐。临床多以五苓散为基础方，利水渗湿、温阳化气为治。

2. 口渴不欲饮

（1）口渴不欲饮：脾肾阳虚，肝失疏泄，三焦通道不畅，气不化津，津不上承于口而渴，但体内津液本不亏乏，故不欲饮。症见口渴，腹胀满，神疲乏力，舌淡红，脉细，乃脾阳虚之证，当配以温阳行气、健脾益气之中药，如桂枝、白术。口渴，小便不利，小腹冷痛，或见肢体浮肿，舌淡胖，苔白滑，脉濡缓或沉迟，乃肾阳虚，膀胱气化不利，可予以肉桂补火助阳、散寒止痛、温经通脉，巴戟天补肾阳、壮筋骨、祛风湿；若口渴不已，伴心烦、失眠，情绪易波动，乃肝气疏泄不利，临证可给予行气疏肝之柴胡、郁金、香附等。

（2）口渴（干），欲漱口而不欲咽：瘀血内阻，气为血阻，水津不能随气上布也，其人虽口渴，但欲漱水不欲咽，伴见胸胁或少腹硬满刺痛，面色黧黑，肌肤甲错，舌暗或有瘀斑，脉沉涩。多见于妇科疾病中的血瘀证，治当活血化瘀行气，临证配伍桃仁行滞血生新血，当归、川芎补血活血、调经止痛，两药辛香温润，能养血而行血中之气，共收补血活血之功，瘀去而气血调顺，口渴（干）自愈也。

（3）口干而不欲饮：温为阳邪，伤及津液，津液不足，人欲饮水自救，故烦渴欲饮。然而在温邪从卫、气分转至营、血分时，反而出现了口不渴的现象，张仲景在《伤寒杂病论》中首次记录了这种临床现象："阳明病，口燥，但欲漱水，不欲咽。"喻昌注释："阳明病，口燥但欲漱水不欲咽，知邪入血分。"即热邪入血分之时，患者只是觉得口干而不欲饮。吴鞠通自注曰："温病传里，理当渴甚，今反不渴者，以邪气深入血分，格阴于外，上潮于口，故反不渴。"邪热由气入营，热腾营气上升，口反不渴，即使口渴，饮亦不多，且见身热夜甚、心烦时有谵语，或躁动不安、斑疹隐隐、舌红绛、脉细数等。此多见于妇人产后高热，治当用清营凉血之药，如生地黄凉血滋阴、麦冬清热养阴生津、玄参滋阴降火解毒等。

临证辨舌心得

中医望舌，主要是观察舌体、舌苔、舌下络脉三个方面。临床上诊病辨证时，舌诊是不容忽视的重要部分。

一、临证辨舌的重要性

望舌属中医学望、闻、问、切四诊中望诊的重要内容之一。舌通过经络直接或间接地联系于五脏六腑，而脏腑之精气又上荣于舌，故而通过望舌可判断疾病的性质、病势的浅深、气血的盛衰、津液的盈亏及脏腑的虚实，推测病情预后等。正如《形色外诊简摩》所述："故治病必察舌苔，而察病之吉凶，则关乎舌质也。"因此，望舌在临证中为必不可缺的诊查内容之一。《临症验舌法》曰："凡内外杂证，无一不呈其形，著其色于舌。"舌诊贯穿疾病辨证论治的始终，临床上由于女性易受情绪影响，问诊所述病证并不尽然，故舌诊尤为重要。

二、临证辨舌论妇科常见疾病

以舌与脏腑联系为理论依据，脏腑病变反映于舌面，具有一定的分布规律：舌尖反映上焦心肺病变；舌中反映中焦脾胃病变；舌两侧反映肝胆病变；舌根反映下焦肾脏病变。女子以血为根本，肝藏血，主筋，足厥阴肝经络舌本，舌为心之苗，又为脾之外候，肾藏精，足少阴肾经循喉咙，夹舌本，心、肝、脾、肾功能正常对于女性健康尤为重要，故辨舌对女性疾病的诊治很关键。

1. 辨舌体、舌形与舌质

（1）胖舌：舌体胖大多因脾肾不足，或夹湿、夹瘀、夹痰致津液输布失常，水湿内停所致。女性因工作压力大、缺乏锻炼、情绪失调等诸多因素见此舌。临床上又有舌色淡暗、红绛之不同。舌体胖大而舌色淡暗，以气虚、阳虚者常见，如崩漏、闭经之脾肾虚证，临床可用补肾健脾祛湿之芡实、白术、茯苓等治之。临证可参合脉象，若脉象较实，则应重用除湿之品；若脉象偏虚，则重在温肾助阳，加强气化而除湿。舌体胖大而红绛，多因痰湿毒热上壅或内蕴，临证须明辨虚实，实证者多因饮食习惯不良，致痰湿毒热积于中焦脾胃，临床可选用黄连、大黄等；而禀赋不足或房劳多产者，肾气亏虚，多为虚实夹杂证，在清热祛湿的同时应结合具体情况酌情加补益肾气之菟丝子、杜仲等。

（2）齿痕舌：齿痕舌可见于正常舌象，病理上齿痕舌常与胖大舌并见，多属脾虚证。齿痕舌有寒热之分，当察舌质淡红与色红之别。齿痕舌淡白湿润，多为脾虚而寒湿壅盛，临床多见于脾肾阳虚之闭经、痛经、带下病、月经先期等，治疗侧重于温肾阳、促气化，可选用肉桂、巴戟天、淫羊藿等。齿痕见舌色红，为脾虚而有痰湿蕴结化热，临床多见脾虚痰浊湿热证，治疗侧重于健脾、清利湿热。

（3）嫩舌：曹炳章《辨舌指南》指出："浮胖娇嫩，不拘苔色灰、黑、黄、白，病多属虚。"嫩舌多因气血不足，为虚证之发，或气虚致水湿不利而见，临床常见嫩红舌（常伴热象）或淡嫩舌（多为血虚）。临床用药时虽多用补益，但应谨记虚不受补，勿过用温补之品。

（4）瘦舌：舌体瘦薄多属先天禀赋不足、体质虚弱，或后天之本已虚的久病之象，或有阴虚内热，气血暗耗损伤，临证须鉴别舌质淡暗或绛红。舌体瘦薄，舌色淡者，多见于心脾不足、久病气血两虚型月经淋沥不尽、月经过多、产后气血虚弱等妇科疾病，治当以补益气血，健脾养心。舌体瘦薄，舌色红绛，舌干少苔或无苔，多见于肾阴亏损、阴虚火旺型绝经前后诸证、卵巢储备功能不足、卵巢早衰、闭经等，治当以补肾育阴，临床多用醋龟甲、天冬、石斛等。临床见瘦舌，无论是先天不足，还是后天虚损，气血津液的形质已少，治疗宜缓以补益脏腑、养阴血，不可急于大通散、大活血。

（5）敛舌：即舌有裂纹。敛舌为气血津液不足，不能上达充养舌体，说明气血津液亏损较重。若见敛舌，辨证当为气血津液大亏。闭经患者出现敛舌，常见于阴虚内热型卵巢早衰患者，治宜养阴清虚热，暂不急于活血调经，且慎用或不用温燥之品，以免再伤津液阴血，临床常配伍地骨皮、青蒿等养阴清虚热之品。

2. 辨舌色

（1）淡舌：淡舌即舌色淡白。《说文解字》曰："淡，薄味，浓之反；水满，从水。"《舌鉴辨正》认为，淡白舌是"虚寒舌之本色"，为气血不荣或阳虚水停之象。若舌色淡白，舌体瘦薄，乃因气血生化不足，血海不能盈满，气血不能荣于舌，多见于月经失调虚寒证、多囊卵巢综合征阳虚证者，治疗时应顾护正气，不急于活血通经，而应补益脏腑，脾为气血生化之源，肝主藏血，可用黄芪、党参、当归、白芍等，血海得充，再因势利导，调经通利。在临床上，亦有因血热而致月经过多、崩漏的患者，经行失血过多致虚而见舌质淡，则应凉血止血辨证而治。

（2）红色：舌色较正常舌色红，呈鲜红色者，绛舌较红舌更深，或者略带暗红色者。一般认为，绛舌常为红舌进一步发展所致。红舌多属热证，热在脏腑，舌尖红为心火，舌边红为肝火，临床上见妇人舌尖红，伴有心烦不寐者多属心肝火旺，阴不敛阳，多见于经行眩晕、口糜、吐衄、性情急躁易怒、绝经前后诸证等患者，治疗常配伍莲子心、菊花、决明子等。《辨舌指南》曰:"舌色鲜红,无苔点,舌底无津,舌面无液者,阴虚火旺也。"热易伤津,阴虚水涸,虚火上炎则舌红少苔,或伴有裂纹,在遣方用药时,应于清热泻火中适当佐入养阴生津之品,如生地黄、北沙参等。热进一步发展,则耗伤营阴,血液浓缩,血热充斥于舌而舌绛,常见于卵巢功能下降或卵巢早衰、绝经期女性,治宜益胃生津,滋阴清热,药用石斛、麦冬等。《舌苔统志》说:"舌本之正红者,为脏腑已受温热之气而致也。"邪热亢盛则舌绛红苔黄,热入营血,脏腑热盛,多见于产后高热者。

(3)青紫舌:青紫舌多由气血瘀滞所致。女子具有易"虚"、易"瘀"的体质特点,临床上痛经、癥瘕患者多见舌质紫而舌体瘦小,为寒邪凝滞经脉或肾精亏虚所致,前者治以温经散寒止痛,可用肉桂、吴茱萸等;后者当益肾活血,方用六味地黄汤加活血化瘀之品。舌质紫而舌体胖大或有齿印者,兼见畏寒肢冷,小便清长,乃阳虚之证也,多见于寒凝型痛经、带下过少等妇科疾病;或兼见疲乏气短者,是气虚有瘀,产后恶露不绝、产后腹痛者多见。

(4)瘀斑舌:瘀斑舌为典型的血瘀之象,与青紫舌不同,青紫舌是气血运行无力,或因虚、因寒而有瘀滞,非真正有瘀血之象,而瘀斑舌主瘀血证。妇人痛经、癥瘕、闭经等均可见此舌,治疗时在辨证基础上可加用五灵脂、桃仁等活血化瘀之品。瘀血之邪易于化热,临证可加入赤芍、牡丹皮、生地黄等清热凉血之药。

3. 辨舌苔 正常舌苔是胃气上布于舌面的表现,为薄白苔,病苔由胃气挟邪气上蒸而形成。临证首先要察有苔无苔,无苔须辨胃气受戕的深浅,有苔必辨其生理与病理。

(1)薄白苔:薄白苔可见于正常舌象。若薄白而滑,多为寒邪伤中,兼有表证,症见恶寒、四肢冰凉,临床常见于寒凝血瘀型痛经、寒邪侵袭型月经失调,或寒凝血滞型闭经等。

(2)黄腻苔:黄腻苔为舌苔黄色,苔质细腻如涂有油腻之状,紧贴舌面，揩之不去，刮之不脱，多因食积、痰浊蕴热上泛或胃气衰败、湿浊上泛所致。常见于胃肠积热、痰浊蕴热型多囊卵巢综合征等，治当除积泄热，化痰行滞，药用大黄、浙贝母、瓜蒌等。叶天士《温热论》言："黄苔不甚厚而滑者，热未伤津。"

（3）灰黑苔：灰黑苔是病理苔色之一，多因阴寒内盛或里热炽盛所致。《厘正按摩要术·验舌苔》谓："黑有虚实寒热。黑而燥者为热，黑而润者为寒。"临证应辨寒热虚实，若舌苔黑而水润，属阳虚寒盛，水湿泛脾，土虚反受水侮之证，多从淡白舌、白滑苔发展而来。脾喜燥恶湿，若久病伤正，胃气衰败，当注重从脾胃论治。若舌苔灰黑而干裂、舌质红绛者，多为热炽伤津，此为肾阴耗伤，火极则水涸也，以红绛舌、干黄苔发展而来者多见，舌苔表现为中心黑而周边黄，此为热盛也。热灼阴津，肠道津伤易致大便干燥难下，积滞日久，郁而化热，更伤阴津，故治以滋阴润燥，以存其津液为主。

临证护胃心得

临证护胃，是指在临证立法、遣方用药时，时时注意顾护胃气，保护患者的脾胃功能。我们在治疗妇科疾病时，非常注意护胃，常把"顾护胃气"贯穿辨证治疗的始终。

一、临证顾护胃气的重要性

胃是人体重要的消化器官。《素问·玉机真脏论》中说："五脏者，皆禀气于胃，胃者，五脏之本也。"胃气者，坤土也，居中央，化生气血以灌溉四旁。《素问·六节藏象论》亦曰："五味入口，藏于肠胃，味有所藏，以养五气，气和而生，津液相成，神乃自生。"

张仲景在六经病证论治的始末十分重视对后天脾胃之气的顾护，因为有了胃气的正常运化，阴阳二气才能泉源不竭。胃气乃人生存之根本，故《望诊遵经》云："有胃气则生，无胃气则死。"近代著名医家蒲辅周也强调要"特别注意治病勿伤胃气"，"慢性病尤其要重视胃气为本"。因此，临证"保胃气"十分重要。

二、临证用药多平和甘淡，以顾护胃气

脾胃取象坤土，其性中和，能承载、孕育万物，所以淡味之品最合中土脾胃之性，为顾护胃气之佳品。张锡纯在《医学衷中参西录》说："土本无味，借稼穑之味以为味，夫无味即是淡，故人之脾胃属土，凡味之淡者皆能入脾胃。"《素问·至真要大论》指出："湿淫于内，治以苦热，佐以酸淡，以苦燥之，以淡泄之。"脾主湿，湿气太过最易伤人之脾胃，因而用苦温之药以燥湿，佐用甘淡之药以泄湿邪，且淡味之药可护胃气，以防苦温之品伤及胃阴也，最终达到恢复脾主运化水湿的目的。

临证常用一些淡味之品，如山药、麦冬、石斛、薏苡仁、菟丝子等平和甘淡之药，以时时不忘顾护胃气。《日华子本草》言："山药助五脏，强筋骨，长志安神，主泄精健忘。"《药品化义》亦有言："麦冬同生地黄，令人心肺清则气顺，结气自释，治虚人元气不运，胸腹虚气痞满及女人经水枯，乳不下，皆用之。"《本草通玄》曰："石斛，甘可悦脾，咸能益肾……气性宽缓。"所以在临证用药中，我们多用甘淡味之品以恢复脾胃的功能，顾护胃气。

三、临证佐以护胃之药

《素问·举痛论》言："寒气入经而稽迟，泣而不行，客于脉外则血少，客于脉中则气不通，故卒然而痛。"此条文指出，寒邪凝滞，气血不通，可致胃脘部不适，当治以散寒止痛之温药配伍行气药。然胃喜润恶燥，用木香行脾胃之郁气，行气止痛之余，佐以散寒养阴之高良姜以顾护胃气。高良姜，归脾、胃经，温胃止呕，散寒止痛。《本草汇言》云："高良姜……温脾胃之药也……因寒痰者……除一切沉寒痼冷，功与桂、附同等。"又有胃胀者，常佐以檀香、砂仁、陈皮以理气止痛。砂仁辛通温散，气味芳香，善化湿醒脾，温中行气，古人言其乃"醒脾调胃要药"。泛胃酸者，佐以瓦楞子制酸止痛；呃逆者佐以丁香、柿蒂降逆止呃。此举无不体现对顾护胃气之重视。

四、病邪实，胃气伤，不可径用攻下

病性邪实，胃气已伤，治疗必先补胃气之伤，再行攻伐。如血虚者，往往"胃气自弱，好血亦少"，补血同时补胃气，常佐入白术。若患者平时长期饮食过饱而伤胃气，即使在滞下这种本应采取泻下治疗的病证，此时也应补足胃气后再下之。攻伐之药，有病则病受之，病邪轻而药力重，则胃气受伤，故攻击之法，"必其人充实，禀质本壮，乃可行"，否则邪虽去而正伤。

五、顾护胃气，不可攻伐太过

《素问·六元正纪大论》中记述："黄帝问曰，妇人重身，毒之何如？岐伯曰：有故无殒，亦无殒也。"如妊娠恶阻，半夏须加。《金匮要略·妇人妊娠病脉证并治》篇曰："妊娠呕吐不止，干姜人参半夏丸主之，上三味，末之，以生姜汁糊为丸，如梧子大，饮服十丸，日三服。"此乃多因胃虚有寒饮，许多医家认为半夏碍胎为妊娠禁忌药而不用，或拘于产前远热而不敢用干姜。然《医学心悟》中有云："有病则病当之，故毒药无损乎胎气。"方中干姜温中散寒，半夏与生姜汁蠲饮降逆，和胃止呕。四药合用，共奏温中散寒、化饮降逆之功。

古人用药，特别注重顾护胃气，切忌攻伐太过。如桂枝汤以"汗"为度，后又有"服已须臾，啜热稀粥"，助胃气、益津液，且注意事项中嘱咐"禁生冷、黏滑、肉面、五辛、酒酪、臭恶等物"，以顾护胃气。逐水峻剂十枣汤后有"得快下利后，糜粥自养"，中病后，胃气被损，当糜粥以养胃气。应用四逆汤类方以"微自温"为度；应用麻黄细辛附子汤以"微发汗"为知；应用柴胡汤类方以"汗""屎"为参考。大陷胸汤后"得快利，止后服"，小承气汤后"若更衣者，勿服之"，大承气汤后"得下，余勿服"，可见攻下不可太过，应中病即止。

经方心得

经方历经我国千年来的承袭，经过数代医家的临床验证，是当代中医临床遣方用药之蓝本，为临床诊疗拓展了思路、提供了依据。清代徐灵胎定义"经方"为张仲景《伤寒论》和《金匮要略》所载之方。现将数十年临床常用之经方体会以作浅析，以期为同道临床诊疗带来更多启发。

桂枝汤

《伤寒论》中的桂枝汤有"万方之祖"的美誉。《伤寒论·辨太阳病脉证并治法上》云："太阳中风，阳浮而阴弱，阳浮者，热自发；阴弱者，汗自出。啬啬恶寒，淅淅恶风，翕翕发热，鼻鸣干呕者，桂枝汤主之。"桂枝汤由桂枝、芍药、炙甘草、生姜、大枣五味药组成。临证我们多将其用于妊娠外感及恶阻之病。

妊娠外感即妊娠期间出现外感症状，临床以发热、汗出、鼻塞流涕、咳嗽等表现为主。《伤寒论·辨太阳病脉证并治法上》言："太阳病，头痛，发热，汗出，恶风者，桂枝汤主之。"历年《方剂学》教材均将其列为解表剂。桂枝乃发散风寒药，具有发汗解肌、温通经脉、平冲降逆、助阳化气的作用。白芍酸寒，酸能敛汗，寒走阴而益营。桂枝、白芍相合，一治卫强，一治营弱，合则调和营卫，是相须为用，具有和营卫、调阴阳之功效。妊娠外感多因妊娠期阴血下聚养胎，阳气偏亢，易感受外邪，故而出现外感症状，因此临床使用桂枝汤往往疗效甚佳。

案一　李某，女，28 岁，2020 年 4 月上旬就诊。

妊娠 24W+，天气降温，未及时加衣，又淋了小雨，次日感恶寒发热、头痛，因有身孕未予以药物治疗，仅自行调整，后自觉发热逐渐加重，汗出，鼻塞流涕，干呕，咳嗽，倦怠，乏力，纳欠佳，二便可。舌质淡红，苔薄白，脉浮缓。

处方：桂枝 8g，白芍 8g，大枣 3 枚，桔梗 6g，白术 10g，生姜 3 片，甘草 6g。3 剂。

服 3 剂后复诊，患者诉不适感基本消失，为巩固疗效，再服 2 剂，诸症皆愈。

按：本证因外感寒邪，又遇水湿，邪气羁留于肌表而致卫外失固，营卫不和而发本病。桂枝汤本为解肌之剂，能调和肌腠之营卫气血，解肌去邪；配桔梗一方面协桂枝汤解外邪，另一方面开宣肺气，利咽止咳。考虑妊娠期在治疗同时加入白术以健脾益气安胎，以其治病又不伤胎，方证恰当，故获良效。

案二　周某，34 岁，2019 年 7 月就诊。

妊娠 61 天，恶心呕吐，口淡，腰痛头晕，小腹隐痛 1 周余，纳差，小便可，大便干。舌淡暗，苔薄白，脉沉细。

处方：菟丝子 15g，杜仲 10g，续断 10g，桂枝 8g，白芍 8g，佛手 6g，砂仁 6g，陈皮 6g，白术 10g，甘草 6g。3 剂。

服用 3 剂后复诊，呕吐明显改善，其他症状明显缓解。二诊守原方 7 剂，巩固治疗。三诊偶有干呕，纳可，诸症皆愈。

按：妊娠早期出现恶心呕吐、头晕厌食、恶闻食味，甚则食入即吐，称"妊娠恶阻"。冲脉为血海，妇人妊娠时，冲脉之血下聚养胎，则冲脉之气相对充盛，冲脉之气易冲逆上干。

本案患者孕 2 个月余，胎元初聚，经血渐结，归胞养胎，经血不泄，冲脉气盛，上逆犯胃，故恶心呕吐、纳差；妊娠后脾气以载胎元，脾脏易虚，脾虚则口淡；肾虚则冲任不固，出现腰痛头晕、小腹隐痛；阴血不足，不能润滑肠道故大便干。方中以菟丝子、杜仲、续断补肾固冲安胎；桂枝辛甘温热助中阳，有平冲降逆之功，可助止呕，同时与酸甘之白芍合化，阴阳中气得以四运，白术甘温益气以助气血生化源泉，佛手、砂仁、陈皮理气和胃止呕，共奏脾胃复健、和降止呕之功，切中病机。

百合知母地黄汤

百合知母地黄汤出自《金匮要略》，由百合、生地黄、知母三味药配合，为养阴清热之剂，具有补益心肺、补虚清热、养阴润燥之功效。临床常用于妇科常见的经行情志异常、绝经前后诸证、闭经等。此类疾病盖多以有心肺阴虚内热，百脉失和为基本病机，以不寐、寐差、口渴、心烦易怒等情绪症状为主症，舌红少苔，脉微数。

多用于百合病，津液受伤，虚热加重，心烦口渴者。心肺阴虚内热，百脉失和，虚热加重，百合清气分之热、益气安神，知母滋肾阴、泻肾火、退虚热，百合和知母共奏润肺清热、宁心安神之功。生地黄益心营，泻血分之热，知母、生地黄两者配伍则阴复热退，百脉调和。"月事不来者，胞脉闭也。胞脉者，属心而络于胞中。"心火乘肺，心火过旺则易损伤肺脏津液。气上迫于肺，心气不得下通，冲脉气血闭塞不行，胞宫吸纳气血失常，经血不潮。张志聪言："胞脉属心，得心气下通而为血。"故此方用于心肺阴虚之经闭确有疗效，亦可解阴虚内热之不寐、烦躁，能调理冲任，调节阴阳。

病案举隅：徐某，女，50 岁，2020 年 6 月 20 日初诊。

患者 14 岁月经初潮，月经周期、经期正常，量中等，色鲜红，无血块，无痛经。5 年前开始月经紊乱，伴有潮热，汗多，心烦易怒，失眠，否认高血压、糖尿病史。刻下：绝经 1 年余，前胸、头面潮热，每日发作数次，心烦，注意力不集中，情绪低落，腰酸，入睡困难，甚则彻夜不眠，口干舌燥。舌红，少苔，脉细。诊断为绝经前后诸证，辨属心肾阴虚证。治宜滋补肾阴，养心安神。方选百合知母地黄汤合甘麦大枣汤加减。

处方：生地黄 15g，百合 20g，知母 10g，酸枣仁 10g，川芎 6g，茯苓 10g，炙甘草 6g，怀小麦 30g，大枣 5 枚。7 剂，每日 1 剂，水煎取汁 200mL，分早晚 2 次温服。

药尽二诊，症状明显减轻，效不更方，继服 7 剂，诸症消失。

按：绝经前后多数妇女会出现雌激素缺乏相关症状，如血管舒缩症状、精神神经系统症状和躯体症状。《素问·阴阳应象大论》云："年四十，而阴气自半也。"患者经水已断，天癸已竭，心、肾、肝阴血皆有亏损。肾阴不足，阴不维阳，虚阳上越，故见头面、前胸潮热；心藏神，虚火扰心，心神不宁，可见心烦、失眠；肾水无以涵养肝木，肝失疏泄，故易怒、情绪低落；阴津亏虚无以上承口舌可见口干舌燥。本案病机与《金匮要略》中百合病、脏躁病契合，故用百合知母地黄汤补肾清心，酸枣仁、川芎、茯苓养血安神，甘麦大枣汤养心安神，和中缓急。诸方合用，共奏滋肾阴、补心阴、养肝阴、除内热、宁神志之功。

炙甘草汤

炙甘草汤是张仲景治疗气血阴阳俱虚之"脉结代，心动悸"的千古名方，首见于《伤寒论·辨太阳病脉证并治下》云："伤寒，脉结代，心动悸，炙甘草汤主之。"组方配伍法度严谨，诸药合用阴阳双补、气血同调，具有益气养阴、通阳复脉的功效，主治阴血阳气虚弱，心脉失养证，多用于绝经前后诸证、月经失调、经前紧张综合征、产后抑郁症等。该方主治病因病机一是现代生活节奏快，女性职场就业等压力大，长期易耗气伤阴，二是更年期女性生理上阴血渐少，肾阴渐虚，加上压力，耗气伤阴，易出现脉结代、心动悸、短气、舌红少苔等症状，采用此方加减，效果甚佳。

病案举隅：姜某，女，47 岁。2021 年 3 月就诊。

神疲乏力，午后、夜间或应激状态下面部和颈部皮肤阵阵发红，伴有汗出，偶有头晕耳鸣，烦躁易怒，心悸不宁，腰酸，畏寒肢冷，稍感口干舌燥，纳尚可，眠差，易醒，大便不成形，夜尿 1 次。舌淡暗，少苔，脉沉细数。

处方：炙甘草 12g，桂枝 9g，人参 6g，麦冬 10g，火麻仁 10g，生地黄 12g，阿胶 6g（烊化），生姜 3 片，大枣 5 枚。5 剂，嘱患者少食辛温燥热之品，畅情志，避风寒。

服 5 剂后复诊，诸症状明显减轻，辨证予以炙甘草汤加减调理 2 个月，随访知诸症愈。

苓桂术甘汤

苓桂术甘汤为治疗中焦饮停的经典方剂。《金匮要略·痰饮咳嗽病脉证并治》载："心下有痰饮，胸胁支满，目眩，苓桂术甘汤主之。"此方具有温阳化饮、健脾利湿之功，主治中阳不足之痰饮。清代李彣曾于《金匮要略广注》中这样描述："背为阳，阳中之阳，心也。故心下留饮，则阴寒气彻于背，而阳气衰息，背寒凉如手大也。"故临床若见妇人背部寒凉如手大也者，即可使用此方。《伤寒贯珠集》中曰："饮停于中则满，逆于上则气冲而头眩"，对苓桂术甘汤的病机进行了准确地描述。苓桂术甘汤为治痰饮病的主方。

痰饮致病广泛，变化多端，我们多采用此方治疗水饮内停所致的各种妇科疾病，如妊娠合并心包积液、输卵管积液、卵巢巧克力囊肿等。苓桂术甘汤由茯苓、桂枝、白术、甘草组成，药简效宏。方中以甘淡之茯苓为君药，利水渗湿，健脾宁心；桂枝为臣药，温通心阳，行气化饮；茯苓、桂枝合用以收温阳利水之效；白术为佐药，健脾燥湿，一可去痰饮，二可调理中焦气机；炙甘草补中益气，调和诸药。该方以茯苓为君，全方配伍精当，利而不峻，共奏温阳化饮、健脾利湿之功效。

病案举隅：张某，女，34 岁。患者因"发现心包积液 10 天"于 2021 年 4 月就诊。

10 天前孕 24 周孕检行超声心动图检查提示心包腔内心脏周围可见液性暗区环绕，心脏呈"蛙泳征"，提示心包积液（少量）。患者易疲倦头晕，偶有胸痛不适，咳嗽，心悸心慌，背寒凉如手大，纳差，寐一般，二便可。舌淡暗，苔白滑，脉沉紧。

处方：苓桂术甘汤加减，3 剂。

服用 3 剂后，患者不适感明显改善，坚持继服中药，以苓桂术甘汤辨证加减治疗 2 个月后，复查超声心动图提示心包积液消失，无其他明显不适。后随访知顺产 1 子。

小柴胡汤

小柴胡汤出自张仲景的《伤寒论》，为少阳证治的主方，具有和解少阳之功效，主治伤寒少阳证，邪在半表半里。此方由柴胡、党参、炙甘草、黄芩、半夏、生姜组成，融辛开苦降、寒温并用、补泻兼施于一方，温而不燥，寒而不凝，和枢机，解郁热，达三焦，使全身气机升降出入有序。

在妇科病中，小柴胡汤的作用不仅局限于和解少阳，更多作为疏肝解郁、调和肝脾、升降气机、扶正祛邪的基础方。现代女性在生活上、工作中压力较大，气滞、气郁化火的情况比较普遍，小柴胡汤多用于妇人伤寒，热入血室，经血渐断，寒热发作有时。《金匮要略·妇人杂病脉证并治》即有云："妇人中风七八日，续来寒热，发作有时，经水适断，此为热入血室，其血必结，故使如疟状，发作有时，小柴胡汤主之。"

病案举隅：刘某，女，24岁，2021年5月就诊。

患者现月经第3天，感寒热往来，乏力，口干，午后发热明显，伴头痛等不适2天。平素月经规律，否认痛经史，此次月经经量较前减少，夹少许血块，伴小腹疼痛。追问其病史，方知其月经来潮前一天运动后汗出而食大量冷饮，当晚夜间发热，恶风，纳差，咽干，遂自行口服退烧药及感冒冲剂，上诉症状稍有好转。舌质淡红，舌下脉络青瘀，苔薄白，脉弦滑。辨证为热入血室。

处方：柴胡10g，黄芩10g，法半夏10g，赤芍10g，生地黄10g，牡丹皮10g，桃仁10g，川芎10g，制香附6g。另嘱加生姜3片、大枣2枚，予5剂温服。

患者服药后小腹疼痛减轻，手足得温，午后低热、恶风、头痛症状消失，行经顺畅，嘱患者当行经之时，切勿贪食生冷辛辣。

此外，小柴胡汤还可用于绝经前后诸证、产后抑郁、经行情致异常、妊娠外感、妊娠胁痛（慢性胆囊炎）等少阳枢机不利之疾患，见"往来寒热，胸胁苦满，嘿嘿不欲饮食，心烦喜呕"，"口苦、咽干、目眩"等主症，且小柴胡汤证使用"但见一证便是，不必悉具"。

病案举隅：张某，女，34岁，2020年10月就诊。

产后26天，精神抑郁，情绪低落，默默不语，失眠多梦，易疲倦乏力，口苦，咽干，胸胁胀痛，善太息。舌质淡红，苔薄白，脉弦细。

处方：柴胡10g，黄芩10g，当归5g，川芎8g，白芍10g，茯苓10g，百合20g，浮小麦20g，甘草6g。予以3剂水煎服。

患者复诊，诉服药后大部分症状好转，甚是欣慰。继服5剂，随访知诸症痊愈。

名词术语索引

（按笔画顺序排列）

为便于读者利用本书更好地理解和掌握冲任新说的相关名词术语，我们将相关名词术语附于此，并标注其在本书中首次出现的页码。学习者可利用本索引，检索查阅某一名词术语的阐述和具体应用。